普通高等教育"十三五"应用型高职高专规划教材

# 药用植物鉴别技术

主　　编　涂　冰　樊青玲
副 主 编　张　平　任旻琼　李泓达
编　　者　谭　敏　刘　汉　王　虹　杨亚群
　　　　　王宪庆　魏　来　王　威　陈　靖
　　　　　肖　玥　唐　林　钟华美

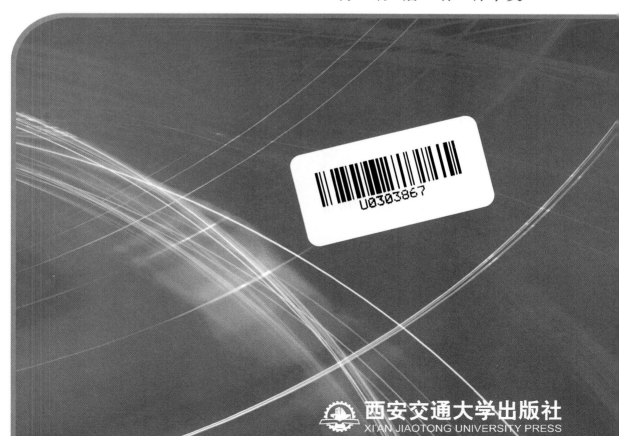

西安交通大学出版社
XI'AN JIAOTONG UNIVERSITY PRESS

**图书在版编目（CIP）数据**

药用植物鉴别技术 / 涂冰，樊青玲主编．— 西安：西安交通大学出版社，2016.1（2020.1 重印）

ISBN 978-7-5605-8224-5

Ⅰ．①药…　Ⅱ．①涂… ②樊…　Ⅲ．①药用植物—鉴别　Ⅳ．① R282.710.3

中国版本图书馆 CIP 数据核字（2016）第 002676 号

书　　名　药用植物鉴别技术
主　　编　涂　冰　樊青玲
责任编辑　问媛媛　杨　花

出版发行　西安交通大学出版社
　　　　　（西安市兴庆南路 1 号　邮政编码 710049）
网　　址　http://www.xjtupress.com
电　　话　（029）82668357　82667874（发行中心）
　　　　　（029）82668315（总编办）
传　　真　（029）82668280
印　　刷　湖南省众鑫印务有限公司

开　　本　787 mm × 1092 mm　1/16　印张　15　字数　360 千字
版次印次　2016 年 1 月第 1 版　2020 年 1 月第 7 次印刷
书　　号　ISBN 978-7-5605-8224-5
定　　价　35.00 元

读者购书、书店添货、发现印装质量问题，请与本社发行中心联系、调换。

# 前　言

　　《药用植物鉴别技术》是药学和中药学专业的重要职业技能课程之一,主要培养学生鉴别和应用药用植物的技能。药用植物鉴别技术与生药鉴定技术、中药炮制技术、药物制剂技术、天然药物化学、药物商品技术等后续课程衔接,使学生掌握中药材种植岗位、中药购销岗位、中药炮制岗位、中药生产岗位和中药调剂岗位所必须的药用植物鉴别技能和医药行业职业素养。

　　《药用植物鉴别技术》的知识目标是掌握药用植物鉴别基本知识;掌握常见药用植物形态特征、鉴别方法、化学成分特征、入药部位、主要功效、采收时间、资源分布等;了解生药原植物与本地药用植物资源;了解中药材生产质量管理规范(GAP);了解药用植物及中药材研究的新技术、新方法、新成果等。

　　《药用植物鉴别技术》的技能目标是通过学习,能进行药用植物显微鉴别、形态鉴别、基源鉴别;能识别生药原植物,鉴定常见中药材的真、伪、优、劣;能制作药用植物标本;能鉴定本地常见代表性药用植物;能说出常见药用植物的主要功效、入药部位、采收时间等;能从事 GAP项目实施等。

　　《药用植物鉴别技术》的态度目标是培养职业道德、安全规范、保护野生药用植物资源等意识,从而重视中药材应用的安全与疗效,合理利用药用植物资源,初步形成医药行业职业能力及适应职业变化的终身学习能力。

　　编写该书的目的是为了更好地突出职业素质和能力培养。

　　由于编者水平有限,不足之处,恳请各位不吝指正。

涂　冰　樊青玲

2015 年 11 月 30 日

# 目　录

# 第三篇　药用植物基源鉴别

# 绪　论

药用植物鉴别技术利用生药鉴别和植物分类等知识技能鉴别常见药用植物,包括显微鉴别、形态鉴别和基源鉴别,主要内容为药用植物形态特征、鉴别方法、化学成分特征、主要功效、入药部位、采收时间、资源分布等。

药用植物种类繁多,其药用部位各不相同,全部入药的,如益母草、蒲公英等;部分入药的,如人参、板蓝根、天麻、杜仲、大青叶、银杏叶、金银花、丁香、山楂、枸杞、女贞子、马钱子等;需提炼后入药的,如红豆杉、长春花、金鸡纳树等。

中医中药为我国国粹,中药绝大多数来源于植物,另外还有动物和矿物。据调查,我国药用的植物、动物和矿物共计 12807 种,其中药用植物 11146 种,占 87%。从古至今本草书籍收集的中药中,植物药从早期的 69% 逐渐上升到 87.4%(表 1),植物药的重要位置可见一斑。

**表 1　植物药在中药中的地位**

| 书　籍 | 总味数 | 植物药数 | 比例(%) |
|---|---|---|---|
| 神农本草经(公元二世纪) | 365 | 237 | 69 |
| 新修本草(唐 659 年) | 844 | 600 | 71 |
| 证类本草(宋 1082 年) | 1518 | 1122 | 74 |
| 本草纲目(明 1596 年) | 1892 | 1094 | 58 |
| (1978 年) | 500 | 395 | 79 |
| 中药学教材(1984 年) | 407 | 333 | 81.8 |
| (1995 年) | 484 | 404(动 54、矿 26) | 83.5 |
| 中国中药资源志要(1994 年) | 12772 | 11118 | 87 |
| 全国中草药名鉴(1996 年) | 13268 | 11471 | 86 |
| 中华本草(1999 年) | 8980 | 7815(矿 114、动 1051) | 87.4 |

## 一、《药用植物鉴别技术》性质与地位

《药用植物鉴别技术》是药学专业的一门重要职业技能课程,通过学习,使学生具备药用植物鉴别基本知识和技能,掌握常见药用植物形态特征、鉴别方法、化学成分特征、主要功效、入药部位、采收时间、资源分布等;能识别和鉴别常见药用植物;了解生药原植物与本地药用植物资源;了解药用植物与生药研究、天然药物研究和中药现代化的新技术、新方法、新成果。同时培养科学态度、协作能力、实践精神和创新精神,让学生在实践中主动学习、学会学习,初步形成医药行业职业能力,具备良好职业素养、专业技能及适应职业变化的终身学习能力。

《药用植物鉴别技术》与生药鉴定技术、中药炮制技术、药物制剂技术、天然药物化学、药物

应用技术等课程衔接,使学生掌握中药材种植岗位、中药购销岗位、中药炮制岗位、中药生产岗位和中药调剂岗位所必需的药用植物鉴别技能,使学生充分认识药用植物,掌握药用植物显微鉴别、形态鉴别、基源鉴别基本技能,初步具备识别、利用、开发和研究药用植物资源的能力,为GAP(中药材生产质量管理规范)项目实施储备技能。

## 二、《药用植物鉴别技术》任务与作用

**1.《药用植物鉴别技术》课程目标**

**知识目标** 掌握药用植物鉴别基本知识,包括药用植物形态结构特征、分类基本知识、重要科属特征及代表药用植物等;掌握常见药用植物形态特征、鉴别方法、化学成分特征、主要功效、入药部位、采收时间、资源分布等;了解生药原植物与本地药用植物资源;了解药用植物与生药研究、天然药物研究和中药现代化的新技术、新方法、新成果。

**技能目标** 能进行药用植物显微鉴别、形态鉴别、基源鉴别;能制作药用植物标本;能鉴别本地常见代表性药用植物;能说出常见药用植物的入药部位、采收时间、主要功效等。

**态度目标** 培养科学态度、协作能力、实践精神和创新精神,让学生在实践中主动学习、学会学习,初步形成医药行业职业能力,具备良好职业素养、专业技能及适应职业变化的终身学习能力。

**2.《药用植物鉴别技术》课程作用**

中药品种繁多,大多来源于植物,《药用植物鉴别技术》知识技能对鉴别药材真、伪、优、劣十分重要,对中药临床用药的安全有效,具有重要作用。

**(1)了解生药原植物** 了解药材的多源性和复杂性,保证生药来源的准确性。例如茎叶类药材佩兰和泽兰,是两种不同科属的植物,佩兰为菊科植物佩兰的茎叶,功能为解暑化湿;泽兰为唇形科植物地瓜儿苗的茎叶,功能为活血祛瘀。果实类药材鸦胆子和女贞子,鸦胆子源于苦木科植物鸦胆子的果实,功能为清热解毒、杀虫;女贞子源于木犀科植物女贞的干燥果实,功能为补益肝肾,可利用果实形态特征区分杂实类药材。

**(2)了解药材多源性** 有些药用植物亲缘关系相近,形色气味相似,有效成分相同并含量较高,临床疗效极为相似。

**同名异物** 中药品种繁多,产地广阔。由于历代本草记载、各地用药名称和使用习惯不同,类同品、代用品和民间用药不断出现。500多种常用中药中约300种存在同名异物,例如根茎类药材贯众(*Cyrtomium fortunei* J. Sm.)为蕨类植物,鳞毛蕨科,功能为清热解毒、止血、杀虫,而全国称贯众的至少有9科17属50种蕨类植物。根类药材白头翁正品为毛茛科植物白头翁(*Pulsatilla chinensis* Beg. Regel),功能为清热凉血、解毒,而在不同地区有20多种植物亦称白头翁入药。木通科木通与五加科通草,古代两者均称通草。现已分开,通草为五加科植物通脱木(*Tetrapanax papyrifer* Hook. K. koch)的茎髓,功能为利水、清湿热;木通科植物木通(*Akebia quinata* Thunb. Decne),以茎藤入药,功能清心火,利小便,通经下乳;马兜铃科植物木通马兜铃(*Hocquartia manshuriensis* Kom)的茎,药材名"木通",味极苦,与古代性味截然有别,服之中毒,现已淘汰;毛茛科川木通为铁线莲属多种植物藤茎。

**同物异名** 唇形科植物益母草(*Leonurus japonicas* Houtt.),全草入药,功能活血、祛瘀、

调经,东北称益母蒿,陕西称旋母草,四川称月母草,湖南称野油麻,青海称坤草。蓼科植物大黄根茎入药,功能为消积导滞、泻火解毒、祛瘀通经。掌叶组的三种大黄:药用大黄(*Rheum officinale* Baill.)、掌叶大黄(*Rheum palmatum* L.)和唐古特大黄(*Rheum tanguticum* Maxim. ex Balf.),均具泻下功效,常供药用。而波叶组的大黄则功效很差。我国中药材市场一直存在着种类繁多、来源复杂、品种混淆的问题。了解中药原植物种类,是解决用药质量与安全的重要基础。

(3)**鉴别常见药用植物** 《药用植物鉴别技术》可为生药鉴别奠定重要基础。生药鉴别的显微鉴别、形态鉴别、基源鉴别和理化鉴别中,前三项涉及药用植物知识技能,对鉴别中药材意义重大,关系到用药安全与疗效。根类药材柴胡,属多种植物,除全国药典所列柴胡种类外,各地民间还应用一些柴胡,其中某些种类发生过中毒事件,在对药材种类进行分类鉴别后,发现大叶柴胡含毒性成分,可引起中毒,因此,药典中明确规定大叶柴胡不可代替柴胡入药。

中药材的同名异物、品种混乱普遍存在,直接影响到中药材质量。植物药种质的鉴别是中药材生产的龙头与质量保证,如人参与其伪品商陆根的区别在于商陆根横切面有同心性排列的三生维管束。如果对药用植物根的组织构造及维管束类型不了解,就无法理解二者的区别。中药大青叶,功能为清热解毒、凉血消肿,在华北惯用十字花科菘蓝(*Isatis tinctoria* Fort.)的叶,华南和四川地区喜用爵床科马蓝的叶,江西、湖南、贵州、甘肃惯用马鞭草科的大青。五加皮有 2 种,南五加皮为五加科植物,是传统所用的细柱五加,无毒,北五加皮是萝藦科杠柳根皮,有毒。在不同地区,细辛属绝大多数植物均供药用,但其中紫背细辛和深绿细辛含有大量具致癌作用的黄樟醚,不能作细辛用,但冠以细辛之名的药用植物多达 43 种,分属 16 科,其功效和细辛多不相同。鉴别和澄清混乱品种,明确正品和主流,必须掌握药用植物鉴别技能。

(4)**保护开发利用药用植物资源** 我国地域广阔,自然环境得天独厚,药用植物资源非常丰富。但多年来滥伐森林,对自然资源过度开发利用,无限制采挖野生资源,不仅破坏了其生长环境,也造成资源日益枯竭,供需矛盾日益突出。一些名贵药用植物资源相继面临枯竭,或处于濒临灭绝的边缘。80 年代后期比 50 年代,甘草资源已减少 60%,厚朴、杜仲、黄柏、黄芪、麻黄、肉苁蓉、松贝、冬虫夏草等资源的破坏也十分严重。随着经济发展和人民生活水平的不断提高,中医药在医疗保健中的作用越来越重要,中药需求量日趋增加,更加重了中药材资源与需求的矛盾,药用植物资源的保护已成为不容忽视的问题。国家已颁发了《中国植物红皮书》(第一册)、《珍稀濒危保护植物名录》《野生药材资源保护管理条例》等,被列入保护的野生植物达 300 多种,其中一半以上为药用植物,如野生资源稀少的中药材人参、黄连、杜仲、肉苁蓉、铁皮石斛等。

我国曾开展了三次大规模的中药资源普查,发掘了一些过去本草著作未记载的药用植物,如红豆杉、长春花、喜树等,从中提取抗癌物质;找到降压药萝芙木及其多种同属植物,取代进口的印度蛇根木,生产降压灵;在云南等地找到生产血竭的剑叶龙血树,填补了我国生产血竭的空白。对我国药用植物资源的普查与整理,不仅发现了许多新药源,如新疆的紫草、甘草等,还发现了许多能防治常见病、疑难病的中草药,如白花蛇舌草、四季青等,各地相继编写了药物志和中草药手册及各种专著,如《全国中草药汇编》《中药大辞典》《中华人民共和国药典》等。

《药用植物鉴别技术》可为天然药物资源的开发利用奠定基础。目前,要使中药与国际接轨,必须明确其主要药用成分与功效。不同科的药用植物,具有不同的化学成分与功效。例如三尖杉碱主要存在于裸子植物三尖杉属植物中;罂粟科植物均含生物碱,以异喹啉生物碱为主,许多生物碱有药用价值,罂粟中的吗啡能镇痛,罂粟碱能解痉,但使用不当即成毒品。同科药用植物,其化学成分也有差别。例如芸香科植物所含化学成分呈多样性,主要含挥发油、生物碱、黄酮类、香豆素及木脂素类。对于作用较好,资源缺乏的药用植物可用组织培养扩大资源。通过植物细胞工程中的离体细胞繁殖技术,大量培养具有药效活性成分的细胞或愈伤组织。目前,临床上广为应用的重要药物,如长春碱、地高辛、东莨菪碱、山莨菪碱、小檗碱和奎宁等可通过细胞培养产生。许多重要药用植物如人参、红豆杉、西洋参、长春花、紫草、甘草、黄连等细胞或组织培养已很成功。利用离体培养技术,将来自优良植株的茎尖、腋芽、叶片、鳞片等组织和细胞进行离体培养,可在短期内获得大量遗传性一致的植株,已成功地培育出黄连、枸杞、石斛、贝母、杜仲、红豆杉等多种药用植物的再生植株,用于生产。

## 三、我国古代重要本草著作

古代由于药物中植物药占了大多数,所以古代把记载药物的书籍称为"本草",把药学称为"本草学",我国古代重要本草著作简介见表2。

表2　我国古代重要本草著作简介

| 书名 | 年代 | 著者 | 简要说明 |
|---|---|---|---|
| 神农本草经 | 汉<br>东汉末年<br>(公元1—2世纪) | 不详 | 载药365种,分上、中、下三品,其中药用植物237种。上品120种为君,主养命以应天,无毒,多服久服不伤人,欲轻身益气不老延年者,本上经(举例:人参、甘草、龙胆、五味子、杜仲等)。中品120种为臣,主养性以应人,无毒有毒,斟酌其宜,欲遏病补虚羸者,本中经(举例:当归、麻黄、厚朴、贝母等)。下品125种为佐使,主治病以应地,多毒,不可久服,欲除寒热邪气破积聚愈疾者,本下经(举例:常山、大黄、半夏、桔梗、乌头等) |
| 神农本草经集注及名医别录 | 梁武帝时<br>(502—549) | 陶弘景 | 以神农本草经为据,复增汉魏以下名医所用药365种(共730种),凡七卷,首叙药性之源,论病名之诊,次分玉石、草、木、果菜、米食各一品。有名未用三品,以朱书神农(旧作),墨书别录 |
| 千金食治<br>(千金备急方) | 唐太宗时 | 孙思邈 | 凡三十卷,采诸素问,扁鹊、华佗、徐之才等所论补养诸说及本草关于食用者,分米、谷、果、菜、鸟、兽、虫、鱼为食治 |

| 书名 | 年代 | 著者 | 简要说明 |
|---|---|---|---|
| 唐本草<br>（新修本草） | 唐高宗时（659） | 李勣、苏敬<br>等人 | 唐显庆二年（657）苏敬表请修定本草，帝复命长孙无忌、李勣、苏敬等二十二人详定，于显庆四年正月十七日全书告成。增药 114 种，分玉、石、草、木、人、兽、禽、虫、鱼、果、米、谷、菜，有名未用 11 部，凡 20 卷，目录 1 卷，别为医图 25 卷，图经 7 卷，共 53 卷（一说另有图目 1 卷计 54 卷），世谓之唐新本草，又称新修本草 。注：此书为我国历史上著名本草之一，系集众多专家，将以往本草所载的药物就品名形态之真伪，产地之异同，及采集气节之变异等方面，详加勘校正，并广为征集增修而在，据礼部郎中孔志约所结尾数语："……普颁天下，营求药物，羽毛鳞介，无远不臻，根茎花实，有名咸萃，遂乃详采秘要，博综方术，本经虽缺，有验必书，别录虽存，无稽必正，考其同，择其去取，……网罗今古，开涤耳目，尽医方之妙极，拯生灵之性命，传万祀而无昧，悬百工而不朽。"可知对当时医药所起的作用 |
| 本草拾遗 | 唐开元中（739） | 陈藏器 | 以神农本草经虽有陶苏补集之说，然遗沈尚多，故别为序例一卷，拾遗六卷，解纷三卷，总曰本草拾遗 |
| 蜀本草 | 后蜀 | 韩保升 | 蜀主孟昶命韩等取唐本草参校增补注释，别为图经凡 20 卷，昶自为序，世谓之蜀本草，其图说药物形状 |
| 开宝本草<br>（开宝详定本草） | 宋开宝<br>67 年 | 刘翰等 | 取唐蜀本草详校，仍取陈藏器拾遗诸相参，刊正别名，增药 133 种，新旧药合 983 种，并目录共 21 卷。开宝七年重加详定，称"开宝重定本草" |
| 嘉补注本草 | 宋嘉 26 年 | 掌禹锡等 | 新补 82 种，新定 17 种，通计 1082 条（种）共 20 卷 |
| 图经本草 | 宋嘉七年（1062） | 苏颂 | 凡二十一卷，考证详明，颇有发挥、但图与说异，两不相应，或有图无说，或有物失图或说是图非，如江州菝葜乃仙遗粮。滁州青木香乃兜铃根，俱混列图……天花粉即桥楼根，乃重出条，亦其小小疏漏耳 |
| 本草别说 | 宋哲宗元七年<br>（1092） | 关中医士陈承 | 合本草及图经二书为一，间缀数语谓之别说。又称"重广补注神农本草并图经"共二十三卷 |
| 证类本草<br>（经史证类<br>备急本草） | 宋（徽宗大观二年<br>前 1108 前） | 唐慎微 | 取嘉补注本草及图经本草合为一书，复拾唐本草，陈藏器本草，食疗本草旧本所遗者 500 余种附入各部，并增五种，仍采雷公炮炙及唐本食疗陈藏器诸说收未尽者附于各条之后，又采古今单方并经史百家之书有关药物者亦附之，共 31 卷名证类本草（1086—1106）。上之朝廷改名"大观本草"。政和中（1116）复命医官曹孝忠校正刊行，故又名"政和本草" |

| 书名 | 年代 | 著者 | 简要说明 |
|------|------|------|----------|
| 日用本草 | 元文宗时 | 吴瑞 | 取本草之切于饮食者,分为八门,书凡八卷 |
| 本草衍义补遗 | 元末 | 朱震亨 | 以寇氏衍义而推衍之,近二百种(189 种)多所发明 |
| 救荒本草 | 明初永东四年<br>(1406) | 朱棣 | 因念旱劳民饥,咨访野老田夫,得草木之根苗花实可备荒者 414 种(整旧 138 种,新增 276 种)。图其形状,著其出产苗叶共性味食法,凡四卷。亦颇详明可据(初为 2 卷,1559 年再版分为 4 卷) |
| 本草集要 | 明弘治<br>(1488－1506) | 王纶 | 取本草常用药品,及洁古、东垣、丹溪所论,序例略节为八卷 |
| 本草品汇精要<br>(弘治本草) | 明弘治 | 刘文泰、王、高廷和等人 | 共 42 卷,包括石、草、木、人、兽、禽、虫、鱼、果、谷、菜诸部,按照神农本草经分上、中、下三品(药 1811 种) |
| 本草汇编 | 明嘉靖 | 汪机 | 惩王氏(王伦)本草集要不收草木形状,乃削去本草上、中、下三品,以类相从,菜、谷通为草部,果品通为木部,并诸家序例共二十卷 |
| 本草蒙筌 | 明嘉靖末(1566) | 陈嘉谟 | 书凡十二卷依王氏集要(王纶著本草集要)部次集成,每品具有气味,产采,治疗方法,创成对语,以便记育。同附己意于后,颇有发明,便于初学,名曰蒙筌,诚称其实。载药 742 种 |
| 本草纲目 | 明 | 李时珍 | 分 52 卷,列为 16 部,部各分类,类凡六十二,标各为纪,列事为目,增药 374 种,增方 8161。共药物 1892 种,方 11096 条 |
| 本草纲目拾遗 | 清(1765) | 赵学敏 | 共 10 卷,分水、火、土、金、石、草(上、中、下)、木、藤、花、果(上、下)、谷、疏、器用、禽、兽、鳞、介、虫等部,共 716 种,附 205 种。此书为本草纲目以后的有价值文献,凡纲目未载之重要药物皆收录之(如鸦胆子,冬虫夏草)。作者对植物进化及物种变异方面,亦有创见,于小序中曾有"……如石斛一也,今产霍山者则形小而味甘,白术一也,今出于潜者则根斑而力大,此皆近所变产……"之记述 |
| 植物名实图考 | 清道光<br>28 年 | 吴其浚 | 辑有长篇及图考,所列长篇植物 838 种,22 卷;图考植物计 1714 种,38 卷 |

## 四、学习《药用植物鉴别技术》的方法

(1)平时多实践,注意观察,融会贯通地掌握药用植物鉴别的基本知识和技能,充分利用实训室开放的机会进行训练。

（2）重视野外实习,能识别常见的100～200种药用植物,了解其主要功效,为将来工作奠定基础。

（3）学会使用工具书,运用所学知识,鉴别未知药用植物。

（4）培养兴趣,兴趣是最好的老师。药用植物鉴别技术的首要问题是辨认药用植物,药用植物遍地都是,只要留心观察,就能逐渐认识。每个同学都要主动到野外采集药用植物,学会制作药用植物标本。

（5）多看参考书,如《植物解剖学》《种子植物解剖学》《中药志》《中药大辞典》《全国中草药汇编》《中华本草》《中国植物志》《中国高等植物图鉴》《中国高等植物》《湖南药物志》《中药资源学》《中药鉴别手册》《药用植物化学分类学》《常用中药材品种整理和质量研究》《中药材品种论述》等。

（6）学习环境与条件,药用植物显微鉴别实训室、药用植物形态鉴别实训室、蜡叶标本陈列室、浸制标本陈列室、中草药标本园、中草药标本陈列室、中草药种植基地、野外实训基地、图书馆、网络课程等为学习药用植物鉴别技术创造了良好条件。野外是识别药用植物的主要场所,常德中药资源丰富,不同气候与环境,造就了丰富多彩的药用植物,据全国普查结果显示常德有中药资源1328种,其中药用植物976种。药用植物鉴别技术精品课程资源为个性化学习提供便捷。

# 第一篇

## 药用植物显微鉴别

# 第一章　药用植物细胞鉴别

药用植物结构和功能的基本单位是细胞,其形态结构各异,但每个细胞都有构建完整植株所需的全部遗传信息,因此可通过细胞或组织培养药用植物,已成功培养的药用植物有人参、红豆杉、长春花等。

药用植物细胞由细胞壁、细胞膜、细胞质和细胞核四部分构成(图1-1)。细胞壁是植物细胞表面特有的结构。细胞膜是紧贴细胞壁的一层薄膜。细胞质是介于细胞膜与细胞核之间的部分,由细胞质基质和细胞器组成。细胞核由核膜、核仁、染色质和核基质四部分组成。细胞在光学显微镜下可分辨的结构称为显微结构,在电子显微镜下可分辨的结构称为超微结构(亚显微结构)。

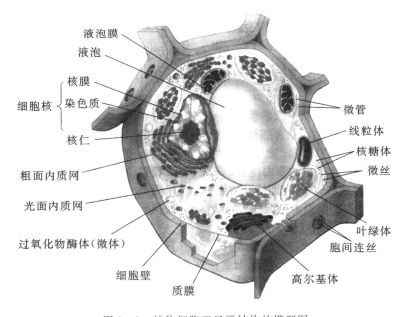

图1-1　植物细胞亚显微结构的模型图

## 第一节　药用植物细胞形态大小

不同种类的药用植物细胞形状不同,同一药用植物不同部位的细胞形态也不同,药用植物细胞的形态与其部位和功能相适应。游离或排列疏松的细胞多呈类球形,排列紧密的细胞多呈多面体或其他形状,执行支持作用的细胞其壁常增厚,呈纺锤形、圆柱形等,执行输导作用的细胞呈管状。

药用植物细胞的大小差异较大,直径一般在 $10\sim100\mu m$ 之间,必须借助显微镜才能看到。少数植物细胞肉眼可见,如苎麻纤维细胞一般长达 200mm,最长者可达 550mm,最长的细胞为乳管(无节),可达几米到几十米。

# 第二节 药用植物细胞显微结构

各种药用植物细胞的形态结构不同,同一细胞在不同发育阶段形态结构也有变化,细胞结构与其功能相适应。一般用典型的植物细胞或模式植物细胞(图 1-1)说明药用植物细胞结构。药用植物细胞最外面的是细胞壁,壁内有生命的物质称原生质体,非生命的物质称细胞后含物。

**药用植物细胞的基本结构如下:**

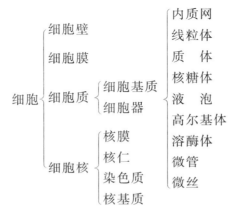

## 一、细胞壁

细胞壁是药用植物细胞特有的结构,植物细胞与动物细胞结构特征的三大区别是细胞壁、液泡和质体。细胞壁是原生质体外围的一层有一定硬度和弹性的固体结构,起着维持细胞形状、保护原生质体、支持等作用。

**1.细胞壁的分层和化学组成**

细胞壁可分为胞间层、初生壁和次生壁三层。

**胞间层** 又称中层,是相邻细胞间共有的薄层,主要成分是果胶类物质,柔软、胶粘,有可塑性,在细胞间可起缓冲作用。

**初生壁** 是植物细胞生长过程中形成的细胞壁,位于胞间层内侧,主要成分是纤维素、半纤维素和果胶质,通常较薄、柔软而有弹性,能随细胞生长而扩展。许多植物细胞终生只有初生壁。

**次生壁** 是植物细胞体积停止增大后,加在初生壁内侧的壁层,主要成分为纤维素、半纤维素,并常有木质素、木栓质等物质填充其中,使细胞壁加厚,增加细胞壁的机械强度。

**2.纹孔和胞间连丝**

植物细胞通过纹孔和胞间连丝紧密联系成统一体。在初生壁上有些较薄的凹洼区域称为初生纹孔场。在次生壁上不加厚的凹陷部分称为纹孔(图 1-2)。

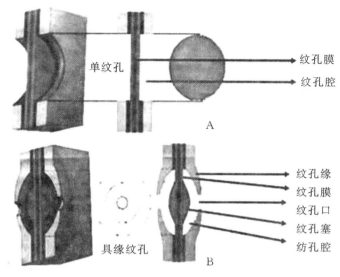

图 1-2　纹孔示意图

（1）**纹孔**　次生壁加厚时非均匀地增厚，细胞壁上未增厚的部分称为纹孔。相邻细胞的纹孔通常成对存在，称为纹孔对。

　　**单 纹 孔**　纹孔腔呈圆筒状或扁圆形。

　　**具缘纹孔**　纹孔腔呈圆锥状而边缘向细胞内隆起的称为具缘纹孔。

　　**半缘纹孔**　薄壁细胞与管胞或导管间的纹孔，一边为单纹孔，另一边为具缘纹孔，称为半缘纹孔。

（2）**胞间连丝**　是穿过胞间层和初生壁，连接相邻细胞的原生质丝（图 1-3），在细胞间起着物质运输等作用。柿核、马钱子种子的胚乳细胞中可见到。

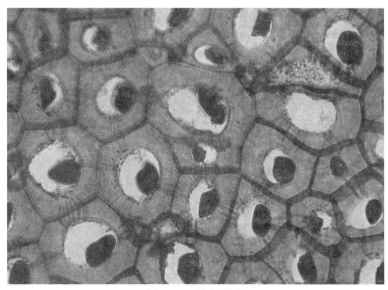

图 1-3　胞间联丝

**3. 细胞壁的特化**

细胞壁是药用植物细胞鉴别的依据之一，主要由纤维素构成（遇氯化锌碘液呈蓝紫色），具有韧性与弹性，由于环境影响和生理功能的不同，细胞壁上常沉积其他物质而理化性质发生变化。

(1)**木质化** 细胞壁渗入木质素，使细胞壁坚硬，起支持作用，如导管、管胞、木纤维、石细胞等。木质化细胞壁很厚时，细胞多趋于衰老或死亡。木质化细胞壁加间苯三酚试液和浓盐酸，显红色或紫红色。

(2)**角质化** 细胞壁渗入角质，在细胞壁外堆积形成角质层，如茎、叶和果实表面的角质层，起保护作用。角质化细胞壁遇苏丹Ⅲ试液显橘红色。

(3)**木栓化** 细胞壁渗入木栓质，使细胞壁不透水、不透气，起保护作用，如树干外的粗皮（木栓组织）。木栓化细胞壁遇苏丹Ⅲ试液显红色。

(4)**矿质化** 细胞壁渗入二氧化硅或钙质等物质，使细胞壁坚硬粗糙，增加抗性。硅质能溶于氟化氢，不溶于醋酸或浓硫酸，可区别于碳酸钙或草酸钙。

(5)**黏液质化** 细胞壁中果胶质和纤维素变成黏液或树胶。黏液在细胞表面常呈固态，吸水膨胀后成粘状态，如车前子、白芥子等。黏液化细胞壁遇钌红试液显红色。

## 二、细胞膜

细胞质与细胞壁之间的一层薄膜称为细胞膜或质膜，其基本结构和化学成分为脂质双层和蛋白质。细胞膜具有物质转运、代谢调控、细胞识别等功能。

## 三、细胞质

细胞质是介于细胞膜与细胞核之间的部分，由无形的细胞质基质和有形的细胞器两部分组成。细胞的大部分生命活动都在细胞质中进行。

**1. 细胞基质**

除各种细胞器外的细胞质部分，含水、无机盐、糖、脂和蛋白质等物质，是无色半透明的胶体物质。

**2. 细胞器**

细胞器是细胞质内具有一定形态结构和功能的小器官。植物细胞的细胞器主要有质体、线粒体、液泡、核糖体、内质网、高尔基体、溶酶体、微管和微丝等。

(1)**质体** 质体是绿色植物所特有的细胞器，主要功能是合成和积累同化产物。由于质体内所含色素和功能的不同，将质体分为叶绿体、白色体和有色体（表 1-1）。叶绿体、白色体和有色体在起源上均由前质体分化而来，在一定条件下可互相转化。

(2)**线粒体** 一般呈粒状、线状或杆状，由内外两层膜构成的囊状结构，含 DNA，是细胞的物质氧化中心，细胞的"动力工厂"。

(3)**核糖体** 核糖体是蛋白质与 rRNA 组成的颗粒状结构，外表无膜，功能是合成蛋白质，是细胞内"蛋白质合成的工厂"。

(4)**内质网** 由一层膜形成的囊状、泡状和管状结构，是细胞基质中相互连通、交织而成的膜性管网系统,与物质合成、运输和机械支持有关。

表 1 - 1　三种质体的比较

| 质体 | 叶绿体 | 有色体 | 白色体 |
|---|---|---|---|
| 成分 | 叶绿素、叶黄素、胡萝卜素 | 叶黄素、胡萝卜素 | 无色素 |
| 颜色 | 绿色 | 黄色、橙色、橙红色 | 无色 |
| 形状 | 高等植物中呈球形、卵形、透镜形 | 针形、圆形、杆状、多角形、不规则形 | 球形 |
| 结构 | 双层膜、基粒、基质片层 | 双层膜 | 双层膜 |
| 存在部位 | 绿色植物叶、幼茎、幼果 | 花、果实、少数根 | 主要是不曝光的贮藏组织细胞中 |
| 功能 | 光合作用,合成同化淀粉 | 积聚淀粉、脂类、传粉、传播种子 | 积累贮藏物质,包括造粉体、造油体、蛋白质体 |

(5)**高尔基体**　高尔基体是一层膜构成的囊泡状结构,与细胞分泌功能有关,是细胞的"加工车间"。高尔基体可合成纤维素、半纤维素等多糖物质,参与细胞壁的形成,可分泌黏液、树脂等。

(6)**溶酶体**　由一层膜围成的球形小泡,内含各种酸性水解酶,可分解生物大分子,是"细胞内的消化器官"。

(7)**液泡**　液泡是由单层膜围成的细胞器。在幼嫩细胞中,液泡数量较多而体积小,在成熟细胞中,液泡常合并为几个大液泡,最后甚至形成一个中央大液泡(图 1-4),大液泡是植物细胞的显著特征之一。液泡除含大量水分外,还含多种有机酸、生物碱、无机盐、花青素等物

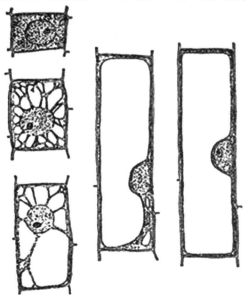

图 1-4　液　泡(示演进过程)

质。花青素随细胞液酸碱度的变化,使花、果实等器官呈现红、蓝、紫色,酸性时呈红色,碱性时呈蓝色,中性时呈紫色。液泡具有贮藏等作用。

(8)**微管** 由微管蛋白组成的中空长管,外表无膜,起支持作用。

(9)**微丝** 比微管更细的纤丝,与细胞内物质运输和原生质流动有关。

## 四、细胞核

细胞核是植物细胞最重要的结构,一个细胞通常只有一个细胞核,常呈圆球状,由核膜、核仁、染色质和核基质四部分组成(图1-5)。细胞核的功能主要是储存、复制遗传信息,控制细胞的代谢、生长、发育、分化、增殖等活动。

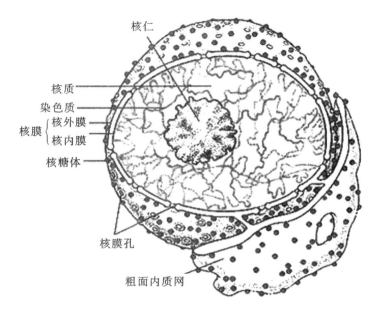

图1-5 细胞核的结构

**1. 核膜**

核膜为双层膜,是分隔细胞质与细胞核的界膜。两层膜在许多地方愈合形成核孔,是细胞核与细胞质之间物质交换的通道。外膜外表常附着有核糖体,与内质网相连。

**2. 核仁**

核仁是细胞核内由RNA和蛋白质组成的球体,外表无膜,主要功能是合成rRNA。

**3. 核基质**

核基质是核内透明的胶状物质,又称核液,其成分与细胞基质相似,含水、无机盐、各种蛋白质等,参与维持细胞核的形态。

**4. 染色质**

细胞核中易被碱性染料染色的核蛋白质,由DNA、组蛋白、非组蛋白和少量RNA组成。在细胞分裂间期时呈细丝状,有丝分裂时则螺旋化成为染色体。

# 第三节　药用植物细胞后含物鉴别

药用植物细胞在代谢过程中产生的各种非生命物质统称为后含物，包括贮藏物质和废物。最重要的后含物是具有营养价值的贮藏物，如淀粉、脂肪和蛋白质等。废物中常见的是各种晶体。后含物以液体、晶状体和非结晶固体形态存在于细胞质和液泡中。后含物是药用植物细胞鉴别的主要依据。

## 一、淀粉

淀粉是由葡萄糖分子聚合而成的长链化合物。一般绿色植物经光合作用所产生的葡萄糖，暂时在叶绿体内转变成同化淀粉，同化淀粉再度分解为葡萄糖，转运至贮藏器官中形成贮藏淀粉，贮藏淀粉以淀粉粒的形式贮藏在植物根、地下茎和种子等器官的薄壁细胞中。

造粉体在形成淀粉粒时，由一个中心（脐点）开始，由内向外层层沉积，出现层纹。因淀粉沉积时，直链淀粉与支链淀粉相互交替分层沉积，二者亲水性有异，遇水膨胀不一，折光上有差异，因而在光镜下观察到亮暗相间的层纹。若用酒精脱水，层纹随之消失。

淀粉粒形状多样，多呈圆球形、卵圆形或多角形等。脐点形状有点状、线状、裂隙状、分叉状、星状等。淀粉粒有单粒、复粒和半复粒三种类型（图1-6）。

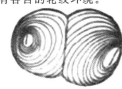

具有二个以上的脐点，各脐点有各自的轮纹环绕。

复粒

单粒

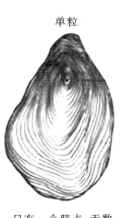

只有一个脐点，无数轮纹围绕该脐点。

半复粒

具有二个以上脐点，各脐点有本身的轮纹环绕外，还有共同的轮纹。

图1-6　淀粉粒的结构

**单粒淀粉**　只有1个脐点，层纹环绕脐点。

**复粒淀粉**　具2个以上脐点，每个脐点有各自的层纹环绕。

**半复粒淀粉**　具2个以上脐点，每个脐点除有各自层纹外，还有共同层纹。

各种药用植物淀粉粒在类型、形状、大小、层纹、脐点位置等方面各具特征，可根据层纹有无和淀粉粒形态等,进行药用植物的显微鉴别(图1-7)。含有直链淀粉的淀粉粒含水量较高,遇碘显蓝色,含有支链淀粉的淀粉粒含水量较低,遇碘显紫红色,一般植物淀粉粒两类均有,遇碘显蓝色或紫色。用甘油醋酸试液装片,置偏光显微镜下观察,淀粉粒有偏光现象,已糊化淀粉粒则无偏光。

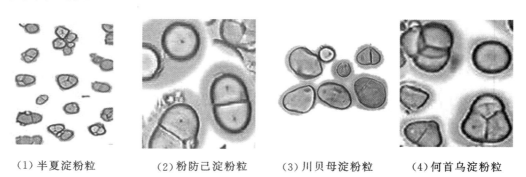

(1)半夏淀粉粒　　(2)粉防己淀粉粒　　(3)川贝母淀粉粒　　(4)何首乌淀粉粒

图1-7　四种药材的淀粉粒

## 二、菊糖

菊糖由果糖分子聚合而成,溶于水,不溶于酒精,新鲜的植物细胞中看不到菊糖。观察时先将材料浸入乙醇中,一周后切片观察。菊科、桔梗科、龙胆科和百合科部分植物多含菊糖,其形态多样,以球形、半球形或扇形结晶存在于细胞内(图1-8)。

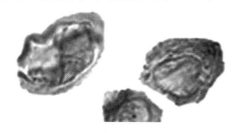

图1-8　菊糖(党参)

检验菊糖的方法有 α-萘酚试验(Molisch 紫环反应):取检品的水溶液 1mL,加 5%α-萘酚试液数滴振摇后,沿管壁滴入 5~6 滴浓硫酸,使成两液层,待 2~3 分钟后,两层液面出现紫红色环,以此检验糖、多糖或甙类。

## 三、蛋白质

贮藏蛋白质化学性质稳定,一般以糊粉粒状态存在,分布在种子胚乳和子叶细胞中。糊粉粒有一定形态结构,外面有一层膜包裹,里面为无定形的蛋白质基质或蛋白质基质中还含有蛋白质的拟晶体、球状体。

检验蛋白质的方法有以下几种。

(1)在盛有蛋白质溶液试管里加数滴浓硝酸并微热,可见黄色沉淀析出,冷却片刻再加过量氨液,沉淀变为橙黄色,称 Pr 黄色反应。

（2）蛋白质遇碘液显棕色或黄棕色。

（3）蛋白质溶液加硝酸汞试液,显砖红色。

（4）缩二脲试验:取检品水溶液 1mL,加 10％氧化钠溶液 2 滴,充分摇匀,逐渐加入硫酸铜试液,摇匀观察,如含蛋白质呈现紫色或紫红色。

（5）茚三酮试验,取检品的水溶液 1mL,加入茚三酮试液 2～3 滴,加热煮沸 4～5 分钟,待其冷却,呈现红棕色或蓝紫色。

## 四、晶体

**1. 草酸钙结晶**

植物体内形成草酸钙,被认为可以减少草酸对植物的毒害。草酸钙是无色透明的晶体,有簇、针、方、砂、柱等形状。草酸钙结晶不溶于稀醋酸,加稀盐酸溶解而无气泡产生,遇 1％～20％硫酸溶液则溶解而形成针状的硫酸钙结晶析出。常见的草酸钙结晶有以下几种形状:

（1）**单晶**　又称方晶或块晶,常单独存在于细胞中,呈正方、长方、斜方、八面体、三棱形等,如甘草、黄柏中。

（2）**针晶**　两端尖锐的针状,在细胞中多成束存在,称针晶束,多存在于含黏液的细胞中,如半夏、黄精、玉竹等,也有分散的,如苍术。

（3）**簇晶**　由许多八面体、三棱形单晶聚集而成,通常呈球状或三角状星状,如人参、大黄、椴树、天竺葵叶、菊花等。

（4）**砂晶**　呈细小的三角形,箭头状或不规则状,通常密集于细胞腔中,因此聚集砂晶的细胞颜色较暗,易与其他细胞区别,如茄科植物。

（5）**柱晶**　呈长柱形,长度为直径的四倍以上,形如柱状,如射干等鸢尾科植物（图 1－9）。

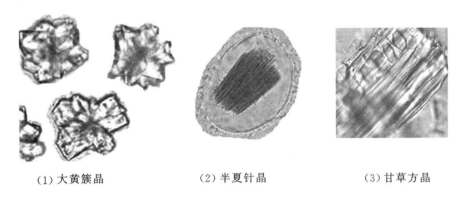

（1）大黄簇晶　　　　　　（2）半夏针晶　　　　　　（3）甘草方晶

图 1－9　各种草酸钙晶体的结构

**2. 碳酸钙结晶**

多存在于叶表皮细胞中,是细胞壁的特殊瘤状突起上聚集了大量碳酸钙或少量的硅酸钙而形成,通常呈钟乳状,又称钟乳体。碳酸钙结晶加醋酸或稀盐酸溶解,同时有 $CO_2$ 气泡产生,可与草酸钙结晶区别。

## 五、脂肪和油

　　油和脂肪是植物贮藏的一种营养物质,常大量存在于种子和果实的细胞中,常呈小油滴或固体状(图 1-10)。在常温下呈液体的称为油,呈固体的称为脂肪,脂肪和油遇苏丹Ⅲ试液呈橙红色或紫红色。

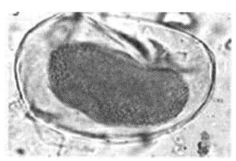

图 1-10　油细胞(肉桂)

# 第二章　药用植物组织鉴别

植物体中形态结构、生理功能相似的细胞群称为组织。多种类型的细胞形成各种不同的组织,植物组织一般分为分生组织、基本组织、保护组织、机械组织、输导组织和分泌组织六大类,后五类由分生组织分化而来,是细胞形态和功能分化成熟的组织,统称为成熟组织或永久组织。

## 第一节　分生组织类型及鉴别

植物体内特定部位具有持续性或周期性分裂能力的细胞群称为分生组织。分生组织细胞小,细胞壁薄,细胞核大,细胞质浓。根据在植物体中的分布位置,分生组织可分为顶端分生组织、侧生分生组织和居间分生组织(图 2-1)。

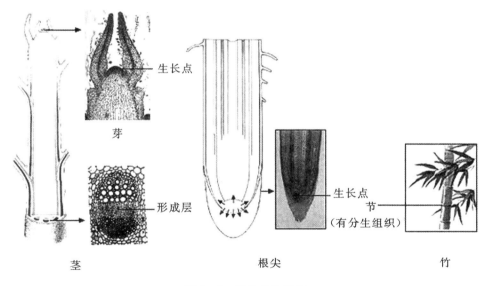

图 2-1　植物分生组织

**1. 顶端分生组织**

根、茎顶端的生长锥,包括原分生组织和初生分生组织。活动的结果使根、茎伸长或长高。为了使植物不致很长,打去顶心,就能阻止植物长高。

**2. 侧生分生组织**

成熟组织的某些薄壁组织恢复分生能力而形成,如木栓形成层、根的形成层、茎的束间形成层等,一般排成环状,使根、茎不断加粗。

**3. 居间分生组织**

某些植物茎节间基部的分生组织，使茎、叶伸长，如麻黄、木贼、鸢尾、蒲公英、车前草等。禾本科植物伸长的茎节间基部有典型的居间分生组织，如水稻、小麦等。

按组织的来源和性质，分生组织可分为原分生组织、初生分生组织和次生分生组织。顶端分生组织的前端是原分生组织，后部是原分生组织分裂衍生出来的初生分生组织，是原分生组织向成熟组织过渡的部分。侧生分生组织是由薄壁组织、厚角组织等已经分化成熟的组织恢复分裂能力转化而来，是次生分生组织。

# 第二节　基本组织类型及鉴别

基本组织又称薄壁组织，是植物体中份额最大的组织，根据担负的功能，分为基本组织、吸收组织、同化组织、贮藏组织、通气组织等。

**1. 一般薄壁组织**

一般薄壁组织为最基本的薄壁组织，普遍存在于植物体内各处。细胞形状多样，常呈球形、圆柱形、多面体形等，细胞质较稀薄，液泡较大，细胞排列疏松，具细胞间隙。如根、茎的皮层和髓部，这类薄壁组织主要起填充和联系其他组织的作用，并有转化为次生分生组织的机能。

**2. 吸收薄壁组织**

吸收薄壁组织位于根尖，是根毛区细胞外壁向外延伸成管状根毛。吸收组织的主要功能是从外界吸收水分和营养物质，并将吸入的物质运输到输导组织中。

**3. 同化薄壁组织**

同化组织在叶肉内最多，其细胞形状有长柱形、圆形、多角形等，细胞中含大量叶绿体，主要功能是行使光合作用，制造有机物质（图2-2）。

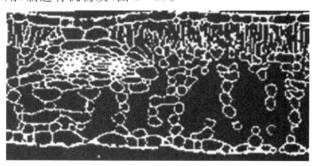

图2-2　植物叶片的同化组织

**4. 贮藏薄壁组织**

常位于根和茎的皮层、髓部、果实和种子的胚乳或子叶，以及块根、块茎等贮藏器官中。细胞内充满贮藏的营养物质，主要有淀粉、糖类、蛋白质和油类等（图2-3）。

**5. 通气薄壁组织**

水生或湿生植物常有通气组织，通气组织的胞间隙非常发达，形成大的气腔，或互相贯通

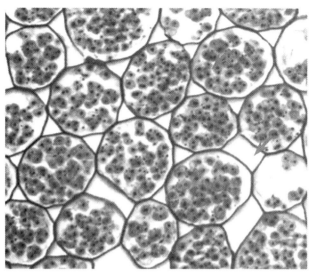

图 2-3　毛茛根的贮藏组织(细胞贮藏大量淀粉粒)

成气道。气腔和气道内蓄积大量空气,利于呼吸时气体交换(图 2-4)。

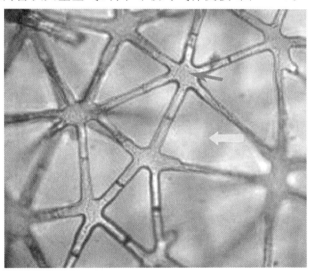

图 2-4　灯心草的通气组织

# 第三节　保护组织类型及鉴别

保护组织是覆盖在器官表面,起保护作用的细胞群。保护组织可减少植物体内水分蒸腾,控制气体交换,防止病虫害侵袭和机械损伤等。根据来源和形态的不同分为表皮和周皮两种。

## 一、表皮

表皮(图 2-5)又称表皮层,为初生保护组织,由原表皮分化而来,通常为一层细胞,由表皮细胞、气孔器的保卫细胞、表皮毛或腺毛等组成。表皮细胞是生活细胞,常呈扁平不规则形,侧壁波浪形,凹凸镶嵌,无胞间隙。根、茎的表皮细胞常为长方形。气生表皮上有许多气孔器,由两个保卫细胞合围而成,中间留有间隙,称为气孔(图 2-6),是气体出入的门户。

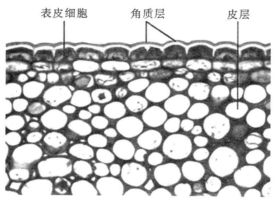

常春藤茎的横切面

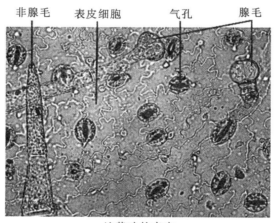

地黄叶的表皮

图 2-5 植物的表皮细胞

**1. 气孔**

有些植物的气孔,在保卫细胞周围还有两个或多个和表皮细胞形状不同的细胞,称副卫细胞。保卫细胞与副卫细胞的排列方式称为气孔轴式或类型,是鉴别叶类、全草类生药的依据之一。双子叶植物的气孔轴式常见的有五种(图 2-7)。

(1)**平轴式**　气孔周围的副卫细胞为 2 个,其长轴与保卫细胞和气孔的长轴平行。如番泻、茜草、补骨脂等植物。

(2)**直轴式**　气孔周围的副卫细胞为 2 个,其长轴与保卫细胞和气孔的长轴垂直。如薄荷、穿心莲、紫苏等植物。

(3)**不等式**　气孔周围的副卫细胞为 3~4 个,但大小不等,其中一个特别小。如菘蓝、曼陀罗等植物。

（4）**不定式** 气孔周围的副卫细胞数目在 3 个以上,其大小基本相同,并与其他表皮细胞形状相似。如艾、地黄、枇杷等植物。

（5）**环 式** 气孔周围的副卫细胞数目不定,其形状比其他表皮细胞狭窄,围绕气孔排列成环状。如茶叶、桉叶等。

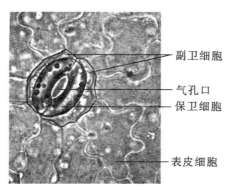

图 2-6 茜草叶的气孔(表面观)

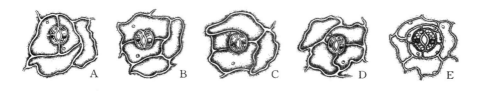

图 2-7 气孔轴式
A.平轴式 B.直轴式 C.不等式 D.不定式 E.环式

**2.毛茸**

植物体表面还存在着各种类型的茸毛,具有保护、减少水分过分蒸发、分泌物质等作用。根据毛茸的结构和功效可分为两种类型。

（1）**腺毛** 由腺头和腺柄两部分组成。腺头膨大,具分泌作用,由一个或几个分泌细胞组成,能分泌挥发油、树脂、黏液等。腺柄也有单细胞和多细胞之分。薄荷等唇形科植物的叶上,还有一种短柄或无柄的腺毛,其头部由 6～8 个细胞组成,略呈扁球形,排列在一个平面上,特称为腺鳞(图 2-8)。

（2）**非腺毛** 不具分泌功能的毛茸,由单细胞或多细胞构成,无头、柄之分,顶端常狭尖。有的细胞表面有多数小凸起,称为疣点。有的细胞内壁常硅质化增厚,变得坚强。由于组成的细胞数目及分枝状况不同,有多种类型的非腺毛(图 2-9)。

## 二、周皮

周皮(图 2-10)是取代表皮的次生保护组织,来自于次生分生组织(木栓形成层),包括木栓层、木栓形成层和栓内层。

（1）**木栓层** 具多层细胞,横切面观细胞呈长方形,紧密排列成整齐的径向行列,壁较厚,

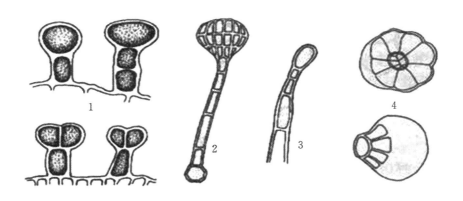

图 2-8 腺毛

1.洋地黄叶的腺毛;2.金银花的腺毛;3.曼陀罗叶的腺毛;4.薄荷叶的腺毛(腺鳞)

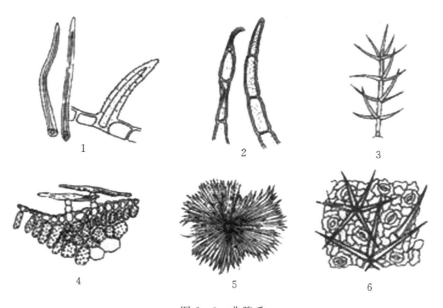

图 2-9 非腺毛

1.单细胞非腺毛;2.多细胞非腺毛(洋地黄叶);3.分支状毛(毛蕊花叶);

4.丁字毛(艾叶);5.鳞毛(胡颓子叶);6.星状毛(蜀葵叶)

强烈栓化,细胞成熟时原生质死亡解体,胞腔充满空气。木栓层不透水、抗压、降热、绝缘、质轻、具弹性,抗有机溶液和多种化学品,可作日用轻质绝缘材料和救生设备。药用如栓皮栎、黄柏等。

(2)**木栓形成层** 次生分生组织,由皮层或韧皮薄壁细胞形成,根中多由中柱鞘产生,往往为一层细胞。

(3)**栓内层** 栓内层是生活的薄壁细胞,常只有一层,茎的栓内层细胞常含叶绿体,又称绿

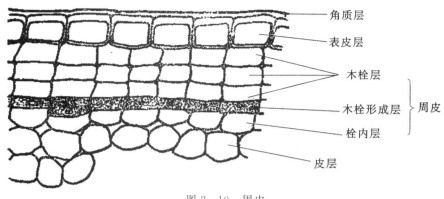

图 2-10　周皮

皮层,在某些葫芦科植物的根茎中,可看到相当宽的栓内层。

　　周皮的某些限定部位(一般在气孔下方),木栓形成层细胞比其他部分更为活跃,向外衍生出一种与木栓细胞不同,并具有发达细胞间隙的薄壁组织,突破周皮,在树皮表面形成各种形状的小突起,称为皮孔(图 2-11)。这些细胞有的栓质化,如鹅掌楸属、木兰属、梨属等;有的非栓质化,如白腊树属、栎属、接骨木属等;或由两种类型的细胞层共同构成,如山毛榉属、洋槐属等。

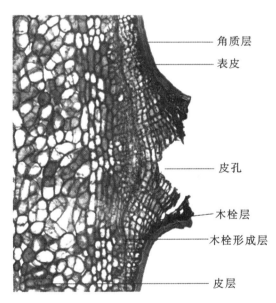

图 2-11　椴树茎的皮孔(横切面)

# 第四节　分泌组织类型及鉴别

　　分泌组织是植物体中产生、输导或贮存分泌物质的组织。分泌物质有蜜汁、挥发油、黏液、树脂、乳汁、单宁、生物碱、盐类等。分为外分泌组织和内分泌组织。

**1. 外分泌组织**

将分泌物排到植物体外的分泌结构称为外分泌结构,大都分布在植物体表,如腺毛、腺鳞、蜜腺、盐腺、排水器等(图2-12)。

腺　毛　通常分为头部和柄部。头部膨大,由一至数个细胞组成,具有分泌作用,分泌芳香油的腺毛常使植物发出特殊的气味,如天竺葵、曼陀罗叶。

腺　鳞　是鳞片状的腹毛,头部大而扁平,柄部极短或无,排列成鳞片状,如薄荷叶。

蜜　腺　能分泌糖液,由细胞质浓厚的一至数层分泌细胞组成,位于植物体外表面的特定部位。

盐　腺　分泌物是盐类。

腺表皮　植物体某些部位的表皮细胞为腺状,有分泌功能。

排水器　排水器是植物将体内过多水分排出体外的结构,排水过程称为吐水。许多植物,如旱金莲、地榆、睡莲等浮叶水生植物都有明显的吐水现象。

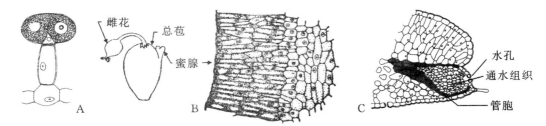

图2-12　外部分泌结构的类型

A.西红柿茎上的腺毛;B.一品红花序总苞上的蜜腺;C.舌状虎耳草叶子尖端的排水器

**2. 内分泌组织**

植物体的细胞内、胞间隙、腔穴或管道内积聚分泌物的组织称为内分泌组织。常见的有分泌细胞、分泌腔或分泌道和乳汁管(图2-13)。

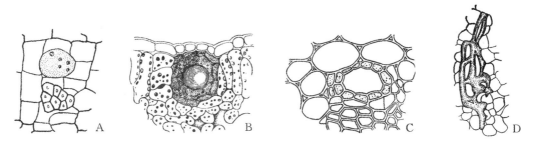

图2-13　内部分泌结构的类型

A.厚朴的油细胞;B.白癣的溶生分泌腔;C.长春藤的裂生分泌道;D.蒲公英的有节乳汁管

分泌细胞　以单个细胞存在,可以是生活细胞或非生活细胞,在细胞腔内积聚特殊的分泌物。分泌细胞常大于周围的细胞,外形有囊状、管状或分枝状,甚至可扩展为巨大细胞,容易识别。常见的是油细胞(樟科、木兰科、姜科等)、含晶细胞(桑科、石蒜科等)、单宁细胞(葡萄科、景天科、豆科、蔷薇科、桃金娘科等)以及黏液细胞(仙人掌科、锦葵科、椴树科等)。

**分泌腔和分泌道**　最初是一群有分泌能力的细胞,后来部分细胞溶去形成囊状的间隙(溶生)或细胞分离形成裂生间隙(裂生)或两种方式结合而形成裂溶生的间隙。分泌腔和分泌道的内容物常常是一些特殊的油类,例如松柏类的裂生树脂道、菊科与伞形科植物的裂生油管、柑橘属植物的溶生油腔。

**乳汁管**　乳汁管是分泌乳汁的管状结构,可分为无节乳汁管(如大戟、夹竹桃等)和有节乳汁管(如蒲公英、桔梗等)。

# 第五节　机械组织类型及鉴别

机械组织是细胞壁不同程度增厚,主要起支持作用的组织,分为厚角组织和厚壁组织两类。

**1. 厚角组织**

厚角组织(图 2 - 14)增厚部分常位于细胞的角隅,由活细胞构成,常含叶绿体。细胞两端呈方形、斜形或尖形,彼此重叠连结成束。细胞壁增厚不均匀,主要成分是纤维素,也含较多果胶质。厚角组织有一定坚韧性,并具可塑性和延伸性,既可支持器官直立,又适应于器官迅速生长。

厚角组织普遍存在于正在生长或经常摆动的器官之中,植物幼茎、花梗、叶柄和大的叶脉中,表皮内侧均有厚角组织分布。厚角组织有时纵行集中在器官边缘,使之表现出棱角,增强支持力量,如芹菜、南瓜的茎和叶柄。厚角组织也存在于尚在生长的各种器官周围,以及很少或完全没有次生生长的草本植物成熟器官中。

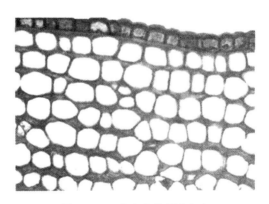

图 2 - 14　蓖麻茎的厚角组织

**2. 厚壁组织**

厚壁组织(图 2 - 15)细胞壁呈不同程度的木质化加厚,细胞腔很小,成熟细胞一般没有生活的原生质体。厚壁组织坚硬而富有弹性,构成植物体重要的机械支持系统,可使植物器官抵抗各种由伸长、弯曲、重量和压力等引起的强力,使薄壁组织免受损坏。厚壁组织通常又分为纤维(如韧皮纤维、木纤维等)和石细胞两类。

(1)**纤维**　伸长的细胞,细胞壁各方面都强烈增厚,常木质化而坚硬,含水量低,壁上有少

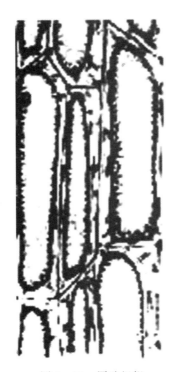

图 2-15　厚壁组织

数小纹孔,细胞腔小。纤维以尖端穿插连接,形成器官内的坚强支柱。有韧皮纤维和木纤维两种(图 2-16)。

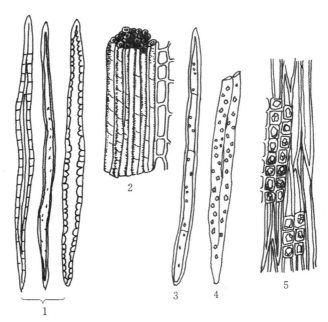

图 2-16　纤维

**韧皮纤维**　主要指韧皮部内的纤维,一般为两端尖削的长纺锤形死细胞。长比宽大很多倍,细胞壁极厚,主要由纤维素组成,细胞呈狭长的缝隙。横切面上细胞呈多角形、长卵形、圆形等,韧皮纤维细胞成束地上下连接,坚韧有弹性,有很强支持作用。

**木纤维**　壁厚而坚硬,增强机械作用,能承受压力,但木纤维失去弹性,脆而易断。

纤维中也可能含有淀粉粒、晶体等细胞后含物。此外,嵌晶纤维(次生壁上密嵌细小的方晶,如紫荆皮、南五味子根)与晶鞘纤维(纤维周围包围着许多含晶薄壁细胞,如黄柏、甘草、葛根等)在中药材的鉴别中作为一项依据。

(2)**石细胞**　石细胞细胞壁强烈增厚且木质化,渐次死亡,多为等径或略为伸长的细胞,常形成多种形状,次生壁通常很厚并强烈木质化,具有无数单纹孔,次生壁很厚的石细胞在横切面上常可见明显的管状纹孔道(图2-17)。石细胞有时也含淀粉粒(如虎杖)、晶体(如肉桂、苍术)等细胞后含物。

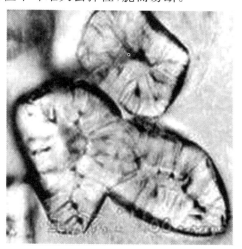

图2-17　石细胞

石细胞广泛分布在植物体中,常成群或单个分布于基本组织中,构成了很多种子的坚硬种皮、坚果的壳、果核等。如椰子的坚硬种皮内含有具许多分枝纹孔的石细胞。梨果肉中坚硬的颗粒是成簇的石细胞。茶、桂花的叶片中,具有单个的分枝状石细胞,散布于叶肉细胞间。

# 第六节　输导组织类型及鉴别

输导组织是植物体中专门担负长途运输的长管状结构,有两大类,一类是输导水分和无机盐的导管和管胞,另一类是输导营养物质的筛管和筛胞。

**1.导管和管胞**

由许多长管状细胞纵向连接而成,每个细胞称为导管分子。分化成熟时,导管分子的原生质体消失,横壁形成大的穿孔,侧壁有不同方式的增厚并木质化。根据侧壁增厚方式的不同,可分为环纹导管、螺纹导管、梯纹导管、网纹导管和孔纹导管五种类型(图2-18)。

管胞是一种狭长而两端斜尖的细胞,与导管的主要区别是端壁不形成大穿孔而为具缘纹孔,彼此不连接成长管。在蕨类植物和裸子植物中,管胞是唯一的输水结构,在被子植物中,管胞和导管同时存在。

**2.筛管和伴胞**

筛管由长管状的生活薄壁细胞纵向连接而成。每一个细胞称为筛管分子,分化成熟的筛管分子没有细胞核,其端壁特化成为筛板,筛板上有许多筛孔。紧贴筛管分子旁边有一至数个小型的薄壁细胞,与筛管分子由同一母细胞分裂而来,称为伴胞(图2-19)。

**3.筛胞**

裸子植物和蕨类植物中没有筛管,只有筛胞。筛胞是一种长的、两端尖斜的薄壁细胞,与

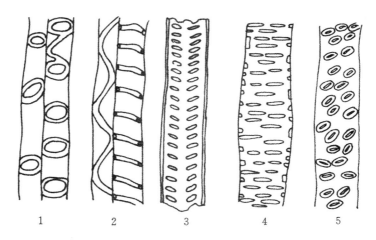

图 2-18 导管类型

1.环纹导管； 2.螺纹导管； 3.梯纹导管； 4.网纹导管； 5.孔纹导管

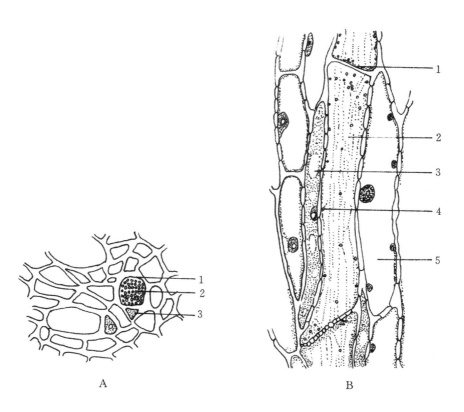

图 2-19 筛管及伴胞

A.横切面 1.筛板 2.筛孔 3.伴胞

B.纵切面 1.筛板 2.筛管 3.伴胞 4.白色体 5.韧皮薄壁细胞

筛管的主要不同点是端壁不特化成筛板,是单独的输导单位。

# 第七节 维管束及其类型

维管束是由木质部和韧皮部共同组成的束状结构,是由原形成层分化产生的几种组织共同构成的复合组织。

维管束有多种类型:

**有限外韧维管束** 韧皮部在外、木质部在内、中间无形成层,如单子叶茎。

**无限外韧维管束** 韧皮部在外、木质部在内、中间有形成层,如裸子植物、双子叶茎。

**双韧维管束** 木质部内外都有韧皮部,如茄科、葫芦科、夹竹桃科、萝藦科、旋花科、桃金娘科等植物茎。

**周韧维管束** 木质部居中,韧皮部围绕,如百合科、禾本科、棕榈科、蓼科、蕨类某些植物。

**周木维管束** 韧皮部居中,木质部围绕,少数单子叶植物根状茎,如菖蒲、石菖蒲、铃兰等。

**辐射维管束** 韧皮部与木质部相间成辐射状排成一圈,是单子叶植物根及双子叶植物根的初生构造特点。

双子叶植物多具有无限外韧维管束,有些具有双韧维管束。大多数单子叶植物具有有限外韧维管束。

**维管组织** 木质部和韧皮部或两者之一称为维管组织。木质部一般包括导管、管胞、木薄壁细胞和木纤维等;韧皮部一般包括筛管、伴胞、韧皮薄壁细胞和韧皮纤维等。

**维管系统** 一株植物或一个器官的全部维管组织称为维管系统。

# 第二篇

## 药用植物形态鉴别

# 第三章　根及根类药材鉴别

　　根通常生于土壤中,主要起固着和吸收作用,同时还有合成贮藏有机物、进行输导、支持、营养繁殖等功能。

　　很多中药材以根入药,与根中贮存的丰富次生代谢产物有关。多数根类药材来源于多年生草本双子叶植物的主根,如人参、当归、黄芪、柴胡、川乌、甘草、党参、板蓝根等;有些以植物的块根入药,如天冬、麦冬、何首乌等;有些以根皮入药,如五加皮、地骨皮等。

## 第一节　根的类型和根系

### 一、主根和侧根

　　植物最初由种子的胚根直接发育而成的根称为主根,一般与地面垂直向下生长。当主根生长到一定长度,就从其侧面生长出许多分枝,称为侧根(图 3 - 1),侧根又能生出次一级侧根,如此多次反复分枝,形成整株植物的根系(图 3 - 2)。

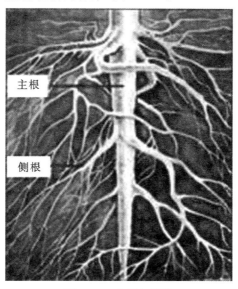

图 3 - 1　主根与侧根

### 二、定根和不定根

　　凡是直接或间接由胚根发育而成的主根和各级侧根称为定根,它们都有固定的生长部位。许多植物还能从茎、叶、老根和胚轴上生根,这些根的发生位置不固定,称为不定根。

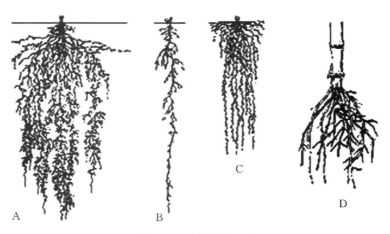

图 3-2 植物的根系
A. 菜豆直根系        B. 深入土中,次生根很少的直根系
C. 须根系(禾本科)    D. 玉米须根系,示茎基部的不定根

## 三、直根系和须根系

根系是一株植物地下部分所有根的总体,有直根系和须根系两种(图3-3)。直根系由主

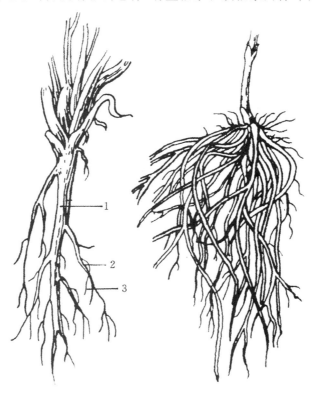

图 3-3 直根系与须根系
1. 主根  2. 侧根 3. 纤维根

根和侧根组成,主根明显、粗大、较长,各级侧根依次较小、较短,直根系入土较深,裸子植物和大多数双子叶植物具有直根系,如人参、甘草、桔梗等。须根系主要由不定根组成,主根生长缓慢或停止生长,根呈丛生状态,无主次之分,须根系入土较浅,很多单子叶植物具有须根系,如百合、麦冬等。

# 第二节　根的变态

有些植物的根,由于长期适应生活环境的变化,其形态结构和生理功能发生了变异,称变态根。常见的有以下几种类型。

**1. 贮藏根**

贮存养料,肥厚多汁,形状多样,常见于二年生或多年生双子叶草本植物。由主根膨大而成的贮藏根,根据形状可分为圆锥状根如白芷、桔梗、人参、商陆等;圆柱状根如丹参、板蓝根等;圆球状根如芜菁根等。由不定根或侧根发育而成的贮藏根,一株可有多个,形状不一,常呈块状或纺锤状,如何首乌、甘薯、天冬、麦冬、百部等(图3-4)。

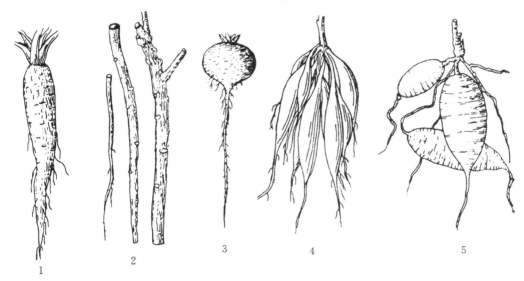

图3-4　储藏根的形状
1.圆锥根　2.圆柱根　3.圆球根　4.块根(纺锤状)　5.块根(块状)

**2. 支柱根**

自茎上产生的不定根深入土中,以增强支持茎的作用,称为支柱根,如玉米、高粱、薏苡等[图3-5(1)]。

**3. 攀援根**

攀援植物茎上生出不定根,使植物能攀附于墙壁、树干或其他物体上,这种根称为攀援根,如长青藤、薜荔、络石等[图3-5(2)]。

**4. 气生根**

自茎上产生,暴露于空气中,不浮入土内,能在潮湿空气中吸收和贮藏水分,这样的不定根称气生根,如石斛、吊兰、榕树等[图 3-5(3)]。

**5. 呼吸根**

沿海与沼泽地带的植物,埋于淤泥和水下的根影响呼吸,而生出水面向上暴露在空气中进行呼吸的根称为呼吸根,如红树、水松等[图 3-5(4)]。

**6. 水生根**

水生植物的根漂浮在水中呈须状,纤细柔软并常带绿色,称水生根,如青萍、浮萍、睡莲等[图 3-5(5)]。

**7. 寄生根**

一些寄生植物产生的不定根不是插入土中而是插入寄主体内,吸收水分和养料,以维持自身生活,这种根称为寄生根。其中不含叶绿素,不能自制养料而完全依靠吸收寄主体内的养分维持生活的称为全寄生,如菟丝子、列当等。因含有叶绿素,既能自制部分养料又依靠寄生根吸收寄主体内养分的为半寄生,如菟丝子、槲寄生、桑寄生等[图 3-5(6)]。

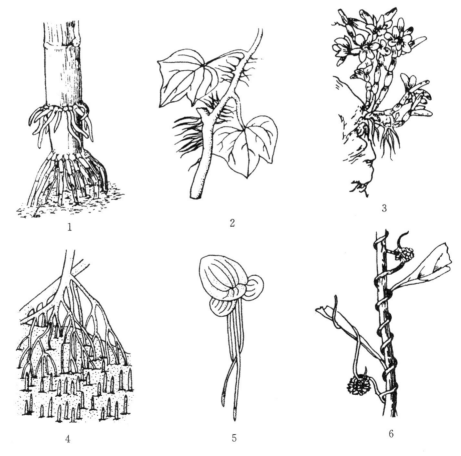

图 3-5 变态根的类型

1. 支柱根(玉米) 2. 攀援根(长青藤) 3. 气生根(石斛)

4. 呼吸根(红树) 5. 水生根(青萍) 6. 寄生根(菟丝子)

# 第三节　根的结构

　　根是植物在地下的继续和延伸部分,根越向下越尖细,最下端为根尖,根尖上有根毛着生。从根毛着生处以上的部分,根中构造相继分化为初生构造和次生构造。

## 一、根尖的构造

　　每条根从着生根毛处至顶端的一段称为根尖(图 3 - 6),从先端向后根尖可依次分为根冠、分生区、伸长区和成熟区(根毛区)。

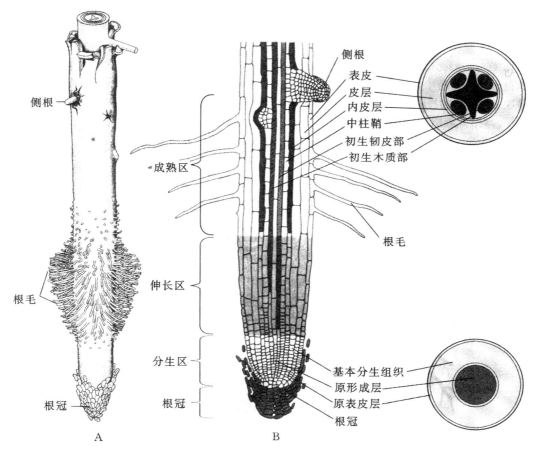

图 3 - 6　根尖的基本结构
A.外部形态　B.纵切面与局部横切面的结构

**1. 根冠**

　　根冠是包围在分生区外的帽状结构,由许多薄壁细胞组成,起保护分生区的作用,并可分泌黏液,利于根尖推进生长。

**2. 分生区**

　　分生区是根的顶端分生组织,前端为原分生组织,后部为初生分生组织,包括原表皮、原形成层、基本分生组织三种。分生区细胞持续分裂活动,增加根的细胞数目。

**3. 伸长区**

细胞逐渐停止分裂,迅速伸长生长,产生大液泡。分化出最早的导管和筛管,是分生区与成熟区的过渡区域。许多细胞迅速伸长,是根尖深入土层的主要推动力。

**4. 成熟区**

成熟区最显著的特征是表面密被根毛,也称根毛区。根毛是表皮细胞向外突出形成的顶端密闭的管状结构。根毛的形成大大地扩大了根表皮吸收面积,因此,成熟区是根行使吸收功能的主要区域。

## 二、根的初生构造

由初生分生组织(原表皮、原形成层、基本分生组织)分裂产生的细胞经生长和分化形成的各种成熟组织组成的结构称为初生构造。成熟区初生构造从横切面看从外至内可分为表皮、皮层和中柱三部分(图3-7)。

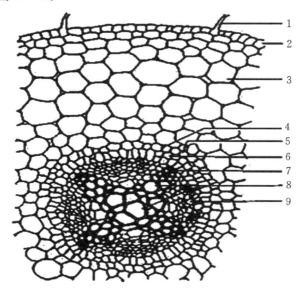

图3-7 根的初生构造
1.根毛 2.表皮 3.皮层薄壁组织 4.凯氏点 5.内皮层
6.中柱鞘 7.原生木质部 8.后生木质部 9.初生韧皮部

**1. 表皮**

来源于原表皮,是最外一层排列紧密的活细胞,有根毛,主要起吸收作用。

**2. 皮层**

来源于基本分生组织,位于表皮内方,由多层薄壁细胞构成,在幼根中起贮藏、通气和横向输导作用。由外至内分为外皮层、皮层薄壁组织和内皮层三层。

**(1)外皮层** 一至多层排列较紧密的细胞,细胞体积相对较小。根毛和表皮凋萎脱落后,外皮层细胞壁增厚起保护作用。

（2）**皮层薄壁细胞**　皮层薄壁细胞为多层较大型的细胞，排列疏松，有明显胞间隙，是幼根贮藏营养物质的主要场所，并有通气作用。

（3）**内皮层**　内皮层为皮层最内一层排列紧密的细胞，细胞的径向壁、横壁上有木化并栓化的带状增厚，称为凯氏带。

**3. 中柱**

中柱也称维管柱，位于内皮层内方，是根的中轴部分，来源于原形成层，包括中柱鞘、初生木质部、初生韧皮部和薄壁细胞四个部分。

（1）**中柱鞘**（维管柱鞘）　中柱的最外层，由1层或几层薄壁细胞组成。有潜在分裂能力，在一定条件下可分裂形成侧根、木栓形成层、维管形成层一部分、不定芽、乳汁管等。

（2）**初生木质部**　呈辐射状排列，辐射角尖端为原生木质部，较早分化成熟，导管口径较小而壁较厚；近轴中心的部分是后生木质部，较晚分化成熟，导管口径较大且壁较薄。初生木质部这种组织由外至内向心分化成熟的方式称为外始式，是根初生构造的重要特征，其主要功能是自下而上输导水分和无机盐。

（3）**初生韧皮部**　呈束状与原生木质部束相间排列，这是幼根维管系统最突出的特征。初生韧皮部主要起输导有机养料的作用。

（4）**薄壁细胞**　一部分分布在初生木质部与初生韧皮部之间，其中一层是由形成层保留的未分化的细胞，将来转变为维管形成层的主要部分。另一部分薄壁细胞位于根的中心，称为髓，起贮藏作用。但多数双子叶植物的初生木质部分化达到中心，因而缺少髓。

## 三、根的次生构造

由次生分生组织（维管形成层和木栓形成层）分裂活动使根的直径增粗的生长过程称为次生生长，次生生长产生的各种组织组成的结构称为次生构造（图3-8）。

**1. 维管形成层**

维管形成层由两个部位发生：主要部分由初生木质部与初生韧皮部未分化的薄壁细胞转变而成，另一个小部分由正对原生木质部的中柱鞘细胞恢复分裂形成。维管形成层主要进行切向分裂，向外分化产生次生韧皮部，一般由筛管、伴胞、韧皮薄壁细胞、韧皮纤维组成，向内分化产生次生木质部，一般由导管、管胞、木薄壁细胞、木纤维组成。次生维管组织中呈径向排列的薄壁细胞称为维管射线，包括韧皮射线和木射线，起横向输导和贮藏作用。

有些植物的次生韧皮部中，分布有油细胞、油室、树脂道、乳汁管等分泌组织。有的薄壁细胞中含有生物碱、淀粉、晶体、糖类等。

**2. 木栓形成层**

木栓形成层由中柱鞘细胞恢复分裂发生，细胞分裂向外产生木栓层，向内产生栓内层。木栓层、木栓形成层、栓内层三者合称周皮。木栓形成层发生后只活动一个生长季，以后每年重新发生，发生位置逐年往内推移，最后由次生韧皮部发生。多年生的根部，由于周皮的逐年产生和死后积累，形成较厚的树皮。由于内部组织的增多，外围组织被挤毁消失。多年生老根的构造，由外至内依次为周皮、次生韧皮部、维管形成层、次生木质部、初生木质部（最中心极小部分）。

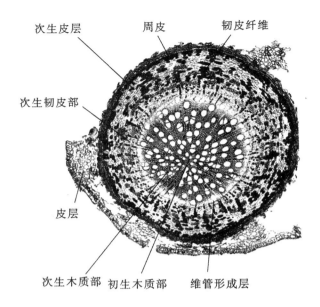

次生皮层　周皮　韧皮纤维

次生韧皮部

皮层

次生木质部　初生木质部　维管形成层

图 3-8　柳树老根横切,示次生结构

植物学上的根皮是指周皮部分,而生药学中的根皮类生药材是指形成层以外的部分,主要包括韧皮部和周皮,如地骨皮、牡丹皮等。

## 四、根的异常构造

某些双子叶植物的根,除正常的次生构造外,还可产生一些特有的维管束,称异型维管束,并形成根的异常构造,常见的有两种类型。

(1)根的正常维管束形成不久,相当于维管柱鞘部位的薄壁细胞恢复分生能力,形成新的形成层,向外分生大量薄壁细胞和一圈异型的无限外韧维管束,如此反复多次,形成多圈异型维管束,并有薄壁细胞相间隔,一圈套一圈,呈同心状排列。属于这种类型的又可分为两种情况:

1)不断产生的新形成层环自始至终保持分生能力,并使层层同心性排列的异常维管束不断长大,呈年轮状,如商陆根(图 3-9)。

2)不断产生的新形成层仅最外一层保持分生能力,而内面各同心性形成层环在异常维管束形成后即停止活动,如牛膝根(图 3-10)。

(2)有些药用植物正常维管束形成后,皮层中部分薄壁细胞恢复分生能力,形成多个新的形成层环,产生许多单独和复合的大小不等的异型维管束,对于原来的形成层环而言是异心性的,形成另一类型的异常构造,故在横切面上可看到一些大小不等的圆圈状的花状纹理,如何首乌的块根(图 3-11)。

## 五、单子叶植物根

单子叶植物没有维管形成层和木栓形成层发生,不产生次生结构,其基本结构与双子叶植

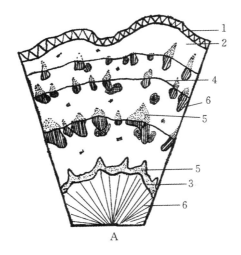

图 3 - 9　商陆根横切面
1.木栓层　2.皮层(次生皮层)3.最初的维管形成层
4.异常的维管形成层　5.韧皮层　6.木质部

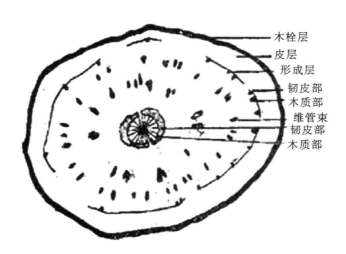

图 3 - 10　牛膝根横切面

物根的初生结构相似,分为表皮、皮层、中柱三部分(图 3 - 12)。与双子叶植物比较有如下特点。

(1)外皮层细胞层数较多,表皮脱落后,外皮层细胞壁栓化增厚,起保护和支持作用。

(2)内皮层细胞常在凯氏带的基础上发生五面壁增厚,即径向壁和横壁及内切向壁均增厚,只有外切向壁仍然保持薄壁,称马蹄形加厚。正对原生木质部常有一些细胞不发生五面壁增厚,仍保持薄壁,称为通道细胞(图 3 - 12)。

(3)初生木质部常为多原型,中央常有髓。

(4)在较老的根中,除初生韧皮部外,包括皮层和中柱在内的所有薄壁细胞都可能发生变化,或裂解形成气腔,或细胞壁木化增厚成为厚壁的类型。

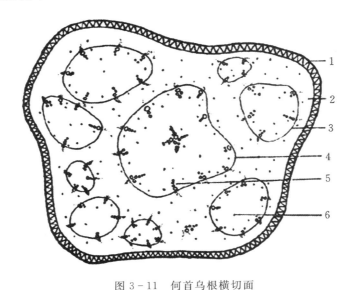

图 3-11　何首乌根横切面

1.木栓层　2.簇晶　3.异型维管束　4.形成层　5.韧皮部　6.木质部

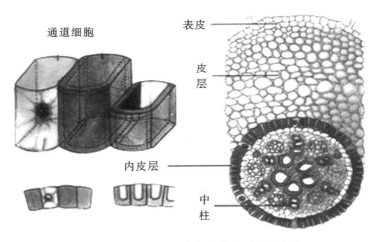

图 3-12　单子叶植物初生结构及通道细胞

# 第四节　根类药材

　　根类药材大多取自被子植物的根,包括药用为根或以根为主,带有部分根茎的生药。根上通常没有节和节间,一般无芽,少数双子叶植物根有不定芽。要注意辨别是双子叶植物还是单子叶植物的根。双子叶植物根类生药一般呈圆柱形或圆锥形,平直或稍弯曲、扭转、有的分枝,上端常连接短缩的根茎(习称"芦头");表面常较粗糙,多数有木栓、皮孔及支根痕;横断面呈放射状结构,形成层环大多明显,中心常无髓,少数生药有异型构造。单子叶植物根类生药多为须根或须根膨大成块状根,块状根形状多样,如麦冬、天冬呈纺锤形,表面常较光滑,无木栓及皮孔,断面不呈放射状,内皮层环较明显,中心有髓。

## 一、根类药材的显微鉴别

### 1.根类药材的横切面显微鉴别

首先应根据维管束的类型、有无形成层等,区分双子叶或单子叶植物根。其次根中常有分泌组织存在,如桔梗、党参等有乳汁管;人参、三七等有树脂道;当归、木香等有油室。草酸钙结晶也有可能看到,如人参有簇晶,甘草有方晶,怀牛膝有砂晶,麦冬有针晶。有的根含有大量淀粉粒,如葛根(甘葛藤);有的根含有菊糖,不含淀粉粒,如桔梗等。厚壁组织的有无也应注意,通常根类生药可以见到韧皮纤维或木纤维,石细胞比较少见。

### 2.根类药材的粉末鉴别

以具有鉴别特征的细胞后含物、厚壁组织、分泌组织为重点,其次是表皮、下皮、根皮或木栓组织、内皮层、导管及胞管。细胞后含物在粉末中多随处散在,也有存在于薄壁细胞中,有淀粉粒、菊糖、草酸钙结晶(少数碳酸钙结晶)、硅质块等。厚壁组织有纤维(韧皮纤维、木纤维、晶纤维、嵌晶纤维、分隔纤维等)、石细胞等。分泌组织有分泌细胞、分泌腔(室)、分泌管(道)或乳汁管。

## 二、常见根类药材

常见根类药材及主要功效见表 3-1。

表 3-1　常见根类药材

| 药材名称 | 来　源 | 主要功效 |
| --- | --- | --- |
| 何首乌 | 蓼科植物何首乌的干燥块根 | 生何首乌:解毒、截疟、润肠通便<br>制何首乌:补肝肾、益精血、乌须发、强筋骨 |
| 川乌 | 毛茛科植物乌头的主根 | 祛风除湿、温经止痛 |
| 白芍 | 毛茛科植物芍药的干燥根 | 平肝止痛、养血调经、敛阴止汗 |
| 防己 | 防己科植物粉防己的干燥根 | 利水消肿、祛风止痛 |
| 黄芪 | 豆科植物蒙古黄芪、膜荚黄芪的干燥根 | 补气固表、托毒排脓、利尿、生肌 |
| 甘草 | 豆科植物甘草、胀果甘草、光果甘草的干燥根及根茎 | 补脾益气、清热解毒、止咳祛痰、调和诸药 |
| 远志 | 远志科植物远志、卵叶远志的干燥根 | 益智安神、祛痰消肿 |
| 三七 | 五加科植物三七的干燥根 | 生三七:散瘀止血、消肿定痛<br>熟三七:补血和血 |
| 防风 | 伞形科植物防风的干燥根 | 解表祛风、胜湿、止痉 |
| 柴胡 | 伞形科植物柴胡、狭叶柴胡的干燥根 | 和解表里、疏肝,升阳 |
| 丹参 | 唇形科植物丹参的干燥根及根茎 | 祛瘀止痛,活血通经,清心除烦 |

| 药材名称 | 来　源 | 主要功效 |
|---|---|---|
| 地黄 | 玄参科植物地黄的块根 | 生地黄:清热凉血,养阴,生津<br>熟地黄:滋阴补血、益精填髓 |
| 天花粉 | 葫芦科植物栝楼、双边栝楼的干燥根 | 清热生津、消肿排脓 |
| 麦冬 | 百合科植物麦冬的干燥块根 | 养阴生津、润肺清心 |
| 龙胆 | 龙胆科植物龙胆、条叶龙胆、三花龙胆、坚龙胆的干燥根及根茎 | 清热燥湿、泻肝胆火 |
| 牛膝 | 苋科植物牛膝的干燥根 | 补肝肾,强筋骨,逐瘀通经,引血下行 |
| 白头翁 | 毛茛科植物白头翁的干燥根 | 清热解毒 |
| 板蓝根 | 十字花科植物菘蓝的干燥根 | 清热,解毒,凉血 |
| 葛根 | 豆科植物野葛的干燥根 | 解表退热,生津,透疹,升阳止泻 |
| 苦参 | 豆科植物苦参的干燥根 | 清热燥湿,杀虫,利尿 |
| 人参 | 五加科植物人参的干燥根 | 大补元气,复脉固脱,补脾益肺,生津,安神 |
| 当归 | 伞形科植物当归的干燥根 | 补血活血,调经止痛,润肠通便 |
| 北沙参 | 伞形科植物珊瑚菜的干燥根 | 养阴清肺,益胃生津 |
| 白芷 | 伞形科植物白芷、杭白芷的干燥根 | 祛风散寒,通窍止痛,消肿排脓,燥湿止带 |
| 黄芩 | 唇形科植物黄芩的干燥根 | 清热燥湿,泻火解毒,止血,安胎 |
| 玄参 | 玄参科植物玄参的干燥根 | 凉血滋阴,泻火解毒 |
| 党参 | 桔梗科植物党参、素花党参、川党参的干燥根 | 补中益气,健脾益肺 |
| 桔梗 | 桔梗科植物桔梗的干燥根 | 宣肺、利咽、祛痰、排脓 |
| 百部 | 百部科植物直立百部、蔓生百部、对叶百部的干燥根 | 润肺下气止咳,杀虫 |
| 南沙参 | 桔梗科植物轮叶沙参的干燥根 | 养阴清肺,化痰益气 |
| 萝芙木 | 夹竹桃科植物萝芙木的干燥根 | 镇静、降压、活血止痛、清热解毒 |
| 秦艽 | 龙胆科植物秦艽、麻花秦艽、粗茎秦艽、小秦艽的干燥根 | 祛风湿,清湿热,止痹痛 |

# 第四章 茎及茎类药材鉴别

茎是药用植物的营养器官,多生于地上,是联系根与叶,输送水分、无机盐和有机养料的轴状结构,其上着生芽、叶、花和果实。

茎的主要功能是输导和支持。茎是药用植物体内物质运输的主要通道,根部从土壤中吸收的水分和无机盐以及在根中合成贮藏的营养物质,通过茎运输到地上各部;叶进行光合作用所制造的有机养料,通过茎输送到体内各部被利用或贮藏。另外,茎和根系共同承受枝叶及花、果的总量,支持其合理伸展和有规律分布。

茎还有贮藏和繁殖功能,很多药用植物的茎如黄精、天麻、百合等贮藏有丰富的物质。许多植物的茎(或茎皮)可作药材,如杜仲、黄柏、肉桂、桂枝、沉香、厚朴和合欢皮等。

## 第一节 茎的形态

### 一、茎的外部形态

茎是药用植物地上部分的主轴,大多呈圆柱形,少数为其他形状,如莎草科植物茎呈三棱柱形,唇形科植物茎为方柱形,有些仙人掌科植物茎为扁平形或多角柱形。

茎上着生叶和腋芽的部位称节,节上着生叶、芽、花或果,两节之间的部分称节间。茎与根的主要区别是茎有节、节间、芽和叶,而根没有。茎顶端和节上叶腋处生有芽。叶脱落后,节上留的痕迹称叶痕。托叶脱落后留下的痕迹,称托叶痕。包被芽的鳞片脱落后留下的疤痕,称芽鳞痕,从树苗或枝条每年芽生长时芽鳞脱落的痕迹,可计算出树苗或枝条年龄(图 4-1)。着生叶和芽的茎,称枝条,节间长的称长枝,节间很短的称短枝(又称果枝)。

### 二、芽及其类型

芽是尚未发育的枝条、花(或花序)的原始体,芽分为下列类型。

**1.定芽与不定芽**

顶芽和腋芽由固定位置发生,称为定芽。由老根、老茎、叶上长出的芽,其发生位置不固定,称为不定芽。

**2.叶芽、花芽和混合芽**

营养枝条的原始体称为叶芽(又称枝芽),发育成枝与叶;发育成花或花序的原始体叫花芽;能同时发育成枝叶和花或花序的称混合芽。

**3.裸芽和鳞芽**

芽外有鳞片包被的称鳞芽,无鳞片包被的称裸芽。

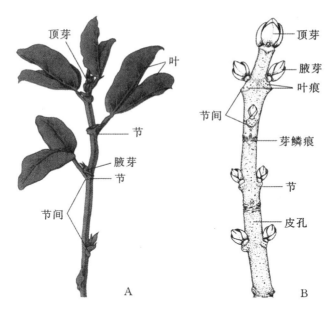

图 4 - 1 茎的外部形态
A. 草质茎 　 B. 木质茎

**4. 活动芽和休眠芽**

能在当年生长季节萌发生长的芽称为活动芽。处于休眠状态不萌发的芽称为休眠芽。创伤等刺激可打破休眠状态使休眠芽变为活动芽。

# 三、茎的分枝

每种药用植物茎的分枝都有一定规律和方式,分枝方式可归纳为四种(图 4 - 2)。

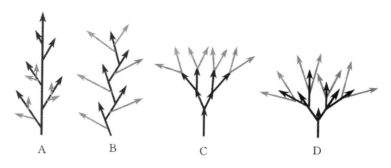

图 4 - 2 茎的分枝类型
A. 单轴分枝 　 B. 合轴分枝 　 C. 二叉分枝 　 D. 假二叉分枝

**1. 单轴分枝**

主茎顶芽的生长活动始终占优势,形成直立而明显的主干,各级分枝依次较小。

**2. 合轴分枝**

主茎顶芽生长活动形成一段主轴后即停止生长或形成花芽,由下侧的一个腋芽代替主芽继续生长,又形成一段主轴,之后又停止生长或形成花芽,再由其下侧的腋芽接替生长,如此继续下去,因此,植物主轴是由主茎和相继接替的各级侧枝共同组成,故称合轴分枝。合轴分枝可产生较多分枝和较多花芽,许多果树具有合轴分枝的特性。

### 3. 二叉分枝

顶端分生组织在发育一段时间后平分为均等的两部分,各形成一个分枝,并以这种方式重复产生次级分枝。二叉分枝常见于石松、卷柏等蕨类植物,但不存在于种子植物中。

### 4. 假二叉分枝

主茎顶芽活动到一定时间就停止生长或死亡,由顶芽下面的一对腋芽同时生长形成两个分枝。每个分枝的顶芽活动到一定时候又停止生长,再由其下面的一对腋芽同时生长,如此继续发育,形成许多二叉状的分枝。因不是由顶端分生组织形成的分枝,故称为假二叉分枝,常见于具有对生叶序的植物中。

# 第二节　茎的类型

## 一、按茎的质地划分

#### 1. 木质茎

茎质地坚硬,木质部发达称木质茎。具木质茎的植物称木本植物,全是多年生植物。

(1)**乔木**　植株高大,主干明显,下部不分枝或少分枝,如厚朴、黄柏。

(2)**灌木**　植株矮小,主干不明显,下部多分枝,如连翘、小檗。

(3)**木质藤本**　茎长而柔韧,常缠绕或攀附他物,如木通。

#### 2. 草质茎

茎质地柔软,木质部不发达称草质茎。具草质茎的植物称草本植物。

(1)**一年生草本**　一年内开花结果,完成生长发育过程的草本植物,如红花、菊花。

(2)**二年生草本**　第二年才能完成生长发育过程的草本植物,如益母草、萝卜。

(3)**多年生草本**　两年以上能长期生长的草本植物,如人参、薄荷、麦冬。

#### 3. 肉质茎

茎质地柔软多汁,肉质肥厚,如芦荟、仙人掌。

## 二、按茎的生长习性划分

茎的类型见图 4-3。

#### 1. 直立茎

茎垂直地面,直立生长称直立茎,如紫苏、黄柏。大多数植物是直立茎,直立茎植物中,有草质茎,也有木质茎。

#### 2. 缠绕茎

茎细长柔软,不能直立,必须依靠他物才能向上生长,但无特殊攀援结构,而以茎本身缠绕于它物上。有些植物中缠绕茎的缠绕方向是固定的,有些向左旋转(逆时针)如牵牛、马兜铃,

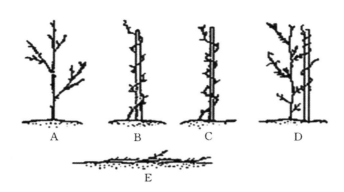

图 4-3 茎的类型

A.直立茎 B.左旋缠绕茎 C.右旋缠绕茎 D.攀援茎 E.匍匐茎

有些向右旋转(顺时针)如五味子、忍冬,有些植物的缠绕方向无规律,如何首乌。

**3.攀援茎**

茎细长柔软,不能直立,依赖他物作为支柱,以特有结构攀援生长。根据攀援结构的不同,可分为以卷须攀援的,如丝瓜、葡萄;以气生根攀援的,如常春藤;以叶柄卷曲攀援的,如威灵仙;还有以吸盘攀援的,如爬山虎。

**4.平卧茎**

茎通常草质而细长,在近地表的基部分枝,平卧地面向四周蔓延生长,但节间不甚发达,节上通常不长不定根,故植株蔓延的距离不大,如马齿苋、地锦、蒺藜。

**5.匍匐茎**

茎细长柔弱,平卧地面,蔓延生长,一般节间较长,节上能生不定根,如积雪草、甘薯。

# 第三节 茎的变态

有些植物在长期适应不同环境的过程中,茎逐步改变原有形态,产生一些变态,但仍具有茎的基本特征。

## 一、地下茎的变态

地下茎的变态见图 4-4。

**1.根茎**

根茎又称根状茎,常横卧地下,肉质膨大成根状,是某些多年生植物地下茎的变态,其形状如根,称为根茎,如石菖蒲、黄精、玉竹等都有发达的根茎。

**2.块茎**

某些植物地下茎末端膨大成块状,肉质肥大不规则,如半夏、天麻、马铃薯等。

**3.球茎**

肉质肥大呈球形或扁球形,具明显的节与缩短的节间;节上有较大的膜质鳞片,顶芽发达,腋芽常生于上半部,基部具不定根,如荸荠。

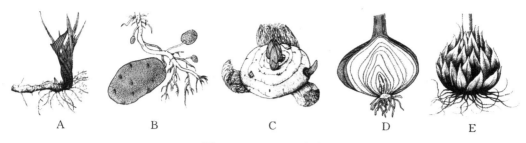

图4-4　地下茎的变态
A.根状茎　B.块茎　C.球茎　D,E.鳞茎

#### 4. 鳞茎

球形或扁球形,茎极度缩短称鳞茎盘,被肉质肥厚鳞叶包围;顶端有顶芽,叶腋有腋芽,基部生不定根,如百合、贝母等。

## 二、地上茎的变态

地上茎的变态见图4-5。

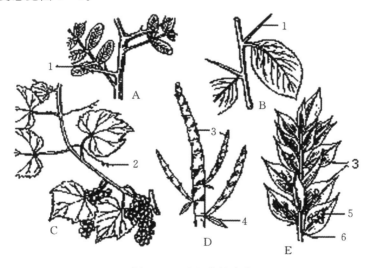

图4-5　地上茎的变态
B.刺状茎(A 皂荚,B 山楂)　C.卷须茎(葡萄)　D.叶状茎(D 竹节蓼,E 假叶树)
1.茎刺　2.卷须茎　3.叶状茎　4.叶　5.花　6.鳞叶

#### 1. 卷须茎

在植物的茎节上,长出由枝条变化成可攀援的卷须,称为茎卷须,如栝楼、葡萄等。

#### 2. 刺状茎

在植物的茎节上,长出的枝条发育成刺状,称为茎刺。同茎卷须一样,茎刺也有分枝和不分枝两种,前者如皂荚,后者如木瓜、山楂。

**3. 叶状茎**

植物的一部分茎或枝变成绿色扁平叶状,代替叶的作用,而真正的叶则退化为膜质鳞片状、线状或刺状,如天门冬、仙人掌等。

**4. 钩状茎**

由茎的侧轴变态而来,通常弯曲呈钩状,粗短坚硬无分枝,位于叶腋,如钩藤。

**5. 小块茎或小鳞茎**

有些植物的腋芽形成小块茎,如山药的零余子,半夏叶柄上的不定芽也可形成小块茎。有些植物的叶腋或花序处由腋芽或花芽形成小鳞茎,如卷丹等。小块茎和小鳞茎均有繁殖作用。

# 第四节　茎的结构

## 一、茎尖的构造

茎尖是茎或枝的顶端,可分为分生区、伸长区和成熟区。

**1. 分生区**

茎的先端,圆锥形,分生能力强。形态上可为生长锥、叶原基和腋芽原基等结构部分,外围有幼叶包围。分生区顶端为原分生组织,后部为初生分生组织的原表皮、原形成层和基本分生组织。

**2. 伸长区**

细胞逐渐停止分裂,迅速伸长生长。外观表现为节间逐渐伸长,幼叶长大,并由密集逐渐变成松散。

**3. 成熟区**

节间长度趋向稳定,各种组织分化成熟,形成初生结构。

## 二、茎的结构

(一)双子叶植物茎的初生结构

从茎成熟区横切面观察,可分为表皮、皮层和中柱(维管柱)三部分(图 4 - 6)。

**1. 表皮**

表皮是茎外表的初生保护组织,最显著的特征是细胞外壁角质化,并形成角质层。

**2. 皮层**

皮层是表皮和维管柱之间的部分,由皮层薄壁组织和厚角组织构成。厚角组织及近外侧的薄壁细胞常含有叶绿体,故幼茎常呈绿色。皮层具有光合作用和贮藏作用,并可产生木栓形成层。

**3. 中柱(维管柱)**

由维管束、髓和髓射线三部分构成。

(1)**维管束**　多数双子叶植物的维管束为无限外韧维管束,木质部与韧皮部之间有束中形成层。初生韧皮部由筛管、伴胞、韧皮薄壁细胞和韧皮纤维组成;初生木质部由导管、管胞、木

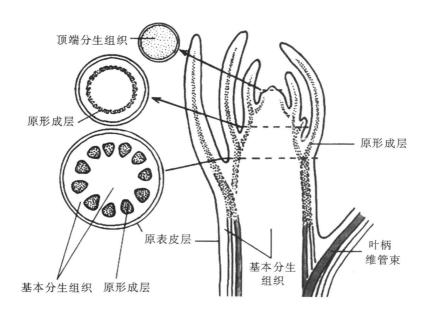

图 4 - 6　茎的初生结构

薄壁细胞和木纤维组成。少数双子叶植物茎的维管束为双韧维管束,在木质部的内方也有韧皮部。维管束起输导和支持作用。

(2)髓　是茎中央的薄壁组织,起贮藏作用。

(3)髓射线　是位于两维管束之间,连接皮层和髓的薄壁细胞,起贮藏和横向输导作用,正对束中形成层的髓射线细胞可恢复分裂转变为束间形成层。

(二)双子叶植物茎的次生结构

双子叶植物的次生结构见图 4 - 7。

**1. 维管形成层的发生和活动**

茎的维管形成层由束中形成层和束间形成层连成圆环状形成层。其分裂活动与根相同,向外产生次生韧皮部,向内产生次生木质部。

**2. 木栓形成层的发生和活动**

第一次发生的位置可由表皮、皮层厚角组织、皮层薄壁组织或初生韧皮部发生,因植物种类而异,其分裂活动与根一样,但产生的周皮有皮孔结构,栓内层细胞含有叶绿体。

图 4 - 8 示茎初生结构到次生结构的发育。

(三)禾本科植物茎的结构特点

禾本科植物的茎节与节间明显,节间有中空和实心两种类型。节间结构有两大特点:一是维管束星散分布,没有皮层和中柱的界限,整个结构由表皮、机械组织、基本组织和维管束组成;二是维管束为有限外韧维管束,无束中形成层,无次生生长和次生结构。

**1. 表皮**

由长细胞和短细胞(硅细胞和栓细胞)组成,外壁角化并硅化。

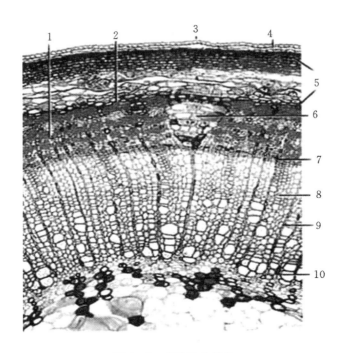

图 4-7　茎的次生结构
1.次生韧皮部　2.初生韧皮纤维　3.表皮　4.周皮　5.皮层　6.扩张的韧皮射线
7.维管形成层　8.次生木质部　9.木射线　10.初生木质部

**2. 机械组织**

机械组织是位于表皮内的厚壁组织。

**3. 基本组织**

基本组织占茎大部分体积的薄壁组织,其中常有气腔或气道。

**4. 维管束**

维管束分散在基本组织中,在实心茎中星散分布,在中空茎中排成疏松的两环。维管束由初生韧皮部、初生木质部和维管束鞘三部分组成,无束中形成层,为有限外韧维管束。初生韧皮部由筛管和伴胞组成,维管束鞘由厚壁细胞组成。

禾本科植物茎(图 4-9)的维管束内没有束中形成层,不能进行次生增粗生长,玉米等禾本科植物的茎有限增粗,是由于其茎内初生分生组织分裂活动的结果。

## 三、不同类型茎的结构特点

**1. 木本双子叶植物茎**

木本双子叶植物的茎在经历多年次生生长后,次生结构占据茎的大部分,一般只有当年生枝条的初生结构清晰可辨,在较为成熟的部分,初生结构或已被完全取代(如周皮替代了表皮),或由于所占比例较小而不易辨认(如初生韧皮部与初生木质部),或由于多年次生生长的影响而受到部分破坏(如皮层与髓部)。在初生结构中,大多数乔木双子叶植物的束间区域非常狭窄,因而维管形成层衍生的次生维管组织形成一个连续的次生维管柱(图 4-10)。

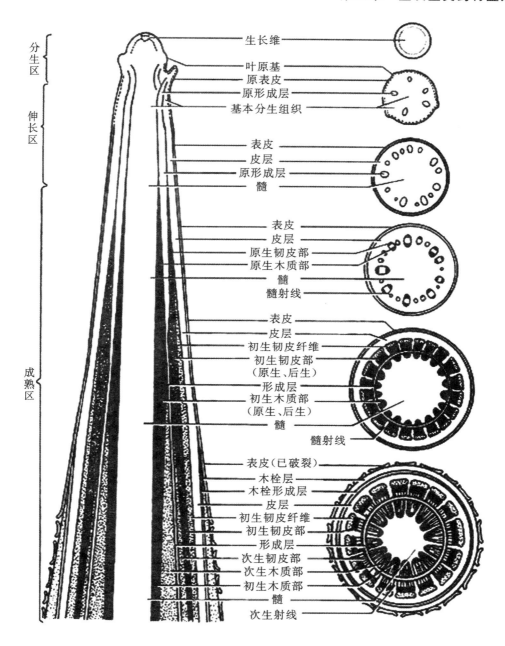

图 4 - 8　茎初生结构到次生结构的发育图解

**2. 木质藤本双子叶植物茎**

　　木质藤本茎结构上的一个普遍特征是具有很宽阔的射线,将次生维管组织分隔开。茎的初生维管系统中各种大小的维管束为髓射线所分隔,次生维管组织显现出明显的分割状态(图 4 - 11)。

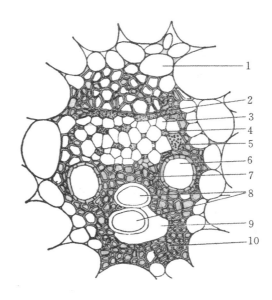

图 4-9 玉米茎内一个维管束的放大
1.基本组织；2.被压毁的原生韧皮部；3.筛管；4.伴胞；5.筛胞；6.孔纹导管；
7.管胞；8.环纹或螺纹导管；9.气腔；10.机械组织（维管束鞘）

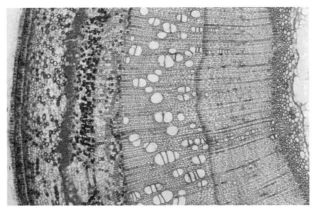

图 4-10 胡桃茎横切,示木本茎的典型结构

### 3.草本双子叶植物茎

许多草本双子叶植物的茎中,有次生生长,次生维管组织通常是形成连续的维管柱,在较老的茎中也会产生周皮结构。有些草本双子叶植物完全没有次生生长,如毛茛。多数草本植物的茎以初生结构为主,表皮长期存在,发达的皮层与髓占据茎的大部分(图4-12)。

### 4.单子叶植物茎

大多数单子叶植物不形成次生结构,数量众多的有限维管束星散分布于基本组织中,维管束一般是外韧的。禾本植物的茎由于髓的解体形成中空杆状,维管束可排列成两圈或分散在基本组织中,靠近表皮的地方有厚壁组织的连续柱(图4-13)。

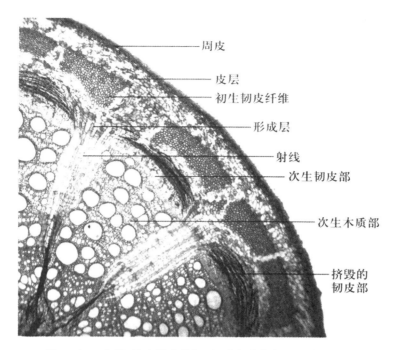

图 4-11　木通、马兜铃茎横切面,示木质藤本茎的典型结构

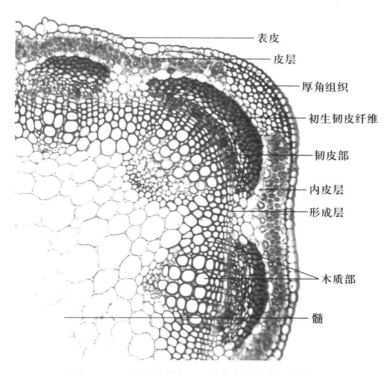

图 4-12　苜蓿茎横切面,示草本茎的典型结构

#### 5.裸子植物茎

裸子植物茎的初生结构像木本双子叶植物一样具有分离的维管束与狭窄的束间区域。维管形成层同样由束中与束间组成,并形成连续的次生维管柱。

裸子植物茎均为木本,多数裸子植物茎的次生木质部主要由管胞、木薄壁组织和木射线组成,无导管,无典型木纤维。裸子植物次生韧皮部的结构较简单,由筛胞、韧皮薄壁组织和韧皮射线组成,射线一般单列。松属植物一般缺少韧皮纤维,而红豆杉科、柏科和杉科一般都有纤维。此外,很多裸子植物(特别是松柏类)茎的皮层、维管柱常分布着许多管状的分泌组织,即树脂道(图4-14)。

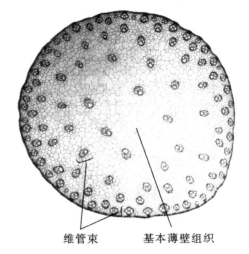

维管束　　　基本薄壁组织

图4-13　玉米茎横切面,示单子叶植物茎的典型结构

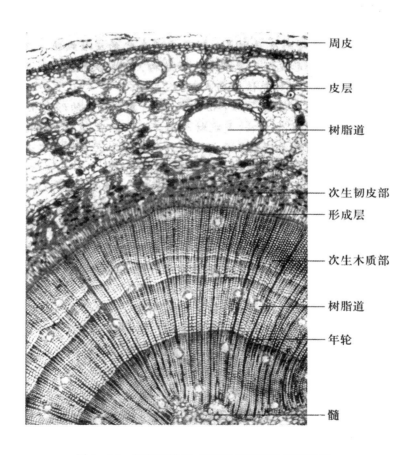

周皮

皮层

树脂道

次生韧皮部

形成层

次生木质部

树脂道

年轮

髓

图4-14　松茎的横切,示裸子植物茎的典型结构

# 第五节　茎类药材

## 一、根茎类生药显微鉴别的主要特征

根茎类生药是以植物的地下茎入药，包括根状茎（常称根茎）、块茎、鳞茎或球茎。根茎类生药表面有节和节间，以单子叶植物的根茎为明显，节上常见有退化的鳞片状叶，有时可见叶痕和芽痕，周围或下侧有不定根或根痕。蕨类植物根茎的表面常有鳞片或鳞毛，有的周围密布整齐的叶柄基。观察根茎类生药的横断面，双子叶植物根茎呈放射状结构，中心有明显的髓；单子叶植物的根茎不呈放射状，内皮层环大多明显，环圈内外均散有维管束小点；蕨类植物根茎有的中心为木部，无髓，有的木部呈完整的环圈，中心有髓，有的为数个分体中柱断续排列成圈状。蕨类植物根茎也可将观察叶柄基部横断面分体中柱的数目和排列状况作为鉴别点。

### 1. 双子叶植物根茎

一般均具次生构造，与地上茎相似。外表常有木栓层，少数有表皮。如木栓形成层发生在皮层外方，则初生皮层仍然存在，如黄连等；有些根茎仅有栓内层细胞构成次生皮层。皮层中有根迹维管束或叶迹维管束斜向通过，内皮层多不明显。中柱外方有的具厚壁组织，如纤维和石细胞群，常排成不连续的环。草本植物的根茎维管束大多为无限外韧型，少数为双韧型，多呈环状排列，束间被髓射线分隔。中央有髓部。双子叶植物根茎除上述正常构造外，还可形成异常构造，常见的有下列两种类型：①髓部有异常维管束，其韧皮部和木质部的位置常与外部正常维管束倒置，即韧皮部在内侧，木质部在外方，如大黄等。②具内生韧皮部，就是位于木质部里端的韧皮部。有的与木质部里端密切接触，构成正常的双韧型维管束；有的在髓部的周围形成各个分离的韧皮部束。

### 2. 单子叶植物根茎

一般均具初生构造。外表通常为一列表皮细胞，少数根茎皮层外部细胞木栓化，形成后生皮层，代替表皮起保护作用，如藜芦等。皮层明显，常有叶迹维管束散在；内皮层通常可见，较粗大的根茎则不明显。中柱中有多数维管束散布。髓部不明显。维管束大多为有限外韧型，也有周木型。单子叶植物块茎一般无明显的内皮层，中柱和皮层界限不明显，维管束散布于基本组织中，少数内皮层明显，如利小便，清湿热药泽泻。鳞茎的肉质鳞叶横切面构造与单子叶植物的叶大体相似，表皮一般有气孔而无毛茸。

### 3. 蕨类植物根茎

外表通常为一列表皮，表皮下面有皮层，为数列厚壁细胞，内部为薄壁细胞组成的基本组织。一般具网状中柱，因根茎叶隙的纵向延伸和互相重叠，将维管系统分割成束，横切面观可见断续环状排列的周韧型维管束，每一维管束外围有内皮层，网状中柱的一个维管束又称分体中柱。分体中柱的形状、数目和排列方式是鉴别品种的重要依据。在环列的分体中柱的外方，有叶迹维管束。如绵马贯众等。有的根茎具双韧管状中柱。木质部排成环圈，其里外两侧均有韧皮部及内皮层环，中央有髓部，如狗脊。蕨类植物根茎的木质部无导管而有管胞，管胞大多为梯纹。在基本组织的细胞间隙中，有的具间隙腺毛，如绵马贯众。

　　根茎类生药的横切面显微鉴别,首先应根据维管束类型和排列形式,决定其为蕨类植物根茎,还是双子叶植物或单子叶植物的根茎。根茎中常有分泌组织存在,如川芎、苍术等有油室;石菖蒲、干姜等有油细胞。单子叶植物根茎中常有黏液细胞,其中常含草酸钙针晶或针晶束,如半夏等。厚壁组织也常有存在,是重要的鉴别特征之一,如苍术的木栓层中有石细胞带,黄连(味连)的皮层有石细胞。多数根茎类中药含有淀粉粒,有的含有菊糖而无淀粉粒,如苍术等。

## 二、茎木类生药显微鉴别的主要特征

　　茎木类生药是茎类生药和木类生药的总称。主要指药用植物地上茎或茎的一部分。通常按组织构造的特点分为茎类和木类两大部分。

### 1. 茎类生药

　　以植物的地上茎或茎的一部分入药,包括木本植物的枝条、木质藤本的茎、草本植物的茎或茎髓等。一般茎类生药呈圆柱形,也有呈方柱形或扁圆柱形,大多有明显的节和节间,有的节部膨大并残存小枝痕、叶痕或芽痕,若叶痕显著可供观察叶序。草质茎干缩后因维管束或机械组织的存在,常形成纵向隆起的棱线及凹沟;木质茎表面较粗糙,木栓层时有纵横裂纹,皮孔易见。双子叶植物茎的横断面呈放射状结构,草质茎木部不发达,髓疏松或成空洞,木质茎木部发达,皮部薄;单子叶植物茎不呈放射状结构,维管束散列,无明显的髓。

　　茎的组织构造一般应注意如下各部分的特征:

　　(1)周皮或表皮　　注意观察木栓细胞的形状、层数、增厚情况等,幼嫩木质茎和草质茎的周皮尚不发达,常可见表皮组织。

　　(2)皮层　　应注意观察其存在与否、所占比例、细胞的形态及内含物等。木栓形成层如发生在皮层内方,则初生皮层已不存在,而由栓内层(次生皮层)所代替;木栓形成层如发生在皮层,则初生皮层部分存在,其外方有时具有厚角组织或厚壁组织。

　　(3)韧皮部　　由筛管、韧皮射线和韧皮薄壁组织组成,应注意观察各种细胞的形态及排列情况,有无厚壁组织、分泌组织等。韧皮部外方常有初生韧皮纤维束,或从韧皮部以外发生的纤维,称周纤维或环管纤维,过去曾称中柱鞘纤维。

　　(4)形成层　　一般都成环状,注意是否明显。

　　(5)木质部　　应注意观察导管、木薄壁细胞、木纤维及木射线细胞的形态和排列情况。木质藤本的导管孔径较大。

　　(6)髓部　　大多由薄壁细胞构成,多具明显的细胞间隙,细胞壁有时可见圆形单纹孔,有的髓周围具厚壁细胞,散在或形成环髓纤维或环髓石细胞。草质茎髓部较发达,木质茎髓部较小。

　　茎类生药鉴别除应注意以上各类组织的排列,各种细胞的分布,特别是石细胞和纤维外,还应注意细胞内含物如草酸钙结晶、碳酸钙结晶和淀粉粒的有无以及它们的形状等。对于存在于不同部位的厚壁组织,可通过解离组织仔细观察它们的形状,细胞壁的厚度,有无纹孔以及木化程度等。

　　双子叶植物木质藤茎,木栓层较厚,有的有明显的韧皮部;导管孔较大。维管束有的具异常构造,如鸡血藤的韧皮部和木质部层状排列成数轮,海风藤的髓部具数个维管束,络石藤有内生韧皮部,有的具内涵韧皮部。在纵向切面尚可见到射线的宽度与高度。这些在鉴别上都具有重要意义。

**2.木类生药**

木类生药是采自树木形成层以内的部分,通常以心材入药。一般将木材锯截成段,或劈成条块或刨成薄片。观察其形状、色泽、表面纹理与斑块、质地、气味,以及横切面、纵切面所呈现的年轮、射线等纹理。

(1)**导管**　多为纹孔导管及网纹导管,导管分子的末梢壁上常有大的圆形或斜梯形纹孔。应注意观察导管分子的形状、宽度及长度、导管壁上纹孔的类型。此外还应注意导管中有无侵填体及侵填体的形状和颜色。

松柏科植物的木材没有导管,而为管胞。管胞两端较狭细,无明显末梢壁(纤维状管胞),即使有斜形末梢壁但无穿孔而只有纹孔(导管状管胞),且纹孔的膜是完整的。管胞侧壁上的纹孔通常是具缘纹孔。

(2)**木纤维**　占木材的大部分。通常为单个狭长的厚壁细胞,胞腔狭小,壁厚,有斜裂隙状的单纹孔(多向左倾斜);少数胞腔较宽。有些纤维胞腔中具有横隔,称为分隔纤维。横切面观多呈类三角形,具胞腔。

(3)**木薄壁细胞**　细胞壁有时增厚或有单纹孔,大多木质化;有时内含淀粉粒或草酸钙结晶。

(4)**木射线**　细胞形状与木薄壁细胞相似,但在切面上的位置和排列形式不同,射线细胞的长轴常是半径向的,与导管及纤维的长轴相垂直。横切面所见射线是从中心向四周发射的辐射状线条,显示射线的宽度和长度;切向切面所见射线的轮廓略呈纺锤形,显示射线的高度和宽度,如果全部射线细胞都是一样的称为同型射线,倘若细胞形状不同的,则为异型射线;

径向切面所见射线是多列长形细胞,从中部向外周横叠,显示射线的宽度和长度。射线细胞中常含有淀粉粒或草酸钙结晶,细胞壁亦常增厚或有纹孔。

此外,注意少数木类生药具有异常结构,如沉香,具有木间韧皮部(内涵韧皮部)。

# 三、常见以茎(含根茎)入药的药用植物

常见以茎(含根茎)入药的药用植物见表4-1。

表4-1　常见以茎(含根茎)入药的药用植物

| 药材名称 | 来源 | 主要功效 |
|---|---|---|
| 大　黄 | 蓼科植物掌叶大黄、唐古特大黄或药用大黄的干燥根及根茎 | 泻热行滞,通肠,凉血解毒,逐瘀通经 |
| 延胡索 | 罂粟科植物延胡索的干燥块茎 | 活血,利气,止痛 |
| 苍　术 | 菊科北苍术和茅苍术的根茎 | 燥湿健脾,祛风散寒,明目 |
| 香　附 | 莎草科植物莎草的干燥根茎 | 理气解郁,调经止痛 |
| 半　夏 | 天南星科植物半夏的块茎 | 燥湿化痰,降逆止呕,消痞散结 |

| 药材名称 | 来源 | 主要功效 |
|---|---|---|
| 浙贝母 | 百合科植物浙贝母的鳞茎 | 清热化痰,散结解毒 |
| 川　贝 | 百合科川贝母、暗紫贝母、甘肃贝母或梭砂贝母的干燥鳞茎 | 清热润肺,化痰止咳 |
| 土茯苓 | 百合科植物光叶菝葜的干燥根茎 | 除湿,解毒,清热,利关节 |
| 天　麻 | 兰科植物天麻的干燥块茎 | 平肝息风止痉 |
| 莪　术 | 姜科植物蓬莪术、广西莪术或温郁金的干燥根茎 | 行气破血,消积止痛 |
| 沉　香 | 瑞香科植物沉香及白木香含有树脂的心材 | 降气温中,暖肾纳气 |
| 鸡血藤 | 豆科植物密花豆的干燥藤茎 | 补血,活血,通络 |
| 桂　枝 | 樟科乔木植物肉桂的干燥嫩枝 | 发汗解表,温经止痛,助阳化气 |
| 黄　连 | 毛茛科植物黄连、三角叶黄连或云连的干燥根茎 | 清热燥湿,泻火解毒 |
| 川　芎 | 伞形科植物川芎的干燥根茎 | 活血行气,祛风止痛 |
| 白　术 | 菊科植物白术的干燥根茎 | 健脾益气,燥湿利水,止汗,安胎 |
| 泽　泻 | 泽泻科植物泽泻的干燥块茎 | 利小便,清湿热 |
| 天南星 | 天南星科植物天南星、异叶天南星或东北天南星的干燥块茎 | 燥湿化痰,祛风止痉,散结消肿 |
| 黄　精 | 百合科植物滇黄精、黄精或多花黄精的干燥根茎 | 滋肾润脾,补脾益气 |
| 石菖蒲 | 天南星科植物石菖蒲的干燥根茎 | 开窍宁神,化湿开胃 |
| 山　药 | 薯蓣科植物薯蓣的块茎 | 补脾,养肺,固肾,益精 |
| 白　及 | 兰科植物白及的干燥块茎 | 收敛止血,消肿生肌 |
| 川木通 | 毛茛科植物小木通或绣球藤的干燥藤茎 | 清热利尿,通经下乳 |
| 木　通 | 木通科植物白木通或三叶木通、木通的木质茎 | 泻火行水,通利血脉 |
| 钩　藤 | 茜草科植物大叶钩藤的带钩茎枝 | 清热平肝,息风定惊 |

| 药材名称 | 来源 | 主要功效 |
|---|---|---|
| 檀　香 | 檀香科植物檀香的心材 | 理气,和胃 |
| 麻　黄 | 麻黄科植物草麻黄、中麻黄或木贼麻黄的干燥草质茎 | 发汗散寒,宣肺平喘,利水消肿 |
| 肉苁蓉 | 列当科植物肉苁蓉的干燥带鳞叶的肉质茎 | 补肾阳,益精血,润肠通便 |
| 石　斛 | 兰科植物金钗石斛、美花石斛、铁皮石斛、束花石斛、马鞭石斛的茎 | 益胃生津,滋阴清热 |
| 槲寄生 | 桑寄生科植物槲寄生的干燥带叶茎枝 | 祛风湿,补肝肾,强筋骨,安胎 |
| 知　母 | 百合科植物知母的干燥根茎 | 清热泻火,生津润燥 |
| 干　姜 | 姜科植物姜的干燥根茎 | 温中散寒,回阳通脉,燥湿消痰 |

# 第五章　叶及叶类药材鉴别

许多植物的叶都是常用中药,如番泻叶为豆科植物狭叶番泻或尖叶番泻的干燥小叶,功能泻热行滞,通便,利水;大青叶为十字花科植物菘蓝、的干燥叶,功能清热解毒,凉血消斑。叶主要着生于茎节处,芽或枝的外侧,其上没有芽和花(偶有,也是由于花序轴与叶片愈合形成而不是叶片本身固有的,如百部)。叶的形态多种多样,对于药用植物鉴别具有十分重要的意义。

叶由叶柄、叶片和托叶三部分组成(图5-1),叶片扁平、绿色。具有叶片、叶柄和托叶三部分的叶称为完全叶,缺少其中任一部分或两部分的叶称不完全叶。

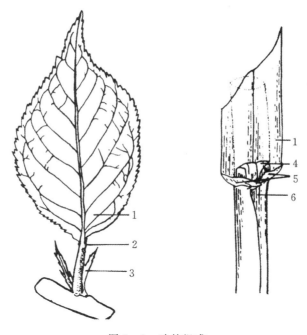

图5-1　叶的组成
1.叶片　2.叶柄　3.托叶　4.叶舌　5.叶耳　6.叶鞘

**叶片**　是叶的主要部分,一般绿色、扁薄,有上表面(腹面)和下表面(背面)之分。叶片的全形称叶形,顶端称为叶端或叶尖,基部称为叶基,周边称为叶缘,叶片内分布有叶脉。

**叶柄**　是着生于茎上,以支持叶片的柄状物。叶柄除有长、短、有、无的特征区别外,还有基着和盾着。基着是叶柄上端着生于叶片基部边缘(马兰)。盾着是叶柄上端着生于叶片中央或略偏下方(如莲)。

**托叶**　是叶柄基部、叶柄两侧或腋部所着生的细小绿色或膜质片状物。托叶通常先于叶片长出,早期起保护幼叶和芽的作用。托叶的有无,位置与形状,常因植物种属而不同,是药用

植物鉴别的形态特征之一。常见的托叶有:

**侧生托叶**　着生于叶柄基部两侧,不与叶柄愈合成鞘状的托叶(如补骨脂)。

**侧生鞘状托叶**　着生于叶柄基部两侧,并与叶柄愈合形成叶鞘及叶舌等的托叶(如慈竹)。

**腋生托叶**　着生于叶柄基部的叶腋处,不与叶柄愈合的托叶(如辛夷)。

**腋生鞘状托叶**　着生于叶柄基部叶腋处,托叶彼此愈合成鞘状并包茎的托叶(如何首乌)。

# 第一节　叶的形态

## 一、叶片全形

叶片的全形或基本轮廓如图 5-2 所示。叶片的形状和大小随植物种类而异,甚至在同一植株也不一样。但一般同一种植物叶的形状是比较稳定的,常见形状见图 5-3。

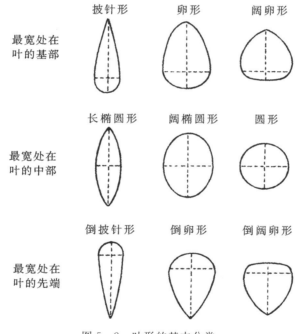

图 5-2　叶形的基本分类

**倒阔卵形**　长宽近相等,最宽处近上部的叶形(如玉兰)。

**圆　　形**　长宽近相等,最宽处近中部的叶形(如莲)。

**阔 卵 形**　长宽近相等,最宽处近下部的叶形(如马甲子)。

**倒 卵 形**　长约为宽的 1.5～2 倍,最宽处近上部的叶形(如栌兰)。

**椭 圆 形**　长约为宽的 1.5～2 倍,最宽处近中部的叶形(如大叶黄杨)。

**卵　　形**　长约为宽的 1.5～2 倍,最宽处近下部的叶形(如女贞)。

**倒披针形**　长约为宽的 3～4 倍,最宽处近上部的叶形(如鼠曲草)。

**长椭圆形**　长约为宽的 3～4 倍,最宽处近中部的叶形(如金丝梅)。

披 针 形　长约为宽的 3～4 倍,最宽处近下部的叶形(如柳)。

线　　形　长约为宽的 5 倍以上,最宽处近中部的叶形(如沿阶草)。

剑　　形　长约为宽的 5 倍以上,最宽处近下部的叶形(如石菖蒲)。

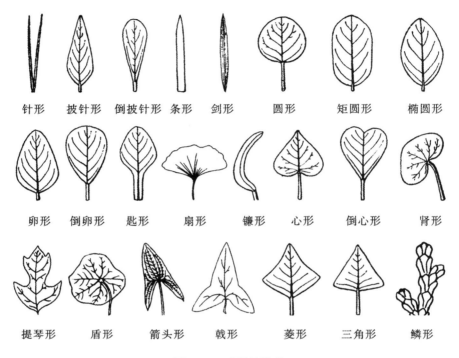

针形　披针形　倒披针形　条形　剑形　圆形　矩圆形　椭圆形

卵形　倒卵形　匙形　扇形　镰形　心形　倒心形　肾形

提琴形　盾形　箭头形　戟形　菱形　三角形　鳞形

图 5-3　叶形的类型

其他形状还有三角形、戟形、箭形、心形、肾形、菱形、匙形、镰形、偏斜形、条形、倒心形等。

# 二、叶端形状

叶端是叶片的上端,常见形状见图 5-4。

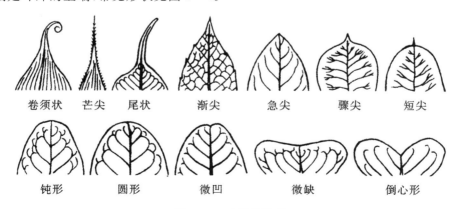

卷须状　芒尖　尾状　渐尖　急尖　骤尖　短尖

钝形　圆形　微凹　微缺　倒心形

图 5-4　叶端的类型

芒　尖　上端两边夹角小于30°，先端尖细的叶端（如知母、天南星）。

尾　尖　上端两边夹角为锐角，先端渐趋于狭长的叶端（如东北杏）。

渐　尖　上端两边夹角为锐角，先端渐趋于尖狭的叶端（如乌桕）。

骤　尖　上端两边夹角为锐角，先端急骤趋于尖狭的叶端（如艾麻）。

锐　尖　上端两边夹角为锐角，先端两边平直而趋于尖狭的叶端（如慈竹）。

凸　尖　上端两边夹角为钝角，先端有短尖的叶端（如石蟾蜍）。

钝　形　上端两边夹角为钝角，先端两边较平直或呈弧线的叶端（如梅花草）。

微　凹　上端向下微凹，但不深陷的叶端（马蹄金）。

倒心形　上端向下极度凹陷，而呈倒心形的叶端（如马鞍叶、羊蹄）。

## 三、叶基形状

叶基是叶片的基部。常见形状见图5-5。

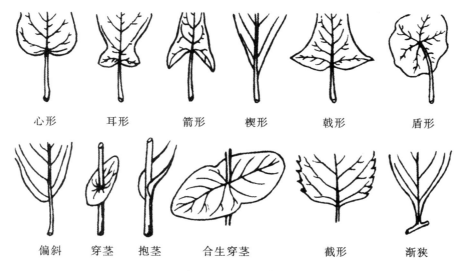

图5-5　叶基的类型

心　形　基部两边的夹角明显大于平角，下端略呈心形，两侧叶耳宽大圆钝的叶基（如苘麻）。

耳　形　基部两边的夹角明显大于平角，下端略呈耳形，两侧叶耳较圆钝的叶基（如白英）。

箭　形　基部两边的夹角明显大于平角，下端略呈箭形，两侧叶耳较尖细的叶基（如慈姑）。

楔　形　基部两边的夹角为锐角，两边较平直，叶片不下延至叶柄的叶基（如枇杷）。

戟　形　基部两边的夹角明显大于平角，下端略呈戟形，两侧叶耳宽大而呈戟刃状的叶基（如打碗花）。

偏斜形　基部两边大小形状不对称的叶基（如曼陀罗、秋海棠）。

截　形　基部近于平截，或略近于平角的叶基（如金线吊乌龟）。

渐　狭　基部两边的夹角为锐角,两边弯曲,向下渐趋尖狭,但叶片不下延至叶柄的叶基(如樟树)。

## 四、叶缘形状

叶缘是叶片的周边,常见形状见图 5 − 6。

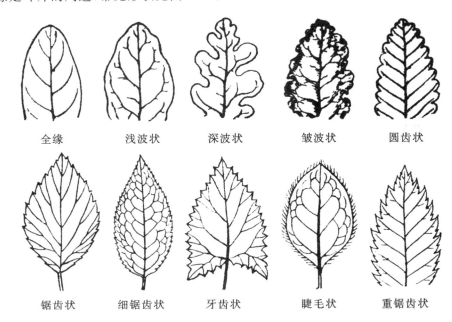

图 5 − 6　叶缘的类型

全　　缘　周边平滑或近于平滑的叶缘(如女贞)。

浅　　波　周边曲波状,波缘为凹凸波交互组成的叶缘(如茄)。

深　　波　周边凸波状,波全为凸波组成(如连钱草)。

皱　　波　周边凹波状,波缘不整齐(如曼陀罗)。

圆　　齿　周边锯齿状,齿尖两边不等,通常向一侧倾斜,齿尖较圆钝的叶缘(如地黄叶)。

齿　　缘　周边齿状,齿尖两边相等,而较粗大的叶缘(如麻)。

锯　　齿　周边锯齿状,齿尖两边不等,通常向一侧倾斜,齿尖粗锐的叶缘(如茶)。

细锯齿　周边锯齿状,齿尖两边不等,通常向一侧倾斜,齿尖细锐的叶缘(如茜草)。

睫　　状　周边齿状,齿尖两边相等,而极细锐的叶缘(如石竹)。

重锯齿　周边锯齿状,齿尖两边不等,通常向一侧倾斜,齿尖两边两边亦呈锯齿状的叶缘(如刺儿菜)。

## 五、叶的缺裂

叶片的凹缺,称为缺裂。缺裂通常是对称的,常见的缺裂类型见有图 5 − 7。

**羽状浅裂**　为叶片具羽状叶脉,并于侧脉间发生缺裂,但缺裂未及主脉至叶缘间距离 1/2 的(如莴苣)。

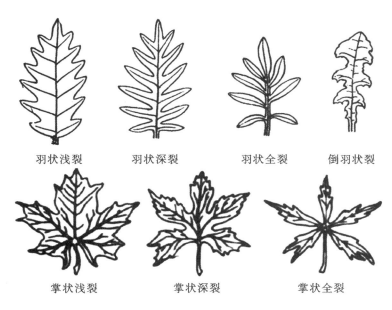

羽状浅裂　　　羽状深裂　　　羽状全裂　　　倒羽状裂

掌状浅裂　　　掌状深裂　　　掌状全裂

图 5-7　叶裂的类型

**羽状深裂**　为叶片具羽状叶脉,并于侧脉间发生缺裂,但缺裂已过主脉至叶缘间距离 1/2 的(如荠菜)。

**羽状全裂**　为叶片具羽状叶脉,并于侧脉间发生缺裂,但缺裂已深达主脉处的(如碎米荠)。

**掌状浅裂**　为叶片具掌状叶脉,并于侧脉间发生缺裂,但缺裂未及叶片半径 1/2 的(如木瓜)。

**掌状深裂**　为叶片具掌状叶脉,并于侧脉间发生缺裂,但缺裂已过叶片半径 1/2 的(如黄蜀葵)。

**掌状全裂**　为叶片具掌状叶脉,并于侧脉间发生缺裂,且缺裂已深达叶柄着生处的(如大麻)。

此外,在羽状缺裂中,如缺裂后的裂片大小不一,呈间断交互排列的,则为间断羽状缺裂;如缺裂后的裂片向下方倾斜,并呈倒向排列的,则为倒向羽状缺裂;如缺裂后的裂片,又再发生第二次或第三次缺裂的,则为二回或三回羽状缺裂。

## 六、叶脉及脉序

叶脉是叶片维管束所在处的脉纹,常见类型见图 5-8。

**分叉状脉**　叶脉作二歧分枝,不呈网状亦不平行,通常自叶柄着生处发生(如银杏)。

**掌状网脉**　叶脉交织呈网状,主脉数条,通常自近叶柄着生处发出(如八角莲)。

**羽状网脉**　叶脉交织呈网状,主脉一条,纵长明显,侧脉自主脉两侧分出,并略呈羽状(如马兰)。

**直出平行脉**　叶脉不交织成网状,主脉一条,纵长明显,侧脉自叶片下部分出,并彼此近于平行,并纵直延伸至先端(如慈竹)。

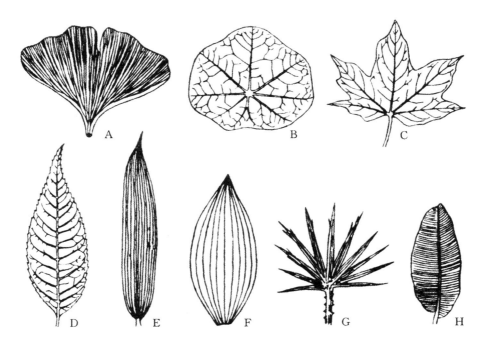

图 5-8 叶脉的类型
A.分叉状脉　B,C.掌状网脉　D.羽状网脉　E.直出平行脉
F.弧形平行脉　G.射出平行脉　H.横出平行脉

　　**弧形平行脉**　叶脉不交织成网状,主脉一条,纵长明显,侧脉自叶片下部分出,并略呈弧状平行而直达先端(如车前)。
　　**射出平行脉**　叶脉不交织成网状,主侧脉皆自叶柄着生处分出,而呈辐射走向(如棕榈)。
　　**横出平行脉**　叶脉不交织成网状,主脉一条,纵长明显,侧脉自主脉两侧分出,而彼此平行,并略呈羽状(如姜黄)。

## 七、叶的质地

　　常见的有以下类型:
　　**革质**　叶片的质地坚韧而较厚(如枇杷)。
　　**纸质**　叶片质地柔韧而较薄(如紫苏)。
　　**肉质**　叶片的质地柔软而较厚(如芦荟)。
　　**草质**　叶片的质地柔软而较薄(如薄荷)。
　　**膜质**　叶片的质地柔软而极薄(如麻黄)。

## 八、叶的表面形状

　　叶和其他器官一样,表面常有附属物而呈各种表面特征,常见的有以下类型:
　　**光滑**　叶面无任何毛茸或凸起,具有较厚角质层,如冬青、枸杞。
　　**被粉**　叶表面有一层白粉霜,如醉鱼草。

粗糙　叶表面具有极小突起,手触摸有粗糙感,如紫草。

被毛　叶表面有各种毛茸,如薄荷。

## 九、异形叶性

通常每一种植物具有一定形状的叶,但也有一些植物在同一植株上具有不同形状的叶,这种现象称为异形叶性。如小檗幼苗期的叶呈叶的形状,但在以后的生长过程中,长出的叶逐渐转变为刺状。人参由于发育年龄的不同,叶形不同,一年生的只有1枚3片小叶组成的复叶,二年生的为1枚有5小叶的掌状复叶,三年生的有2枚掌状复叶,四年生的有3枚掌状复叶,以后每年递增1枚复叶,最多达6枚复叶。

# 第二节　单叶与复叶

**1. 单叶**

叶柄上只着生一个叶片称单叶,如女贞、枇杷、厚朴。

**2. 复叶**

叶柄上着生多个叶片称复叶。复叶上的各个叶片,称为小叶,小叶以明显的小叶柄着生在主叶柄上,并呈平面排列,小叶柄腋部无芽,有时小叶柄一侧还有小托叶。

复叶由单叶经过不同程度的缺裂演化而来(如无患子初生叶为全缘单叶,稍后为羽状缺裂单叶,最后成羽状复叶)。已发生缺裂的各个叶片部分称为裂片,此时各个裂片下尚无小叶柄形成,因此,无小叶柄的各种不同程度的缺裂叶仍是单叶而非复叶。复叶的常见类型见图5-9。

(1)**三出复叶**　叶轴上有3片小叶的复叶(如半夏)。

(2)**掌状复叶**　叶轴上有3片以上呈掌状展开的小叶(如人参)。

(3)**羽状复叶**　叶轴长,小叶在叶轴两侧展开成羽状(如决明)。

1)一回羽状复叶　由羽状叶脉的单叶演化而来,即通过普通缺裂一次形成,依小叶的奇数或偶数,以及小叶数目又有:

一回偶数羽状复叶　一回羽状复叶的小叶片为偶数,也就是顶端小叶为2枚的一回羽状复叶(如决明)。

一回奇数羽状复叶　一回羽状复叶的小叶片为奇数,也就是顶端小叶为1枚的一回羽状复叶(如月季)。

一回三出羽状复叶　一回羽状复叶的小叶片只有3枚的一回羽状复叶(如截叶铁扫帚)。

2)二回羽状复叶　由具羽状叶脉的单叶演化而来,即通过普遍缺裂二次形成,亦有偶奇之分。

二回偶数羽状复叶　小叶片为偶数,也就是顶端小叶为2枚的二回羽状复叶(如山合欢)。

二回奇数羽状复叶　即小叶片为奇数、也就是顶端小叶为1枚的二回羽状复叶(如丹参)。

3)三回羽状复叶　由具羽状复叶的单叶演化而来,即通过普遍缺裂三次形成(如苦楝)。

4)多回羽状复叶　由具羽状叶脉的单叶演化而来,即通过普遍多次缺裂形成(如茴香)。

（4）**单身复叶** 为一种特殊形态的复叶，即叶轴的顶端具有一片发达的小叶，而两侧的小叶退化成翼状，其顶生小叶与叶轴连接处有以明显的关节。

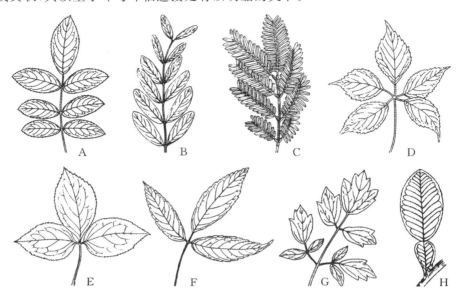

图 5-9 复叶的类型

A.奇数羽状复叶 B.偶数羽状复叶 C.二回羽状复叶 D.掌状复叶

E.掌状三出复叶 F.羽状三出复叶 G.二回羽状三出复叶 H.单身复叶

# 第三节 叶 序

叶序是指叶在茎或枝上着生排列的方式及规律，常见类型见图 5-10。

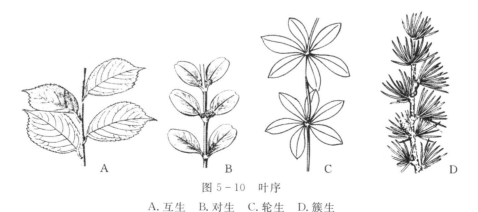

图 5-10 叶序

A.互生 B.对生 C.轮生 D.簇生

**1. 互生**

着生叶的茎或枝节间较长，各茎节上只着生 1 片叶，各叶交互而生（如桃、乌头）。

**2. 对生**

着生叶的茎或枝节间较长,各茎节上着生2片相对的叶(如女贞、忍冬、薄荷)。

**3. 轮生**

着生叶的茎或枝节间较长,各茎节上轮生3或3片以上的叶(如夹竹桃、轮叶沙参)。

**4. 簇生**

着生叶的茎或枝节间较短,各茎节上着生2或2片以上的叶(如银杏、枸杞)。

# 第四节　叶的变态

植物的叶因种类不同与受外界环境的影响,常产生很多变态,常见的变态有以下几种。

**1. 叶柄叶**

叶片完全退化、叶柄扩大呈绿色叶片状的叶,此种变态叶,其叶脉与其同科植物的叶柄及叶鞘相似,而与其相应的叶片部分完全不同(如阿魏、柴胡)。

**2. 捕虫叶**

叶片形成掌状或瓶状等捕虫结构,有感应性,遇昆虫触动,能自动闭合,表面有大量能分泌消化液的腺毛或腺体(如猪笼草)。

**3. 革质鳞叶**

叶的托叶、叶柄完全不发育,叶片革质而呈鳞片状的叶,通常被覆于芽的外侧,所以又称为芽鳞(如玉兰)。

**4. 肉质鳞叶**

叶的托叶、叶柄完全不发育,叶片肉质而呈鳞片状的叶(如贝母)。

**5. 膜质鳞叶**

叶的托叶、叶柄完全不发育,叶片膜质而呈鳞片状的叶(如麻黄)。

**6. 刺状叶**

整个叶片变态为棘刺状的叶(如小檗刺)。

**7. 刺状托叶**

叶的托叶变态为棘刺状,而叶片部分仍基本保持正常的叶(如刺槐)。

**8. 苞叶**

叶仅有叶片,而着生于花轴、花柄或花托下部的叶。通常着生于花序轴上的苞叶称为总苞叶;着生于花柄或花托下部的苞叶称为小苞叶称为小苞叶或苞片,如半夏等天南星科植物的花序外面常有一片大型的总苞片,称佛焰苞。

**9. 卷须叶**

叶片先端或部分小叶变成卷须状的叶(如豌豆)。

**10. 卷须托叶**

叶的托叶变态为卷须的叶(如菝葜)。

# 第五节　叶的结构

## 一、被子植物叶的一般结构

**1. 叶柄的结构**

与茎的初生结构相似。

**2. 叶片的结构**

分为表皮、叶肉、叶脉三部分（图 5 - 11）。

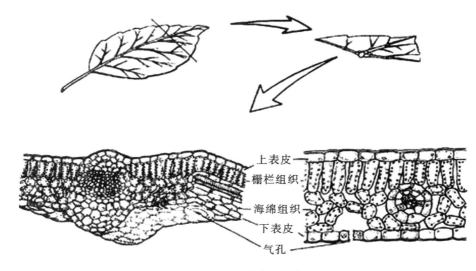

图 5 - 11　叶片的结构

（1）**表皮**　叶表面的初生保护组织，由表皮细胞、气孔器和表皮毛等附属物组成。表皮细胞占的分量最大，其外壁角化，并形成角质层。气孔器由一对肾形保卫细胞组成，有的植物在保卫细胞外侧还有副卫细胞（图 5 - 12）。

（2）**叶肉**　由含大量叶绿体的薄壁细胞组成，是叶进行光合作用的主要部分。根据叶肉分化的情况不同，可分为异面叶和等面叶：异面叶的叶肉分化为栅栏组织和海绵组织，栅栏组织近上表皮，含叶绿体多；海绵组织近下表皮，排列较疏松，细胞含叶绿体较少。等面叶的叶肉不分化为栅栏组织和海绵组织，或上、下表皮内侧均有栅栏组织，中部为海绵组织。

（3）**叶脉**　由分布在叶片中的维管束及其周围的有关组织组成，起支持和输导作用。在叶中央的一条粗大叶脉称为主脉（或中脉），其分支称侧脉，侧脉的分支称细脉，细脉的末梢称脉梢。叶脉愈细，其结构愈简单。主脉的结构含有一个或几个维管束，通常由木质部、韧皮部和维管束鞘组成，木质部近叶的上表皮，韧皮部近下表皮。

## 二、禾本科植物叶片的结构

禾本科植物叶片分为表皮、叶肉、叶脉三部分（图 5 - 13）。

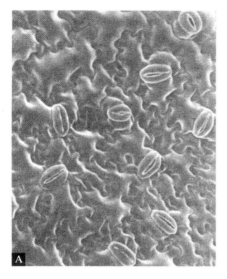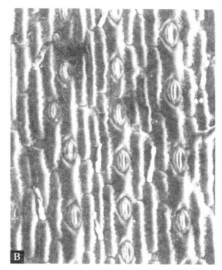

图 5 - 12 叶片表面的扫描电镜图

A. 马铃薯叶 B. 玉米叶

**1. 表皮**

上、下表皮的组成稍有不同：上表皮由长细胞、短细胞、泡状细胞和气孔器有规律地排列而成，下表皮没有泡状细胞。长细胞排成纵列，侧壁弯曲，外壁角化并硅化；短细胞（硅细胞和栓细胞）分布在长细胞之间。泡状细胞是一些大型的薄壁细胞，成组分布于两条叶脉之间的上表皮，其功能与叶片的内卷和展开有关。气孔器也分布在长细胞之间，由一对哑铃形的保卫细胞和一对菱形或半球形的副卫细胞组成。上、下表皮的气孔器数目相差不大。

**2. 叶肉**

没有栅栏组织和海绵组织之分化，由同形的细胞组成，属于等面叶。叶肉细胞形状不规则，细胞壁向内皱褶，形成"峰、谷、腰、环"的多环结构。

**3. 叶脉**

禾本科植物的叶具平行脉。叶脉维管束为有限外韧维管束，其结构由韧皮部、木质部和维管束鞘组成。维管束鞘由一层薄壁细胞（C4 植物）或两层细胞（C3 植物）组成，外层为薄壁细胞，内层为厚壁细胞组成。较大的叶脉，其维管束上、下方常有厚壁组织与表皮相连。

## 三、裸子植物叶的结构

裸子植物的叶多是常绿的，如松柏类，少数植物如银杏是落叶的。叶的形状常呈针形、短披针形或鳞片状。现以松属植物的针形叶为例来说明最常见的松柏类植物叶的结构（图 5 - 14）。

**1. 表皮**

表皮由一层细胞构成，细胞壁显著加厚并强烈木质化，外面有厚的角质膜，细胞腔很小。气孔在表皮上成纵行排列，保卫细胞下陷到下皮层（凡是位于器官表皮层以内并与其内方的细

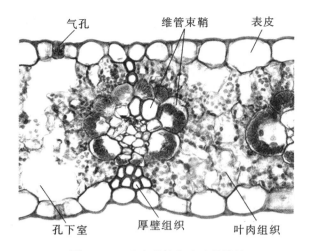

图 5 - 13　禾本科植物叶片的结构

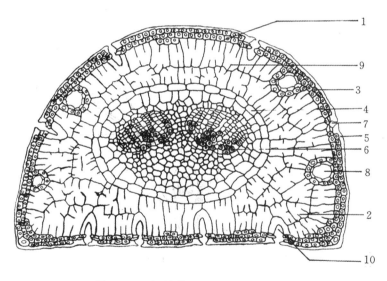

图 5 - 14　松针横切面及其结构示意图

1.下表皮;2.叶肉组织;3.表皮;4.内皮层;5.角质层;6.维管束
7.下陷的气孔;8.树脂道;9.薄壁组织;10.孔下室

胞在形态结构和生理机能上有区别的细胞层都可以称为下皮层。该词在叶内普遍应用,在其他器官中使用较少)。

**2.下皮层**

下皮层在表皮内方,为1至数层木质化的厚壁细胞。发育初期为薄壁细胞,后逐渐木质化,形成硬化的厚壁细胞。下皮层除了防止水分蒸发外,还能使松叶具有坚挺的性质。

**3.叶肉**

下皮层以内是叶肉,叶肉没有栅栏组织和海绵组织的分化。细胞壁向内凹陷,形成许多突入细胞内部的皱褶。叶绿体沿皱褶边缘排列,这样的皱褶可以扩大叶绿体的分布面积,并增加光合作用面积,弥补了针形叶光合面积小的不足。在叶肉组织中含有两个或多个树脂道,树脂道的腔由一层上皮细胞围绕,上皮细胞外还有一层纤维构成的鞘包围。树脂道的数目和分布位置可作为分种的依据之一。

# 第六节　叶类药材

大多以单叶入药,也有为复叶的小叶或是带叶的枝梢。观察叶类生药时,首先将皱缩的叶片湿润展平,观看叶的组成判断是单叶或是复叶( 如夹有梗枝,其叶痕在同一水平面上,叶痕旁无芽痕,则为复叶的小叶轴;若叶痕为互生或对生,则为茎枝 )。再观察叶片的形状、大小、色泽、叶端、叶基、叶缘、叶脉、上下表面、质地以及叶柄的有无或长短。叶面的表面特征比较多样,有的具较厚的角质层,光滑无毛;有的一面或两面被毛;有的在放大镜下可见腺鳞;有的叶片对光透视可见透明的腺点(油室)。叶柄的平直或扭曲也对药用植物的鉴别有意义。

## 一、叶类生药显微鉴别的主要特征

叶类生药的显微鉴别主要观察叶片的表皮、叶肉及主脉三个部分的特征。

### 1.表皮

表皮特征的观察在叶类生药鉴别上最为重要。主要观察表皮细胞、气孔及各种毛茸的全形,注意上、下表皮细胞的形状,垂周壁及有无纹孔,角质层纹理,气孔的类型及副卫细胞数。

(1)表皮细胞　①表皮多为一列细胞,亦有一列以上的复表皮如夹竹桃叶。表皮细胞通常均紧密相接,无胞间隙。②横切面观多呈略扁平长方形或近方形的细胞,在表面观察其形状依植物种类而异,多为近等径的多边形细胞。如单子叶植物叶的表皮细胞则呈长方形,其长径与中脉相平行;禾本科植物叶的上表皮细胞有较大的"运动细胞"如淡竹叶;有的表皮细胞内含有色物质;有的表皮细胞内含葡萄状钟乳体如桑叶;螺旋状钟乳体如穿心莲叶;簇状橙皮苷结晶如薄荷叶;黏液质如番泻叶等。③上表皮细胞的外平周壁常具角质层,亦称为角皮。角质层常显波状、放射状、点状与条状等不同的纹理。④表皮细胞的垂周壁呈波状弯曲、平直或念珠状增厚。通常下表皮细胞较上表皮细胞弯曲更为明显,有的并显特殊的增厚情况,如洋地黄叶。

(2)毛茸　有的表皮细胞分化而形成乳头状突起,毛茸为叶类生药的重要鉴别特征。①应注意毛茸的种类(非腺毛或腺毛)、长度、组成非腺毛的细胞数、组成腺毛头部和柄部的细胞数、行列数、是否分枝、毛茸壁的厚度,表面是否有疣状突起或螺纹,木化程度等。②在同一张叶子上可能有数种不同的毛茸同时存在,应注意其分布情况。③在干燥叶类生药中,常有许多毛茸脱落,而在表皮上留下一疤痕,称为毛痕,其周围常有数个细胞呈放射状排列,如番泻叶、曼陀罗叶。

(3)气孔　表皮上的气孔也是叶类生药的重要鉴别特征。①气孔的类型与植物的科、属有一定关系,同一叶子上可能不止一种形式的气孔。②气孔的数目在不同种间有较大差别,在同一叶片的上、下表皮也可能不同,通常以下表皮的数目较多。③同种植物叶的单位面积上气孔数与表皮细胞的比例,有一定的范围且比较恒定,这种比例关系称为气孔指数,可用于区别同属不同种的植物和生药。

$$气孔指数 = \frac{单位面积上的气孔数}{单位面积上的气孔数 + 单位面积上的表皮细胞数} \times 100\%$$

**2. 叶肉**

通常分化为栅栏组织和海绵组织两部分。也有叶肉组织不分化的,如生长在暗处的洋地黄叶,无明显的栅栏组织。

(1)栅栏组织 ①多在上表皮细胞下方,排列紧密,内含大量叶绿体。②通常为一至数列长圆柱形的细胞;亦有为2~3列细胞,如冬青叶、枇杷叶;各种植物栅栏组织排列层数不一样,可作为叶类生药鉴别的特征。③也有上下表皮细胞内方均有栅栏组织,如番泻叶;有的没有明显栅栏组织和海绵组织的分化,如桉叶及多数禾本科植物叶片,称为"等面叶"。④栅栏组织一般不通过主脉,少数叶中的栅栏细胞通过主脉,如番泻叶、荷叶、穿心莲叶。一个表皮细胞下的栅栏细胞的平均数目称为"栅表比",栅表比相当恒定,可以区别某些同属不同种的叶。

(2)海绵组织 占叶肉的大部分,有时可见侧脉维管束,位于栅栏组织下方,其本身在鉴别上并不重要,但应注意的是等面叶还是异面叶,是否有草酸钙结晶,如颠茄叶;是否有钟乳体,如穿心莲叶;或其他结晶体。是否有异形细胞如油细胞、黏液细胞、油室、间隙腺毛、石细胞的存在,观察其形状及存在部位。这些都是重要的鉴别特征。

**3. 主脉**

叶片主脉横切面观,上下表面的凹凸程度与维管束的数目和排列方式,往往依植物的种类而异。①一般叶的主脉下表面均呈不同程度的突出。上下表皮内方多数均有厚角组织和薄壁组织,但亦有少数叶的主脉部分有栅栏组织通过(番泻叶、石楠叶),成为重要的鉴别特征。②主脉维管束通常为外韧型维管束,即木质部位于上方,呈槽状或新月形至半月形;韧皮部在木质部的直下方,与茎中维管束的类型相似。维管束外围有时是纤维或石细胞构成的维管束鞘。③细小的叶脉将叶肉组织分割成许多小块,叫做"脉岛"。每平方毫米面积中的脉岛个数称为"脉岛数",其在同种植物叶子上常常是固定不变的,可用做叶类和全草类生药的鉴别特征。

## 二、常见叶类药材

常见叶类药材见表5-1。

表 5-1 常见叶类药材

| 药材名称 | 来源 | 主要功效 |
| --- | --- | --- |
| 侧柏叶 | 柏科植物侧柏的枝梢及叶 | 凉血止血,祛风湿,散肿毒 |
| 枇杷叶 | 蔷薇科植物枇杷的干燥叶 | 清肺止咳,降逆止呕 |
| 番泻叶 | 豆科植物尖叶番泻和狭叶番泻的干燥小叶 | 泻热行滞,通便,利水 |
| 洋地黄叶 | 玄参科植物毛地黄或毛花毛地黄的叶 | 强心,利尿 |
| 银杏叶 | 银杏科植物银杏(白果树、公孙树)干燥叶 | 敛肺,平喘,活血化瘀,止痛 |
| 大青叶 | 十字花科植物菘蓝的干燥叶 | 清热解毒 |
| 石韦 | 水龙骨科植物庐山石韦、石韦或有柄石韦的干燥叶 | 利尿通淋,清热止血 |

| 药材名称 | 来源 | 主要功效 |
| --- | --- | --- |
| 紫苏叶 | 唇形科植物紫苏的干燥叶(或带嫩枝) | 解表散寒,行气和胃 |
| 罗布麻叶 | 夹竹桃科植物罗布麻的干燥叶 | 清热利水,平肝安神 |
| 艾叶 | 菊科植物艾的干燥叶 | 温经止血,散寒止痛 |

# 第六章　花及花类药材鉴别

花是种子植物所特有的繁殖器官,花在个体繁衍与保持物种的遗传稳定中起重要作用,花的形态结构一般在种内个体间是稳定的,变异较小,因而花的特征成为药用植物分类、鉴别的重要依据。

常用中药中来自于花的有如下:以完整的花或花蕾入药的,如金银花为忍冬科植物忍冬的干燥花蕾或带初开的花,功效为清热解毒,凉散风热;红花为菊科植物红花开放为红色的花,功能活血通经,祛瘀止痛;洋金花为茄科植物白花曼陀罗的干燥花,功效为平喘止咳,镇痛,解痉;丁香为桃金娘科植物丁香的干燥花蕾,功效为温中降逆,补肾助阳;辛夷为木兰科植物望春花、玉兰或武当玉兰的干燥花蕾,功效为散风寒,通鼻窍;槐花(槐米)为豆科植物槐干燥的花及花蕾,花习称"槐花",花蕾习称"槐米",功效为凉血止血,清肝泻火等;以整个花序入药的如菊花为菊科植物菊的干燥头状花序,功能散风清热,平肝明目。

以花粉入药的如松花粉为松科植物马尾松或其同属植物的花粉,功效为祛风益气,收湿,止血;蒲黄为香蒲科植物东方香蒲、水烛香蒲的花粉,功效为止血,化瘀,通淋;以花柱入药的如番红花为鸢尾科植物番红花的柱头,功效为活血化瘀,凉血解毒,解郁安神。

# 第一节　花的组成

典型的花由花梗、花托、花萼、花冠、雄蕊群和雌蕊群组成(图6-1)。

## 一、花梗与花托

花梗是枝条的一部分,花托是其顶端膨大成各种形状的部分,有密集的节,着生花的其他部分,起支持和输导的作用。

## 二、花被

花萼和花冠总称花被。当花萼和花冠相似不易区分时也统称花被,其每一特征则称花被片。

**1. 花萼**

由若干萼片组成,保护幼花,并有光合等作用。萼片之间完全分离的称离萼,如毛茛、油菜;彼此之间基部合生或全部合生的称合萼,如曼陀罗、地黄;其基部合生部分称萼筒,顶部分离的部分称萼裂片。有的植物在花萼外还有副萼,如棉花、草莓。

**2. 花冠**

由若干花瓣组成,常呈鲜艳色彩或散发出香气,有保护雌、雄蕊和招引昆虫传粉的作用。花瓣之间完全分离的称离瓣花冠,花瓣彼此基部合生或全部合生的称合瓣花冠,其基部合生部

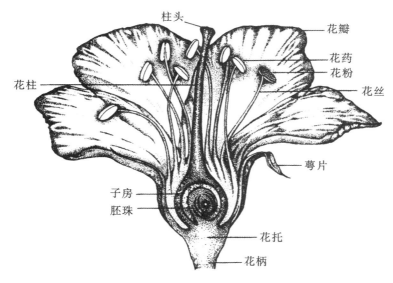

图 6-1 花的结构

分称花冠筒,顶部分离的部分称花冠裂片。

具备花萼、花冠的花称两被花,仅有花萼的花称单被花,两者皆无的花称无被花或裸花。

常见的花冠类型见图 6-2。

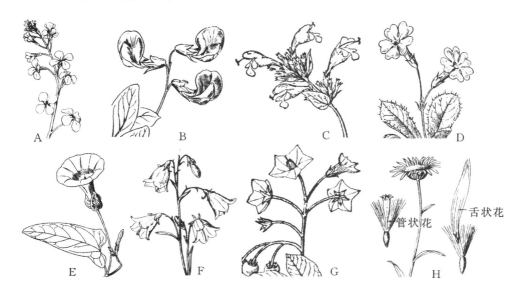

图 6-2 花冠的类型

A.十字形　B.蝶形　C.唇形　D.高脚碟形　E.漏斗状　F.钟状　G.辐状　H.管状与舌状

**十字花冠**　花瓣 4,具爪,排列成十字形(瓣爪直立,檐部平展成十字形),为十字花科植物的典型花冠类型,如二月蓝、菘蓝等。

**蝶形花冠**　花瓣 5,覆瓦状排列,最上一片最大,称为旗瓣;侧面两片通常较旗瓣为小,且与旗瓣不同形,称为翼瓣;最下两片其下缘稍合生,状如龙骨,称龙骨瓣。常见于豆科植物如黄芪、甘草、苦参等。

**唇形花冠** 花冠下部合生成管状,上部向一侧张开,状如口唇,上唇常 2 裂,下唇常 3 裂。常见于唇形科植物如薄荷、黄芩、丹参等。

**高脚碟形花冠** 花冠下部合生成狭长的圆筒状,上部忽然成水平扩大如碟状。常见于报春花科、木犀科植物如报春花、迎春花等。

**漏斗状花冠** 花冠下部合生成筒状,向上渐渐扩大成漏斗状。常见于旋花科植物如牵牛、打碗花等。

**钟状花冠** 花冠合生成宽而稍短的筒状,上部裂片扩大成钟状。常见于桔梗科、龙胆科植物如桔梗、沙参、龙胆等。

**辐状花冠或轮状花冠** 花冠下部合生形成一短筒,裂片由基部向四周扩展,状如轮辐。常见于茄科植物如西红柿、马铃薯、辣椒、茄、枸杞等。

**管状花冠** 花冠大部分合生成一管状或圆筒状。见于菊科植物如向日葵、菊花等头状花序上的盘花(靠近花序中央的花)。

**舌状花冠** 花冠基部合生成一短筒,上部合生向一侧展开如扁平舌状。见于菊科植物如蒲公英、苦荬菜的头状花序的全部小花,以及向日葵、菊花等头状花序上的边花(位于花序边缘的花)。

**3. 花被的排列方式**

花被的排列方式见图 6-3。

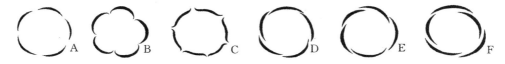

图 6-3 花被的卷迭方式
A.镊合状 B.内向镊合状 C.外向镊合状 D.旋转状 E.覆瓦状 F.重覆瓦状

**镊合状** 指各片边缘彼此接触,但不彼此覆盖。

**旋转状** 指各片一侧面的边缘依次被上一片覆盖,而另一侧的边缘覆盖下一片的边缘。

**覆瓦状** 与旋转状相似,但在各片中,有一片或二片完全在外,而另一片或二片完全在内,若二片在外时,称重覆瓦状。

## 三、雄蕊群

花中所有雄蕊总称雄蕊群。雄蕊的形态可分为花丝和花药两部分,花药是产生精子的地方,故雄蕊群是花的重要组成部分之一。

常见类型见图 6-4。

**离生雄蕊** 花中雄蕊彼此分离,如桃、梨。

**单体雄蕊** 花中雄蕊的花药完全分离而花丝连合生成一束,如苦楝、木槿。

**二体雄蕊** 花中雄蕊的花药完全分离而花丝连合生成二束,如甘草、延胡索。

**三体雄蕊**　花中雄蕊的花药完全分离而花丝连合生成三束,如小连翘。

**多体雄蕊**　花中雄蕊的花药完全分离而花药连合生成四束以上的,如金丝桃、酸橙。

**聚药雄蕊**　花中雄蕊的花丝完全分离而花药完全合生的,如红花、蒲公英。

**二强雄蕊**　花中雄蕊四枚,二长二短,如紫苏、地黄。

**四强雄蕊**　花中雄蕊六枚,四长二短,如油菜、甘蓝、菘蓝。

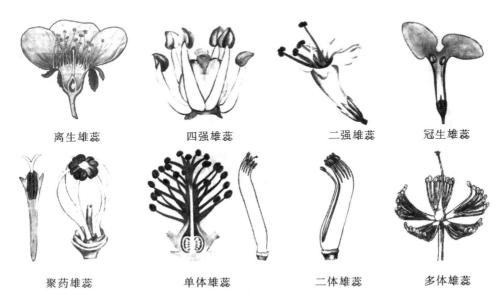

图 6-4　雄蕊的类型

## 四、雌蕊群

花中所有雌蕊总称雌蕊群,但多数植物的花只有一枚雌蕊。

**1. 雌蕊群的组成**

雌蕊由 1 至多个心皮组成。心皮是组成雌蕊的单位,是具有生殖作用的变态叶。花中只有一个心皮的称单雌蕊;具有两个以上的心皮而所有心皮合生形成一个雌蕊的称合心皮雌蕊(复雌蕊),心皮彼此分离单独形成雌蕊的称离心皮雌蕊(离生单雌蕊)。形态上雌蕊可分为柱头、花柱、子房三部分,子房是种子的前身即胚珠着生的地方,胚珠内可产生卵细胞,故雌蕊是花的另一个重要组成部分。

**2. 雌蕊的类型**

根据组成雌蕊的心皮的数目可分为:

**单雌蕊**　由 1 个心皮构成的雌蕊,如杏、桃等。

**离生心皮雌蕊**　由一朵花内多数离生心皮构成的雌蕊,如五味子、毛茛、八角茴香等。

**复雌蕊**　由 2 个以上心皮彼此联合构成雌蕊,又称合生心皮雌蕊,如龙胆、连翘、桑(二心皮);百合、石斛(三心皮);卫矛(四心皮);马兜铃、罂粟、柑(五个以上心皮)。组成雌蕊的心皮数往往可由枝头或花柱分裂的数目、子房上主脉的数目以及子房室数来判断。

**3. 胎座**

胚珠在子房内着生的部位称胎座。常见的胎座有下列几种类型(图6-5)。

**边缘胎座** 由单心皮构成的单室子房,胚珠沿腹缝线的边缘着生,如白扁豆、甘草等。

**侧膜胎座** 由合心皮雌蕊形成,子房单室,胚珠沿相邻二心皮的腹缝线着生。如栝楼、罂粟、紫花地丁等。

**中轴胎座** 是由合生心皮雌蕊形成,各心皮边缘向内伸入,将子房隔成2至多室,并在中央汇集成中轴,胚珠着生于中轴上,如百合、桔梗等。

**特立中央胎座** 由合生心皮雌蕊形成,但子房室隔膜和中轴上部均消失,而形成子房1室,胚珠着生于残留的中轴周围,如报春花、马齿苋等。

**基生胎座** 子房单室,胚珠着生于子房室基部,如大黄、向日葵、胡椒等。

**顶生胎座** 子房单室,胚珠着生于子房室顶部,如桑、樟等。

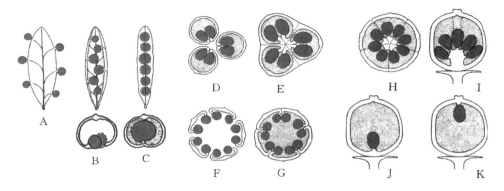

图6-5 胎座的类型

A—C. 边缘胎座:张开的心皮(A)逐渐内卷(B)最终闭合(C)

D—E. 中轴胎座:闭合的心皮(D)在中央融合(E)

F—G. 侧膜胎座:边缘内卷的心皮(F)彼此靠合(G)

H—I. 特立中央胎座:中轴胎座(H)室间隔膜的消失(I)(H.横切面 I.纵切面)

J.基生胎座 K.顶生胎座

**4. 子房在花托上的位置**

子房着生于花托上,花托的形式不同,使子房的位置发生变化,常见有下列几种(图6-6)。

**子房上位** 花托扁平或突起,仅子房底部与花托相连,花萼、花冠和雄蕊均着生于子房下方的花托上,这种花称下位花,如百合、毛茛、油菜。若花托下凹,略呈杯状,子房着生于杯状花托的中央,但不与花托愈合,花萼、花冠和雄蕊着生于杯状花托边缘,亦称子房上位,这种花称周位花,如桃、杏。

**子房下位** 子房全部生于凹陷的花托内,并与花托完全愈合,花萼、花冠、雄蕊生于子房上方的花托边缘,这种花称上位花,如人参、当归、梨。

**子房半下位** 子房下半部与凹陷花托愈合,上半部外露,花萼、花冠和雄蕊着生于花托的边缘,这种花称周位花,如桔梗、党参等。

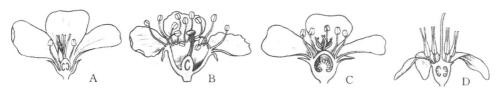

图 6 - 6　子房的位置

A. 下位花,上位子房　B. 周围花,上位子房

C. 周围花,半下位子房　D. 上位花,下位子房

**5. 胚珠**

胚珠生于子房内,以后成为种子的器官,由胚囊和包裹它的珠心以及进一步把珠心也包裹起来的珠被所构成。裸子植物胚珠不包裹在心皮内,而是直接着生于心皮上是裸露的。

珠心未由珠被包着的部分称为珠孔,通常是花粉管通过珠孔而到达珠心的。胚珠着生在胎座的部分称为珠柄,根据珠孔和珠柄的位置关系,将胚珠分别称为直生、倒生、半倒生(拳卷)、横生和弯生(图 6 - 7)。此外,根据胎座和胚珠的位置关系,胚珠可以区分为下转的和上转的。

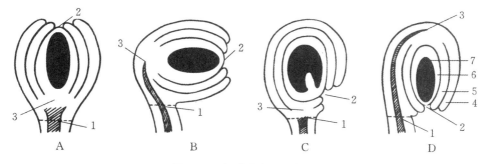

图 6 - 7　胚珠的类型和结构

A. 直生胚珠　B. 横生胚珠　C. 弯生胚珠　D. 倒生胚珠

1. 珠柄(示维管束)　2. 珠孔　3. 合点　4. 外珠被　5. 内珠被　6. 珠心　7. 胚囊

# 第二节　花的类型

具有雌蕊和雄蕊的花称为两性花,仅有二者之一的称单性花(雌花或雄花)。

具有花萼、花冠、雄蕊群和雌蕊(群)的花称完全花,缺少其 1 至 3 部分的花称不完全花。

植物花的类型有以下几种:

**1. 从组成划分**

(1)完全花:即各部组成齐全的花(如月季花)。

(2)不完全花:即缺乏其中某一或数个组成的花(如杜仲花)。

**2. 从性别划分**

(1)两性花:即同时具雌蕊与雄蕊的花(如旋覆花的管状花)。

(2)单性花：即只具雌或雄蕊的花(如旋覆花的舌状花)。其中又有下列三种情况：

雌雄同株：即雌花与雄花同时着生在一株植物上(如蒲草)。

雌雄异株：即雌花与雄花分别着生于不同株的植物上(如大麻)。

杂性同株：即雌花、雄花、两性花同时着生在一株植物上(如番木瓜)。

(3)无性花：即不具雌蕊及雄蕊的花(如矢车菊的漏斗状花)。

**3. 从对称性划分**

(1)辐射对称花：即具有两个以上对称面的花(如芫花)。

(2)两侧对称花：即只具有 1 个对称面的花(如忍冬)。

(3)不对称花：即没有对称面的花(如马先蒿)。

# 第三节　花程式

花程式是借用符号及数字组成一定的程式来表明花的各部分的组成、排列、位置以及它们彼此的关系。

**1. 字母**

一般用每轮花的名称的第一个字母来表示花的各个组成部分。通常用拉丁文，如：用 P 代表花被(P 为 Perianthium 的略写)，C 或 Co 代表花冠(C 或 Co 为 Corolla 的略写)，Ca 代表花萼(Ca 为 Calyx 的略写)，A 代表雄蕊群(A 为 Androecium 的略写)，G 代表雌蕊群(G 为 Gynoecium 的略写)。而在我国植物学教科书中，常用 K 表示花萼，该字母是德文 Kelch 的略写。当用 K 表示花萼时，则要用 Co 来表示花冠。

**2. 数字**

用阿拉伯数字"0，1，2，3，……10"以及"∞"或"x"来表示，"∞"表示多数，不定数；"x"则表示少数，不定数；通常写在花部各轮每一字母的右下角或右上角，表示其实际数目。

**3. 符号**

整齐花或辐射对称花用"＊"表示，两侧对称花用"↑"来表示；"♂"表示雄花，"♀"表示雌花，"♂/♀"表示两性花；如果表示花的某一部分互相连合，则在其数字外加上"（ ）"号。如果花部的某些部分贴生则用""号表示；子房的位置通常在 G 的上、下用"—"号表示，如上位子房则写成G̲(也可以仅写 G 来表示)，下位子房则写成(G̲)，周位或半下位子房写成(Ḡ)；如果同一花部有多轮或同一轮中有几种不同的联合和分离的类型，则用符号"＋"来连接；而同一花部的数目之间存在变化幅度则用"—"号来连接；如果在字母的右下角的数字后加上"："号的话，是表示心皮数、室数和胚珠数间的一种连接。如：豌豆的雌蕊群，我们写成G̲(1：1：∞)(即上位子房，一心皮、一室、胚珠多数)。各花部之间则用"，"号来分开。但在比较老的一些植物分类学书籍中，如胡先骕和郑勉二位先生的著作中，可见到用 S 来表示雄蕊、P 来表示雌蕊的表示法，其花程式的写法也与现行写法不一样。

# 第四节　花　序

花序是许多花按一定的次序排列在茎轴上的方式。花序最简单的形式是单生花；如有多朵花在花序轴上排列,则花序的类型可按以下两种方式划分。

## 一、按照花序的结构形式

按照花序的结构形式如图 6-8 所示。

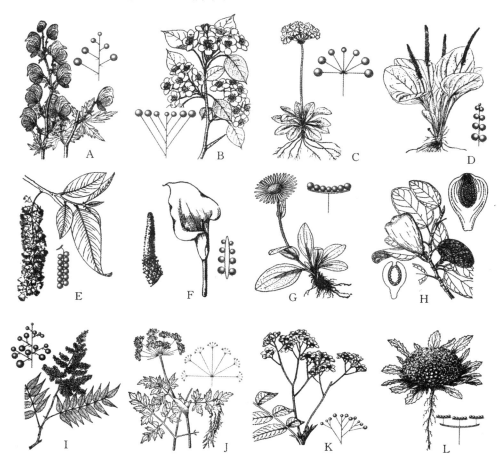

图 6-8　花序类型
A.总状花序　B.伞房花序　C.伞形花序　D.穗状花序
E.柔荑花序　F.肉穗花序　G.头状花序　H.隐头花序
I.复总状花序(圆锥花序)　J.复伞形花序　K.复伞房花序　L.复头状花序

**1.总状花序**
多数花具花梗,着生于不分枝的花序轴上,称为总状花序。如十字花科植物。
**2.穗状花序**
花无梗,多数花排列于一无分枝的花序轴上,称为穗状花序。如禾本科、莎草科、苋科和蓼科中许多植物都具有穗状花序。
**3.柔荑花序**
单性多花组成的穗状花序,通常下垂,称为柔荑花序。如桑、杨、柳等。

**4. 伞房花序**

花有梗,排列在花序轴的近顶部,下边的花梗较长,向上渐短,花位于一近似平面上,如麻叶绣球、山楂等。如几个伞房花序排列在花序总轴的近顶部者称复伞房花序,如绣线菊。

**5. 头状花序**

花无梗,多数花集生于一花托上,形成状如头的花序。如菊科植物。

**6. 圆锥花序**

花序轴上生有多个总状花序,形似圆锥,称圆锥花序或复总状花序。如女贞、南天竹。

**7. 伞形花序**

从一个花序梗顶部伸出多个花梗近等长的花,整个花序形如伞,称伞形花序。每一小花梗称为伞梗。如报春、点地梅。若伞梗顶再生出伞形花序,将构成复伞形花序,如柴胡、小茴香、胡萝卜。

**8. 聚伞花序**

花序最内或中央的花最先开放,然后渐及于两侧开放,称为聚伞花序,如番茄。每次中央一朵花开后,两侧产生二个分枝,这样的聚伞花序称为二歧聚伞花序,如冬青、卫矛。聚伞花序的每个顶生花仅在一侧有分枝,属于单歧聚伞花序,如紫草、萱草。当侧分枝总排在同一侧以致花序顶端卷曲呈蝎尾状,称蝎尾状聚伞花序,如唐菖蒲。

**9. 隐头花序**

花序轴肉质膨大而下陷成囊状,仅留一小孔与外方相通,其内壁上着生许多无柄的单性小花。如无花果、榕树、薜荔。

## 二、按照花开放顺序的先后

**1. 无限花序(向心花序)**

其开花的顺序是由花序轴下部先开,渐及上部,或由边缘开向中心的花序。像总状花序、穗状花序、柔荑花序、伞房花序、伞形花序和头状花序都为无限花序。

**2. 有限花序(离心花序)**

有限花序是指处于花序最顶端或最中心的花先开,渐及下边或周围,像聚伞花序、轮伞花序为有限花序(图6-9)。

# 第五节　花类药材

花类生药包括未开放的花蕾或已开放的花;或花的某一部分如花瓣、花冠、柱头、花粉;或是完整的花序。花的形状比较特异,大多有鲜明的颜色和香气,故较易鉴别。观察内容包括花的状态、全形、大小、花各部分的形状、色泽、数目、排列、有无毛茸以及气味等,必要时湿润后在解剖镜下观察。若是以花序入药的,注意花序的类型及苞片或总苞的形状。

## 一、花类生药显微鉴别的主要特征

**1. 花萼**

萼片的构造与叶片相似。上下表皮均由一层细胞构成,有时可见气孔和各种毛茸。上下

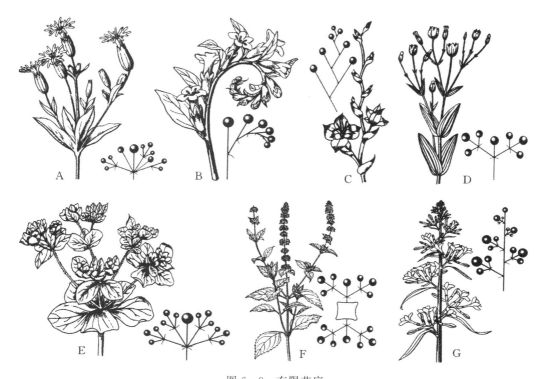

图 6-9 有限花序

A.聚伞花序 B.螺卷聚伞花序 C.蝎尾状聚伞花序 D.二岐聚伞花序

E.多岐聚伞花序 F.轮伞花序 G.聚伞圆锥花序(混合花序)

表皮之间由多层薄壁细胞组成,很少有栅栏组织和海绵组织的分化,常含有叶绿体而呈绿色。在薄壁组织中有维管束的分布。应注意表皮细胞的形状,气孔的有无、分布与类型,毛茸的有无、形状及分布,分泌组织的种类及形状,草酸钙结晶的形状及分布等。

**2.花冠**

花冠的构造与萼片相似,但气孔小而常退化。表皮细胞及毛茸的形状常因部位不同而有变异。上表皮细胞常呈乳头状或绒毛状突起,无气孔;下表皮细胞的垂周壁则常呈波状弯曲,有时亦有毛茸及少数气孔。相当于叶肉的部位,由数层排列疏松的大型薄壁细胞组成,维管组织细小,仅见少数螺纹导管。几种常见金银花可依花冠的毛茸予以区别。叶肉组织几乎不分化,由数列排列疏松的海绵细胞组成,有时着生特异的腺毛,有的可见分泌组织,如丁香的花冠中有油室,红花的花冠中有管状分泌细胞,金银花的花冠中有草酸钙簇晶。

**3.雄蕊**

雄蕊分花丝和花药两部分。花药的药室(花粉囊)中有花粉粒,花粉粒的形状、大小、外壁的雕纹、萌发孔的数目和分布,因植物种类而不同,常为鉴别植物科、属、种的重要依据。花药的内壁(纤维层)细胞常具有特异的螺纹、环纹或网纹增厚,表面观常呈网状、条状或点状增厚,且多木化,可供鉴别依据。

**4.雌蕊**

雌蕊分为子房、花柱、柱头三部分。显微鉴别上较为重要的特征是柱头表皮细胞,特别是顶端的表皮细胞,常呈乳头状突起,如西红花。但也有不突起的,如洋金花。子房壁的表皮层常有毛茸或各种形状的突起,表皮细胞有的含草酸钙柱晶,如旋覆花。菊科植物子房上端有冠毛。子房内壁着生胚珠,胚珠着生的胎座类型亦有鉴别意义。

### 5. 花梗和花托

有些花类生药常带有部分花梗和花托。横切面构造与茎相似,注意观察表皮、皮层、内皮层、维管束及髓部的特征,有无厚壁组织、分泌组织、草酸钙结晶等。

花类生药的显微鉴别除花梗和膨大花托制作横切片外,一般只作表面制片的粉末观察。雄蕊及雌蕊柱头一般做整体装片,透化后进行观察。

花类粉末生药的观察,以花粉粒、花粉囊内壁纤维层细胞增厚特征、非腺毛、腺毛为主要点,同时注意草酸钙结晶、分泌组织及色素细胞等。

## 二、常见花类药材

常见花类药材见表 6-1。

表 6-1 常见花类药材

| 药材名称 | 来源 | 主要功效 |
| --- | --- | --- |
| 松花粉 | 松科植物马尾松、油松或同属其他数种植物的干燥花粉 | 收敛、止血 |
| 槐 花 | 豆科植物槐的干燥花及花蕾 | 凉血止血、清肝泻火 |
| 丁 香 | 桃金娘科植物丁香的干燥花蕾 | 暖胃,降逆,补肾壮阳,止痛 |
| 金银花 | 忍冬科植物忍冬的干燥花蕾或带初开的花 | 清热解毒,凉散风热 |
| 红 花 | 菊科植物红花的干燥管状花 | 活血通经,散瘀止痛 |
| 番红花 | 鸢尾科植物番红花的柱头 | 活血化瘀,凉血解毒,解郁安神 |
| 蒲 黄 | 香蒲科植物水烛香蒲、东方香蒲或同属植物的干燥花粉 | 活血化瘀、通淋 |
| 辛 夷 | 木兰科植物望春花、玉兰或武当玉兰的干燥花蕾 | 散风寒,通鼻窍 |
| 洋金花 | 茄科植物白花曼陀罗的干燥花 | 平喘止咳、镇痛、解痉 |
| 菊 花 | 菊科植物菊的干燥头状花序 | 散风清热,平肝明目 |
| 旋覆花 | 菊科植物旋覆花或欧亚旋覆花的干燥头状花序 | 降气、消痰、行水、止呕 |
| 款冬花 | 菊科植物款冬的干燥花蕾 | 润肺下气,止咳化痰 |

# 第七章　果实及果实类药材鉴别

果实是被子植物独有的繁殖器官,一般是由受精后雌蕊的子房发育形成的。包括果皮和种子两部分。果皮包被着种子,具有保护种子和散布种子的作用。

在果实发育过程中,花的各部分发生很大的变化,花萼、花冠一般脱落,雄蕊和雌蕊的柱头、花柱也先后脱落枯萎,这时胚珠发育成种子,子房逐渐增大,发育成果实。很多常用的药材来源于植物的果实,如五味子为木兰科植物五味子的成熟果实,功效为收敛固涩,益气生津,补肾宁心;山楂为蔷薇科植物山里红或山楂的成熟果实,功效为开胃消食、化滞消积、活血散瘀、化痰行气;金樱子为蔷薇科植物金樱子的成熟果实,功效为固精缩尿,涩肠止泻;枸杞子为茄科植物宁夏枸杞的成熟果实,功效为滋补肝肾,益精明目;连翘为木犀科植物连翘的果实,功效为清热解毒,散结消肿;山茱萸为山茱萸科植物山茱萸的成熟果肉,功效为补益肝肾,涩精固脱;罗汉果为葫芦科植物罗汉果的果实,功效清热润肺,止咳,利咽,滑肠通便等。

# 第一节　果实类型

按参加果实形成的来源,把果实分成真果和假果。单纯由子房发育成的果实称真果,如桃、柑橘、柿、杏等。有些植物除子房外,花的其他部分如花被、花柱及花序轴等也参与果实的形成的果实称假果,如梨、无花果、山楂等。

按果实的来源、结构和果皮性质的不同可分为单果、聚合果和聚花果3大类(图7-1)。

## 一、单果

由单心皮或多心皮合生雌蕊所形成的果实,根据果皮的质地不同又可分为肉质果和干果二类。

**1. 肉质果**

特征:果实成熟时果皮肉质多浆,不开裂,分5种:

(1)浆果:果皮除外果皮薄外,其余部分肉质多浆,含一至数枚种子,如枸杞、忍冬等。

(2)柑果:柑果为芸香科柑橘属所特有,属于浆果的一种,由合生雌蕊具有中轴胎座的上位子房发育而成,如橙、柠檬。

(3)核果:典型的核果是由单心皮、上位子房发育而成的。其特点:内果皮特别坚硬,木质,形成一个坚硬的果核,核内通常含1粒种子,如梅、杏等。

(4)瓠果:葫芦科特有的果实,是一种浆果,其特点是:由3心皮合生,子房下位,侧膜胎座的雌蕊发育来的,如栝楼、罗汉果等。

(5)梨果:梨果是假果,由下位子房发育来,花托参与形成果实,一般5心皮合生,中轴胎座,如梨、山楂。

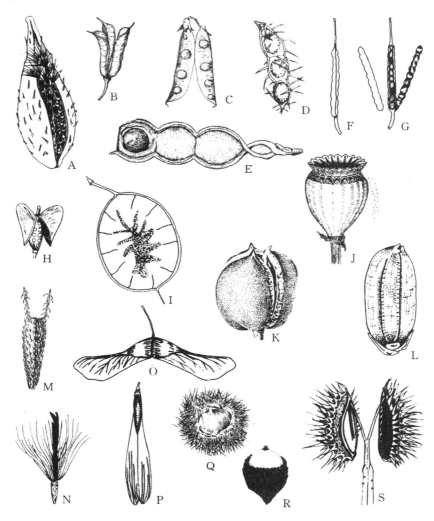

图 7-1 各种类型的果实

A,B.蓇葖果 C,D.E.荚果 F,G.长角果 H,I.短角果 J.蒴果(孔裂)

K.蒴果(瓣裂) L.颖果 M,N.瘦果 O,P.翅果 Q,R.坚果 S.双悬果

## 2. 干果

特征:果实成熟时,果皮干燥,根据果皮开裂与否分成裂果和不裂果两类:

**(1)裂果类** 果实成熟后果皮自行开裂,依开裂方式不同分类。

蓇葖果 由单心皮发育而成,果实成熟时,沿心皮的一个缝线开裂,如芍药、八角茴香。

荚 果 豆科植物所特有,由单心皮发育而成,果实成熟时,果皮沿背、腹缝线同时开裂,如合欢、槐等。但也有些成熟时不开裂的,如落花生、紫荆、皂荚。

角 果 由2心皮、上位子房发育而成的果实,在形成过程中,由2心皮边缘合生处生出一个假隔膜,将子房分隔成2室,果实成熟后,果皮沿两侧腹缝线开裂,成两片脱落,假隔膜留在果柄上。这是十字花科的特征,分长角果和短角果,如橄榄、荠菜等。

　　蒴　果　由合生心皮雌蕊的子房发育而成。(裂果中最普遍的类型)成熟时,开裂方式有多种:纵裂(室间开裂、室背开裂、室轴开裂)、孔裂、盖裂、齿裂,如牵牛、罂粟、马齿苋、王不留行等。

　　**(2)不裂果类(闭果)**　果实成熟后,果皮干燥而不开裂,或分离成几部分,但种子仍包被于果皮中。

　　瘦　果　成熟时,只含一枚种子,果皮与种皮是分离的,菊科、蓼科植物具有典型的瘦果,如毛茛、白头翁。

　　颖　果　只含一枚种子,但果皮与种皮愈合,不易分开,如薏苡、小麦、玉米等。

　　坚　果　果皮木质坚硬,内含 1 粒种子。形状细小者为小坚果,如薄荷、益母草等。

　　翅　果　果皮的一部分向外延伸成翅状,内含 1 粒种子,如杜仲、槭树等。

　　胞　果(囊果)　由合生心皮、上位子房发育而成,果皮薄,膨胀疏松地包围种子,果皮与种子极易分离,如地肤子、藜等。

　　双悬果　由两个合生心皮,下位子房发育而成,果实成熟后心皮分离成 2 个分果,双双悬挂在果柄上方,如当归、白芷、前胡、蛇床子、小茴香等。

## 二、聚合果

　　由 1 朵花中许多离生心皮雌蕊形成的果实,每个雌蕊单独形成 1 个小果,这些小果聚生在同一花托上。

　　根据单果性质不同分为:聚合蓇葖果(如玉兰)(图 7 - 2)、聚合瘦果(如草莓)、聚合坚果(如莲)、聚合浆果(如北五味子)、聚合核果(如悬钩子)。

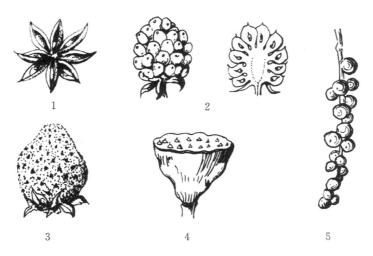

图 7 - 2　聚合果

1.聚合蓇葖果(八角茴香);2.聚合核果(悬钩子);3.聚合瘦果(草莓);
4.聚合坚果(莲);5.聚合浆果(五味子)

### 三、聚花果

由整个花序发育而成，又称花序果，花序上每一朵花形成 1 个小果，许多小果聚生在花轴上，整个类似一个果实，成熟后往往从花轴基部整体脱落（图 7-3）。

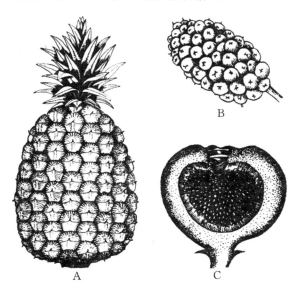

图 7-3　常见的聚花果

# 第二节　果实结构

果实包括果皮和种子两部分，通常以观察果皮结构为主，果皮的构造可分为外果皮、中果皮、内果皮三部分。

## 一、外果皮

外果皮是果实的最外层，与叶的下表皮相当。通常为一列细胞，外被角质层或蜡被，偶有气孔存在，有的表皮含有有色物质或色素，如花椒；有的表皮细胞间嵌有油细胞，如五味子；表皮细胞有的具有毛茸，多数为非腺毛，少数为腺毛，如山茱萸，也有的具有腺鳞，如蔓荆子。

## 二、中果皮

中果皮与叶肉组织相当，是果皮的中层组织，通常较厚，大多数由薄壁细胞组成，细胞中有时含淀粉粒，如五味子。在中部有细小的维管束散在，有的含石细胞、纤维，如马兜铃、连翘；有的含油细胞、油室及油管等，如小茴香、八角茴香。

## 三、内果皮

内果皮与叶的上表皮相当。是果皮的最内层组织，通常为一列细胞组成。也有内果皮细胞全为石细胞,如胡椒;核果的内皮层(果核)即由多层石细胞组成,如桃,梅。有的内果皮由多数的长短不一的扁平细胞镶嵌状排列,此种细胞称为"镶嵌细胞",为伞形科植物果实的共同特征。

# 第三节 果实类药材

果实类生药包括完整的果实;果实的一部分如果皮、果核、果皮维管束;整个果穗以及果柄、宿萼等。另有商品以果实出售,临用时除去果皮取种子入药的,也归列于果实类。果实类生药的性状鉴别首先观察果实的类型、形状、大小、颜色、顶部、基部、表面和切断面特征,以及有无残存苞片、花萼、雄蕊、柱基及果柄。果实类生药的表面有的具光泽或被粉霜,有的有隆起的棱线,有的有凹下的油点(油室),有的着生毛茸。对完整的果实,注意所含种子的数目、形状、大小、色泽及表面特征。果实类药材形状各异,有的呈类球形或椭圆形,如五味子、山楂等;有的呈半球形或半椭圆形,如枳壳、木瓜等;有的呈圆柱形,如小茴香、鹤虱等。果实表面多带有附属物,如顶端有花柱基,下部有果柄,或有果柄脱落的痕迹,如枳实,香橼;有的带有宿存的花被,如地肤子;有时可见凹下的油点,如陈皮、吴茱萸。伞形科植物的果实,表面常具有隆起的肋线,如小茴香、蛇床子;有的果实具有纵直棱角,如使君子。果实类中药常有浓烈的香气及特殊的味感,如陈皮有浓郁香气,枸杞子味甜,鸦胆子味极苦,乌梅味极酸等;剧毒中药,如巴豆、马钱子等,尝时应特别注意安全。对于完整的果实,还应观察种子的性状特征。

## 一、果实类生药显微鉴别的主要特征

**1. 外果皮**

表皮常见毛茸,多数为非腺毛,少数具腺毛;有的具腺鳞;有的在表皮细胞间嵌有油细胞。

**2. 中果皮**

多由薄壁细胞组成,在中部有细小的维管束散在。薄壁细胞有时含淀粉粒;有时有石细胞、油细胞、油室或油管等存在。

**3. 内果皮**

有的内果皮细胞全为石细胞。

## 二、常见果实类药材

常见果实类药材见表7-1。

表7-1 常见果实类药材

| 药材名称 | 来源 | 药用价值 |
| --- | --- | --- |
| 马兜铃 | 马兜铃科植物北马兜铃和马兜铃的果实 | 清肺降气,止咳平喘,清肠消痔 |
| 山楂 | 蔷薇科植物山里红或山楂的干燥成熟果实 | 开胃消食、化滞消积、活血散瘀、化痰行气 |
| 木瓜 | 蔷薇科植物贴梗海棠的干燥近成熟果实 | 平肝舒筋,和胃化湿 |
| 吴茱萸 | 芸香科植物吴茱萸的近成熟果实 | 散寒止痛,降逆止呕,助阳止泻 |

| 药材名称 | 来源 | 药用价值 |
| --- | --- | --- |
| 巴豆 | 大戟科巴豆属植物巴豆树的干燥成熟果实 | 泻寒积,通关窍,逐痰,行水,杀虫 |
| 蛇床子 | 伞形科植物蛇床的干燥成熟果实 | 温肾壮阳,燥湿,祛风,杀虫 |
| 山茱萸 | 山茱萸科植物山茱萸的干燥成熟果肉 | 补益肝肾,涩精固脱 |
| 枸杞子 | 茄科植物枸杞的成熟果实 | 补肾益精,养肝明目,补血安神,生津止渴,润肺止咳 |
| 砂仁 | 姜科植物阳春砂、绿壳砂或海南砂的干燥成熟果实 | 化湿开胃,温脾止泻,理气安胎 |
| 五味子 | 木兰科植物五味子的果实 | 收敛固涩,益气生津,补肾宁心 |
| 枳实 | 芸香科植物酸橙及栽培品的幼果 | 化痰散痞,破气消积 |
| 川楝子 | 楝科植物川楝的果实 | 舒肝,行气止痛,驱虫 |
| 小茴香 | 芸香科植物茴香的果实 | 温阳散寒,理气止痛 |
| 诃子 | 使君子科植物诃子树的果实 | 敛肺止咳,降气 |
| 连翘 | 木犀科植物连翘的干燥果实 | 清热解毒,消肿散结 |
| 栀子 | 茜草科植物栀子的干燥成熟果实 | 泻火除烦,清热利尿,凉血解毒 |
| 瓜蒌 | 葫芦科植物栝楼或双边栝楼的干燥成熟果实 | 清热涤痰,宽胸散结,润燥滑肠 |

# 第八章 种子及种子类药材鉴别

种子由胚珠经过传粉受精形成。种子一般由种皮、胚和胚乳三部分组成,有的植物成熟的种子只有种皮和胚两部分。常见的来源于种子的药材有石竹科植物麦蓝菜的干燥成熟种子王不留行,具有活血通经,下乳消痈,利尿通淋功能;豆科植物决明的成熟种子决明子,具有清热明目,润肠通便功能;禾本科植物薏苡干燥成熟种仁薏苡仁,具有健脾渗湿,除痹止泻,清热排脓功能;茄科植物莨菪的干燥成熟种子天仙子,具有解痉止痛,安神定喘功能等。

种子的主要功能是繁殖。种子成熟后,在适宜的外界条件下即可发芽而成幼苗,但大多数植物的种子在萌发前,往往需要一定的休眠期,才能正常萌发。种子的萌发还与种子的寿命有关。

**种子的萌发** 种子的胚从相对静止状态转入活跃状态,开始生长,并形成自养生活的幼苗的过程。

**种子的休眠** 成熟后的种子,在环境适宜的条件下不能立即进入萌发阶段,而必须经过一定的时间才能萌发的现象。

**种子的寿命** 种子在常温下,所能保持发芽能力的年限。

种子成熟离开母体后仍是生活的,但各类植物种子的寿命有很大差异。其寿命的长短除与遗传特性和发育是否健壮有关外,还受环境因素的影响。有些植物种子寿命很短,如巴西橡胶的种子生活仅一周左右,而莲的种子寿命很长,生活长达数百年以至千年。

## 第一节 种子的形态

种子的大小形状、颜色因种类不同而异。椰子的种子很大,油菜、芝麻的种子较小,而烟草、马齿苋、兰科植物的种子则更小。蚕豆、菜豆为肾脏形,豌豆、龙眼为圆球状;花生为椭圆形;瓜类的种子多为扁圆形。颜色以褐色和黑色较多,也有其他颜色,例如豆类种子就有黑、红、绿、黄、白等色。种子表面有的光滑发亮、也有的暗淡或粗糙。造成表面粗糙的原因是由于表面有穴、沟、网纹、条纹、突起、棱脊等雕纹的结果。有些还可看到种子成熟后自珠柄上脱落留下的疤痕种脐和珠孔。有的种子还具有翅、冠毛、刺、芒和毛等附属物,这些都有助于种子的传播。种子体积的大小差异很大,一个带着内果皮的椰子种子,可以达 15 千克重,而药用植物马齿苋种子的千粒重只有 0.13 克,寄生的高等植物列当种子更小,千粒重仅在 0.0029～0.0049 克之间。

## 第二节 种子的类型

根据成熟种子中胚乳的有无,可以将植物的种子分为:有胚乳种子和无胚乳种子两大类。

**1. 有胚乳种子**

种子成熟时有胚乳。由于子叶数目不同，又分为两种：

（1）双子叶植物有胚乳种子（图 8-1）  如蓖麻、大黄的种子。

（2）单子叶植物有胚乳种子（图 8-2）  如玉米、小麦的种子。

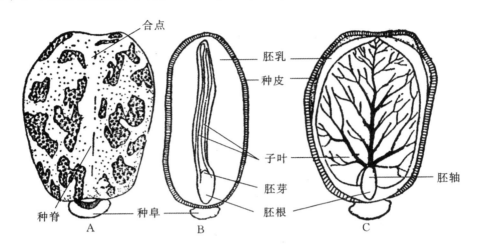

图 8-1  蓖麻种子结构

A.外形  B.沿子叶垂直面纵切  C.沿子叶平行面纵切

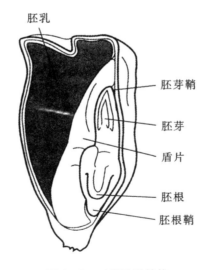

图 8-2  玉米种子结构

**2. 无胚乳种子**

在胚的发育过程中，胚乳的营养物质全部转贮在子叶中，子叶变得肥厚。

由于子叶数目不同又划分为两种：

（1）双子叶植物无胚乳种子（图 8-3）  如大豆、杏的种子。

（2）单子叶植物无胚乳种子  如慈姑、泽泻的种子。

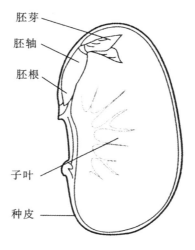

胚芽

胚轴

胚根

子叶

种皮

图 8-3 菜豆种子的结构

# 第三节 种子的结构

## 一、种皮

由珠被发育而来,具保护胚与胚乳的功能。裸子植物的种皮由明显的三层组成。外层和内层为肉质层,中层为石质层。

被子植物的种皮结构多种多样,如花生、桃、杏等种子外面有坚硬的果皮,因而种皮结构简单,薄如纸状;小麦、玉米、水稻、莴苣的种子,果皮与种皮愈合,种子成熟时种皮被挤压而紧贴于果皮的内层;有些豆科植物和棉花的种子具有坚硬的种皮,种皮的表皮下有栅栏状的厚壁组织细胞层,表皮上有厚的角质膜。有些豆类种子由于角质膜过厚形成"硬实",不易萌发。

## 二、胚

由受精卵发育形成。发育完全的胚由胚芽、胚轴、胚根和子叶组成。裸子植物的胚都是沿着种子的中央纵轴排列,不同种类种子的胚之间唯一不同的是子叶数目,变动在 1~18 个之间。但常见的子叶数目为两个,如苏铁、银杏、红豆杉、香榧、红杉、买麻藤和麻黄等。

被子植物胚的形状极为多样,椭圆形、长柱形或程度不同的弯曲形、马蹄形、螺旋形等等。尽管胚的形状如此不同,但它在种子中的位置总是固定的,一般胚根都朝向珠孔。

胚的子叶也多种多样,有细长的、扁平的,有的含大量储藏物质而肥厚呈肉质,如花生、菜豆,也有的成薄片状如蓖麻。有的子叶与真叶相似,具有锯齿状的边缘,也有的在种子内部呈多次折叠如棉花。

## 三、胚乳

胚乳是被子植物双受精过程中精子与极核融合后形成的滋养组织,也称内胚乳。

裸子植物的雌配子体具有贮藏营养的功能,也称它为胚乳,但它是由未受精的大孢子发育形成的单倍体雌配子体组织,兼有分化产生卵细胞的功能,与被子植物的胚乳在起源及染色体倍性上都是不同的。

绝大多数的被子植物在种子发育过程中都有胚乳形成,但在成熟种子中有的种类不具或只具很少的胚乳,这是由于它们的胚乳在发育过程中被胚分解吸收了。

在无胚乳种子中胚很大,胚体各部分,特别是在子叶中储有大量营养物质。在有胚乳种子中胚与胚乳的大小比例在各类植物中有着很大不同。

一般情况下,在胚和胚乳发育的过程中,胚囊体积不断地扩大,以致胚囊外的珠心组织受到破坏,最后为胚和胚乳所吸收,所以在成熟的种子中没有珠心组织。但有些植物在种子发育过程中珠心组织保留了下来,并储藏养料形成外胚乳。如菠菜、甜菜、咖啡的成熟种子具有外胚乳,胡椒、姜的成熟种子兼有胚乳和外胚乳。

# 第四节　种子类药材

种子类生药大多用完整的种子,少数用种皮、种仁,或以附属物假种皮入药。种子类生药的性状鉴别首先观察种子的形状、大小、颜色及表面特征,如种脐、种脊、合点、珠孔位置和形状,各种纹理、突起、毛茸、种阜的有无以及纵横剖面等。剥去种皮后,注意有无胚乳。一般无胚乳种子的内胚乳仅为一层透明膜状物,子叶发达;有胚乳种子的内胚乳有的富油质,有的角质样,子叶富油质或粉性。

## 一、种子类生药显微鉴别的主要特征

### 1. 种皮

种皮的构造因植物的种类而异。种子通常只有 1 层种皮,但有的种子有内、外两层种皮。种皮通常由下列 1 种或数种组织组成。①表皮层:多数种子的种皮表皮细胞由 1 列薄壁细胞组成。有的表皮细胞充满黏液质,如白芥子、车前子;有的部分或全部分化成非腺毛,如牵牛子、马钱子;有的表皮细胞中单独或成群地散列着石细胞,如苦杏仁、桃仁;有的表皮层全由石细胞组成,如天仙子;有的表皮细胞成为狭长的栅状细胞,其细胞壁常有不同程度的木化增厚,如青葙子;也有的表皮细胞中含有色素,如牵牛子。②栅状细胞层:有些种子的表皮下方有栅状细胞层,由 1~3 列狭长的细胞排列而成,壁多木化增厚,如决明子;有的内壁和侧壁增厚,如白芥子;有时在栅状细胞的外缘处可见一条折光率较强的光辉带,如牵牛子、菟丝子。③油细胞层:某些种子的表皮层下有油细胞层,细胞较大,内贮挥发油。④色素层:具有颜色的种子,除表皮层可含色素外,内层细胞或内种皮细胞中也可含色素。⑤石细胞层:除种子的表皮有时为石细胞外,有的表皮内层几乎全由石细胞组成,如瓜蒌子;或内种皮为石细胞层,如豆蔻。⑥营养层:多数种子的种皮中,常有数列贮存淀粉粒的薄壁细胞,称为营养层。成熟种子的营养层往往因种子发育过程中淀粉的消耗而成为扁缩颓废的薄层;有的营养层中尚包括一层含糊粉粒的细胞。

### 2. 胚乳

胚乳分外胚乳和内胚乳,通常由贮藏大量脂肪油和糊粉粒的薄壁细胞组成。外胚乳组织大多颓废,少数种子有发达的外胚乳。大多数种子具内胚乳,在无胚乳的种子中,也残存 1～2 列内胚乳细胞。个别种子的外胚乳和内胚乳与种皮的折合层不规则地伸入内胚乳中,形成错入组织,如肉豆蔻、槟榔。胚乳细胞中有时含草酸钙结晶;有的糊粉粒中有小簇晶存在。

**3. 胚**

胚包括胚根、胚轴、胚芽及子叶 4 部分。子叶通常占胚的较大部分,其构造与叶相似,表皮下方常可见明显的栅栏组织,胚的其他部分一般全由薄壁细胞组成。

胚乳和胚中贮藏的营养物质,主要为脂肪油、蛋白质和淀粉粒。种子中的贮藏蛋白质,常以糊粉粒的形式存在。在植物器官中只有种子含有糊粉粒。因此,糊粉粒是确定种子类中药粉末的主要标志。

## 二、常见种子类药材

常见种子类药材见表 8-1。

表 8-1　常见种子类药材

| 药材名称 | 来源 | 药用价值 |
| --- | --- | --- |
| 薏苡仁 | 禾本科植物薏苡的种仁 | 健脾,渗湿,止泻,排脓 |
| 酸枣仁 | 鼠李科植物酸枣的种子 | 养肝,宁心,安神,敛汗 |
| 桃仁 | 蔷薇科植物桃的干燥成熟种子 | 活血祛瘀,润肠通便 |
| 牵牛子 | 旋花科植物裂叶牵牛、圆叶牵牛的种子 | 泻水通便,消痰涤饮,杀虫攻积 |
| 白芥子 | 十字花科植物白芥的种子 | 通行经络,发汗散寒,温中利气,豁痰 |
| 槟榔 | 为棕榈科植物槟榔的种子 | 杀虫,破积,下气,行水 |
| 菟丝子 | 为旋花科植物菟丝子的种子 | 滋补肝肾,固精缩尿,安胎,明目,止泻 |
| 马钱子 | 马钱科植物马钱的种子 | 通络止痛,散结消肿 |
| 决明子 | 豆科植物决明或小决明的干燥成熟种子 | 清热明目,润肠通便 |
| 苦杏仁 | 蔷薇科植物山杏(苦杏)、西伯利亚杏(山杏)、东北杏或杏的干燥成熟种子 | 降气止咳平喘,润肠通便 |
| 王不留行 | 石竹科植物麦蓝菜的干燥成熟种子 | 活血通经,下乳消肿 |
| 天仙子 | 茄科植物莨菪的干燥成熟种子 | 解痉止痛,安神定喘 |
| 胖大海 | 梧桐科植物胖大海的干燥成熟种子 | 清热润肺,利咽解毒,润肠通便 |

# 第三篇

## 药用植物基源鉴别

# 第九章 药用植物基源鉴别概述

## 一、药用植物基源鉴别的概念和任务

药用植物基源鉴别是药用植物学中根据植物形状特征和资源分布的不同对极其繁杂的各种各样药用植物进行鉴别、分群归类、命名并按系统排列起来,以便于认识、研究和利用的科学。

从上述定义可以看出,药用植物基源鉴别重要任务就是将药用植物分门别类,鉴别物种,确定其学名并加以记述,研究种间的亲缘关系,建立能反映客观实际的药用植物分类系统。

## 二、药用植物分类系统

### (一)两大系统

(1)**人为分类系统** 仅就植物形态、习性、用途上的不同进行分类,往往用一个或少数几个性状作为分类依据,而不考虑植物彼此间在演化上的亲疏关系。

(2)**自然分类系统** 利用现代自然科学的先进手段,从比较形态学、比较解剖学、古生物学、植物生态学、植物化学、细胞学和分子生物学等不同的角度进行研究,所建立的能够反映出植物界自然演化过程和彼此间亲缘关系的分类系统。使用较广泛的有恩格勒(A. Engler)分类系统和哈钦松(J. Hatchinson)系统等。

### (二)分类的单位

为了表示每一种植物的系统地位,设立了分类等级。用以表示各植物类群间的相似程度、亲缘关系的远近。依范围大小和等级高低,植物分类的各级单位依次是界、门、纲、目、科、属、种。每个等级内如果种类繁多还可细分一个或两个次等级,如亚门、亚纲、亚目、亚科等。种以下可有亚种、变种和变型。

种是生物分类的基本单位。它是具有一定的自然分布区和一定的生理、形态特征的生物类群。同一种中的各个体具有相同的遗传性状,彼此杂交可以产生后代,但与另一个种的个体杂交,一般不能产生后代。种是生物进化与自然选择的产物。

亚种:一个种内形态上有较明显的差异并有一定地理分布区域的个体群。

物种形成:物种进化并分化产生新种的过程。

系统发育:指生物界或某个生物类群产生发展的历史。

系统树:亦称种系发生树,是反映不同类群间亲缘关系的远近及其进化历史的图解。

品种:不是分类单位,不存在于野生植物中,是栽培学上的用法,相当于变种或变型。

在分类上,亲缘相近的种归类为属。

相近的属归类为科。相近的科归类为目。

以此上推直至把所有植物归类为植物界。

现以黄连为例示其分类等级如下：

| | | |
|---|---|---|
| 界：植物界 | | Regnum vegetabile |
| 门：被子植物门 | | Angiospermae |
| 纲：双子叶植物纲 | | Dicotyledoneae |
| 目：毛茛目 | | Ranales |
| 科：毛茛科 | | Ranunculaceae |
| 属：黄连属 | | Coptis |
| 种：黄连 | | Coptis chinensis Franch. |

## 三、植物界的分门

通常植物界分为 18 门。

低等植物藻类植物、菌类植物和高等植物孢子植物和种子植物（隐花植物和显花植物）、颈卵器植物、维管植物。

### （一）植物的命名

植物的科学名称——学名，十八世纪中叶以前曾采用过多命名法。

1690 年，来维努斯提出给植物命名不得多于 2 个字的建议。1753 年，瑞典分类学大师林奈（Carolus Linnaeus）在《植物种志》中采用了双名法。即每一种植物的种名，都由 2 个拉丁字或拉丁化形式的字构成；前面 1 个字为属名，代表该植物所从属的分类单位，词首字母大写；第 2 个字为种加词（specific epithet），词首字母小写；均用斜体。

一个完整的学名，除属名和种加词之外，在最后还应加上命名人姓名的缩写。

例：人参 *Panax ginseng* C. A. Mey 解释组合、归并、共同发表、依据发表、种下分类单位的命名等。1867 年，德堪多等拟定出《国际植物命名法规则》。

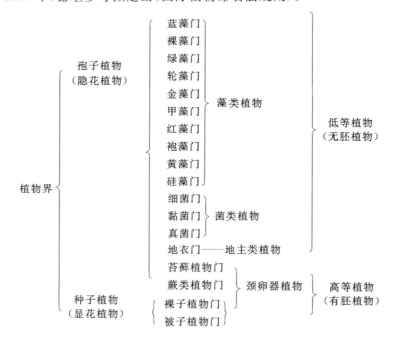

(二)植物检索表

植物分类检索表是鉴别植物种类的重要工具资料之一,因为通过查阅检索表可以帮助我们初步确定某一植物的科、属、种名。植物志、植物手册等书籍中均有植物的分科,分属及分种检索表。

植物分类检索表采用二歧归类方法编制而成。即选择某些植物与另一些植物的主要区别特征编列成相对的项号,然后又分别在所属项下再选择主要的区别特征,再编列成相对应的项号,如此类推编项直到一定的分类等级。

查用检索表时,根据标本的特征与检索表上所记载的特征进行比较,如标本特征与记载相符合,则按项号逐次查阅,如其特征与检索表记载的某项号内容不符。则应查阅与该项相对应的一项,如此继续查对,便可检索出该标本的分类等级名称。

使用检索表时,首先应全面观察标本,然后才进行查阅检索表,当查阅到某一分类等级名称时,必须将标本特征与该分类等级的特征进行全面的核对,若两者相符合,则表示所查阅的结果是准确的。

常见的植物分类检索表有定距式(级次式)、平行式和连续平行式三种:

**定距式(级次式)检索表**

将每一对互相区别的特征分开编排在一定的距离处,标以相同的项号,每低一项号退后一字。如:

1.植物体构造简单,无根、茎、叶的分化,无胚。(低等植物)

  2.植物体不为藻类和菌类所组成的共生体。

    3.植物体内含叶绿素或其他光合色素,自养生活方式……………………… 藻类植物

    3.植物体内无叶绿素或其他光合色素,寄生或腐生……………………… 菌类植物

  2.植物体为藻类和菌类所组成的共生体 …………………………………… 地衣类植物

1.植物体构造复杂,有根、茎、叶的分化,有胚。(高等植物)

  4.植物体有茎和叶及假根 ……………………………………………… 苔藓植物门

  4.植物体有茎、叶和根。

    5.植物以孢子繁殖 ……………………………………………………… 蕨类植物门

    5.植物以种子繁殖 ……………………………………………………… 种子植物门

**平行式检索表**

将每一对互相区的特征编以同样的项号,并紧接并列,项号虽变但不退格,项末注明应查的下一项号或查到的分类等级。如:

1.植物体构造简单,无根、茎、叶的分化,无胚(低等植物)………………………… 2

1.植物体构造复杂,有根、茎、叶的分化,有胚(高等植物)………………………… 4

2.植物体为菌类和藻类所组成的共生体 …………………………………… 地衣类植物

2.植物体不为菌类和藻类所组成的共生体………………………………………… 3

3.植物体内含有叶绿素或其他光合色素,自养生活方式…………………… 藻类植物

3.植物体内不含叶绿素或其他光合色素,营寄生或腐生生 ……………… 菌类植物

4.植物体有茎、叶和假根…………………………………………………… 苔藓植物门

4.植物体有根、茎和叶 ·································································· 5

5.植物以孢子繁殖 ····················································· 蕨类植物门

5.植物以种子繁殖 ····················································· 种子植物门

**连续平行式检索表**

将一对互相区别的特征用两个不同的项号表示,其中后一项号加括弧,以表示它们是相对比的项目,如下列中的 1.(6)和 6.(1),排列按 1.2.3……的顺序。查阅时,若其性状符合 1 时,就向下查 2。若不符合 1 时就查相对比的项号 6,如此类推,直到查明其分类等级。如:

1.(6)植物体构造简单,无根、茎、叶的分化,无胚。(低等植物)

2.(5)植物体不为藻类和菌类所组成的共生体。

3.(4)植物体内有叶绿素或其他光合色素,营独立生活 ················ 藻类植物

4.(3)植物体内不含叶绿素或其他光合色素,营寄生或腐生生活 ············· 菌类植物

5.(2)植物体为藻类和菌类的共生体 ································· 地衣类植物

6.(1)植物体构造复杂,有根、茎和叶的分化,有胚。(高等植物)

7.(8)植物体有茎、叶和假根 ····································· 苔藓植物门

8.(7)植物体有根、茎和叶

9.(10)植物以孢子繁殖 ··············································· 蕨类植物门

10.(9)植物以种子繁殖 ··············································· 种子植物门

# 第十章　低等药用植物基源鉴别

低等植物包括藻类、菌类和地衣类植物。它们的共同特征是：植物体构造简单；为单细胞、群体或多细胞组成的无根、茎、叶等分化的枝状或片状体（通称叶状体）；有性生殖的性"器官"是单细胞；个体发育不经过胚的阶段，配子结合形成合子，合子直接发育成新的植物体。低等植物分为藻类、菌类和地衣类。

## 一、藻类植物

藻类为自养的原植体植物。其特征是一般含叶绿素或其他光合色素，营独立生活。能进行光合作用，制造养分供本身需要。生殖器官为单细胞，植物体没有根、茎、叶的分化。

藻类植物绝大部分是水生的，生于淡水中的藻类，称淡水藻，生于海水中的藻类称海藻。根据植物体的形态，细胞壁的组成物质，光合作用色素体的形态和主要色素的种类，繁殖方式，贮藏物质等的不同分为 10 个门：蓝藻门、裸藻门、甲藻门、金藻门、黄藻门、硅藻门、绿藻门、红藻门、褐藻门和轮藻门。

藻类供药用的主要为褐藻门和红藻门植物。例如褐藻门中的海带、裙带菜、羊栖菜等，都有防治甲状腺肿大的功效。红藻门中的鹧鸪菜和海人草可作为驱除蛔虫的特效药。从褐藻中提取的藻胶酸、甘露醇和红藻中提取的琼胶也在医学中广泛应用，例如藻胶酸盐可作为制造牙模和止血药物的原料；甘露醇有消除脑水肿和利尿的效能；琼胶除作为轻泻药治疗便秘症外，还可用来作为制造药膏的药基，包药粉的药衣和细菌培养基的凝固剂。

### 1. 褐藻门

多数生长于较寒冷的海水中。植物体是藻类中分化最复杂和体形最大的种类。高级的种类体形上有类似根、茎、叶形态的分化，内部结构有同化、贮藏、机械和分生组织的初步分化，低级的种类有分枝的丝状体或片状体，分枝为二歧分枝式。有时植物体上有或大或小的囊状物，里面贮有气体，所以称为气囊。褐藻主要含褐色的褐藻素，也含有叶黄素、胡萝卜素和叶绿素，故通常呈褐色。色素体的形状不规则。不含淀粉核。光合作用产物有单糖类和多糖类。游动孢子具不等长侧生的鞭毛 2 条。本门重要药用植物有海带（图 10-1）、昆布（图 10-2）、海藻属植物等。

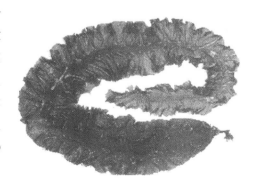

图 10-1　海带

### 2. 红藻门

生长于海水中。植物的外形和内部构造似褐

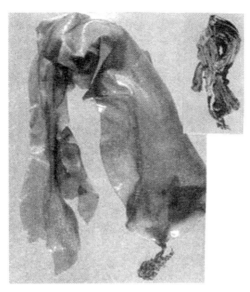

图 10-2 昆布

藻门植物,也有类似的分化,但植物体较小。同一植物有三种植物体:孢子体、雌配子体和雄配子体,三种植物体在外形上没有什么区别。

红藻(图 10-3)主要含有藻红素和叶绿素,也含有藻蓝素、胡萝卜素和叶黄素,因而很多种类呈红色,帮助它在深水中进行光合作用;光合产物为红藻淀粉,一般散生在原生质里或呈颗粒状,无淀粉核;无着生鞭毛的游动孢子。药用植物有石花菜,海人草等。

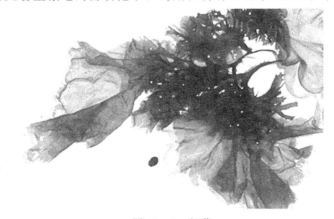

图 10-3 红藻

**3. 绿藻门**

多生于淡水,少数生于海水,陆生者多分布于阴湿环境。植物体形态多种多样,有单细胞的,如小球藻属,单细胞群体的,如盘藻属;多细胞丝状体而不分枝的,如水绵属。此外还有膜状的,如管藻目。

绿藻的细胞壁分内外两层,外层由果胶质组成,内层由纤维素构成。每个细胞通常只有一个细胞核。色素体 1 至多个,形状有杯状、网状、片状、带状等。色素体主要含叶绿素,其他还有胡萝卜素、叶黄素等。故呈草绿色。淀粉核埋在色素体里,数目随种类而不同。繁殖时形成的游动孢子具有等长的鞭毛 2 或 4 条。

**4. 硅藻门**

生于淡水及海水中。一般是单细胞或多细胞的群体。硅藻的细胞壁由硅质和果胶质组成,果胶层常相互粘结,形成群体。壁分两瓣套合,盖合的一瓣称为上壳,被盖合的一瓣称为下壳,瓣的上面称为瓣面,瓣面上有左右对称或辐射对称的花纹,两瓣的侧面,套合成双层的部分称为带面。有的硅藻,两瓣面的中部各有一条裂缝,称为脊,脊的两端和中央各有一环状增厚部分,称为节。细胞中仅含一细胞核。色素体的形状和数目随种类而不同,含叶黄素、胡萝卜素、叶绿素和藻黄素,故呈黄褐色、绿色或蓝色。具 2 条不等长的鞭毛。

**5. 蓝藻门**

生于淡水,海水及陆地上。植物体简单,最复杂的是没有分化的丝状体。不产生游动孢子。蓝藻的细胞壁由纤维素层和果胶层组成,果胶层很厚,常呈鞘状套于植物体表。核质集成一团而无核膜、色素散在细胞质里,除了含叶绿素外,还含有蓝色的藻青素和少量的藻红素,故一般呈蓝绿色。光合作用产物是肝糖和多糖类。

**6. 裸藻门**

裸藻又称眼虫或眼虫藻,多生于富含动物性有机质的淡水中。大量繁殖时,常使水呈绿色、黄褐色或红色。除柄裸藻属外,全为顶端生有鞭毛,能运动而无细胞壁的单细胞种类。在裸藻中,除少数种类无色,行异养生活外,多含有与绿藻相似的光合色素,但贮藏物质主要是裸藻淀粉和少量的脂类。繁殖方式主要是细胞分裂,在不良的环境条件下,也能形成具有厚壁的孢囊,待环境条件好转时,孢囊即破壁而出,形成新个体。

**7. 黄藻门**

海产的种类很少,主要分布在淡水水体中,或生于潮湿的地面、树干和墙壁上。在水温较低的春季较多。植物体为单细胞或多细胞体。所含的色素和同化产物与金藻门基本相同,但除叶绿素 a 外,尚含有叶绿素 e,多呈黄绿色。运动细胞具有两条长短不一和结构不同的鞭毛,所以这一类群又称为不等鞭毛藻类。繁殖方式有营养繁殖、孢子生殖和有性生殖,但随种类的不同,也有不同的繁殖方法。

**8. 甲藻门**

多产于海洋中,有时在海岸线附近大量繁殖,形成赤潮,有些种类也常在池塘、湖泊中大量出现。植物体多数是单细胞,少数为群体或丝状体。除少数种类裸露无壁外,多具有由纤维素构成的细胞壁。甲藻的细胞壁称为壳,是由许多具有花纹的甲片相连而成的。壳又分上壳和下壳两部分,在这两部分之间有一横沟,与横沟垂直的还有一条纵沟,在两沟相遇之处生出横、直不等长的两条鞭毛。色素体 1 个或多个,呈黄绿色或棕黄色,除含叶绿素 a、c 外,还含有多量的胡萝卜素和叶黄素。海产种类的光合作用产物多为脂类,淡水种类产的多为淀粉。繁殖方式主要是细胞分裂,或是在母细胞内产生无性孢子,行孢子生殖,有性生殖只在少数属、种中发现。

**9. 金藻门**

多产于淡水中,特别是在水温较低的软水中尤为常见。植物体多为单细胞或群体,少数为多细胞丝状体。运动细胞多具 1—2 条鞭毛。单细胞或群体的种类,细胞内多具有 1—2 个色素体,以胡萝卜素和叶黄素占优势,绿色色素只有叶绿素 a 一种,所以多呈金黄色或金褐色。同化产物主要是金藻多糖,或称为金藻糖,金藻淀粉,又因它具有和海带糖相似的化学性质,所以亦称为金藻海带糖。此外,也含有脂类。繁殖方式主要是营养繁殖和孢子生殖,有性生殖极少见。

**10. 轮藻门**

所含色素和同化产物与绿藻相似。藻体大型、直立,中轴部分明显分化为节与节间,每个节上轮生小枝和侧枝。细胞单核。有性生殖器官发达,具藏精器和藏卵器,均生于小枝上。地下假根可行营养繁殖。丛生于水底、淡水或半咸水中,尤以稻田、沼泽、池塘、湖泊中更为常见,喜含钙质丰富的硬水和透明度较高的水。

## 二、菌类植物

菌类植物体没有根、茎、叶的分化,它的营养细胞内无叶绿素及其他光合色素,一般营寄生或腐生生活,寄生就是从活的有机体中获得营养物质;腐生就是从有机体的残骸上获得营养物质,也有兼营寄生和腐生的种类;生殖器官多为单细胞结构,合子不发育成胚。

菌类植物的生活环境比较广泛,在水、空气、土壤以至动、植物的体内,均可生存。菌类和人类的关系极为密切,许多种类可食用或医用,例如,利用酵母制面包和酿酒,从霉菌中提取药物(如青霉素)等,食用菌如木耳、冬菇等。但也有些菌类对人类造成严重危害,如引起人和动植物疾病,引起食物、衣物的腐烂霉变的霉菌等。

菌类植物共分三门:细菌门、黏菌门和真菌门。一般药用的菌类均属真菌植物门。

**1. 细菌门**

分布很广,是一群低等的、微小的单细胞植物,单独生存,有时成群体(菌落)存在,没有明显的细胞核。不含叶绿素,少数种类含有其他色素,大多营寄生或腐生生活。细菌的外部形态有三类:①球菌,常呈球形,直径 $1 \sim 2 \mu m$,球菌又分细球菌、双球菌、链球菌、四球菌、八球菌和葡萄球菌;②杆菌,杆形,长 $1 \sim 4 \mu m$,宽 $1/2 \sim 1 \mu m$,有的生有鞭毛;③螺旋菌,细胞长形而弯曲,略弯曲者称为弧菌,弯曲成几个波纹者,称为螺旋菌和螺旋体,螺旋菌也有着生鞭毛者(图 $10 - 4$)。

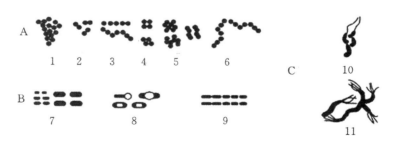

图 $10 - 4$　细菌的各种形态
A. 球菌　B. 杆菌　C. 螺旋菌

**2. 黏菌门**

黏菌(图 $10 - 5$)的营养体是裸露的原生质体,称为变形体。变形体通常是不规则的网状,直径大者可达数厘米,灰色、黄色、红色或其他颜色,无叶绿素,内含多数细胞核。由于原生质的流动,因而能蠕行在附着物上,并能吞食固体食物。变形体也有感光作用,平时移向避光的一面,繁殖时移向光亮的地方。黏菌营养体的结构,行动和摄食方式与原生动物相似,其繁殖方式又与植物相同,故黏菌兼有动物和植物的特性。除少数寄生在种子植物上外其余都是腐生。

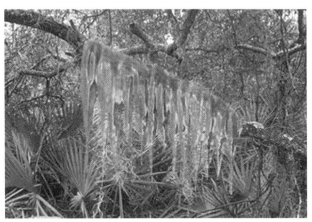

图 10 - 5　滑黏菌

**3. 真菌门**

多数种类营养体的构造为分枝或不分枝的丝状体,每一条丝称为菌丝,组成一个植物体所有的菌丝称为菌丝体。高级的种类菌丝体在有性繁殖时形成各种子实体,如常见的银耳(图10 - 6)、灵芝(图10 - 7)、蘑菇等都是子实体。

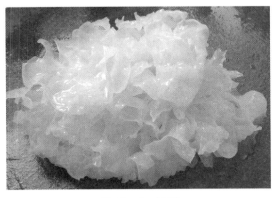

图 10 - 6　银耳

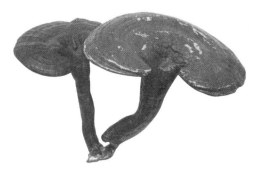

图 10 - 7　灵芝

真菌营养体的结构是很疏松的,但是当环境条件不良或繁殖的时候,菌丝体上的菌丝相互紧密的缠结在一起,变态成菌丝体组织。常见的菌丝体组织有菌核、子座和根状菌素。

(1)**菌核**　真菌生长到一定阶段,菌丝体不断地分化,相互纠结在一起形成一个颜色较深而坚硬的菌丝体组织颗粒。菌核质地坚硬,在适宜的条件下,可萌发成菌丝体或子实体,如茯苓、猪苓、雷丸等(图10 - 8)。

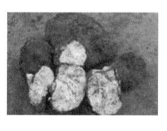 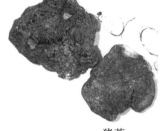 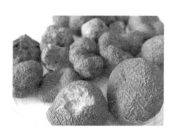

茯苓　　　　　　　　　　　猪苓　　　　　　　　　　　雷丸

图 10 - 8

（2）**子座**　菌丝分化形成的垫状结构，或是菌丝体与寄主组织或基物结合而成的垫状结构物，如冬虫夏草（图 10 - 9）。

（3）**根状菌素**　真菌的细胞壁大多由几丁质构成，细胞内常有多个细胞核。不含叶绿素。寄生或腐生或兼营寄生和腐生生活。贮藏物质以肝糖为主，也常含有油脂，但不含淀粉。药用植物较多。

## 三、地衣类

地衣门是植物界中最特殊的类型，是菌类和藻类的共生体。共生体由藻类行光合作用制造营养物质供给全体，而菌类主要行吸收水分和无机盐。植物体主要由菌丝体组成，以子囊菌最多；藻类多分布在表面以下的 1 至数层，以绿藻或蓝藻为多。地衣类只有 1 门。

常见的地衣有：①壳状地衣，植物体紧贴于附着物上，不能分离。这类地衣上层为交错紧密的菌丝层，中间为藻类和菌类混生，最下面为疏松的菌丝贴在附着物上。②叶状地衣，植物体扁平，由成束的菌丝与附着物相连，能与附着物分离。上层为紧密组合的菌丝，中层为藻菌混生，下层与上层相同但较薄。叶状地衣可以长得很大。③枝状地衣，植物体直立或悬垂，圆柱状或扁平，有分枝。其中心是菌丝，中间层为藻类，最外层又为菌丝。药用的有松萝属植物松萝（图 10 - 10）。

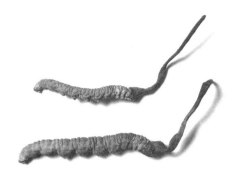

图 10 - 9　冬虫夏草

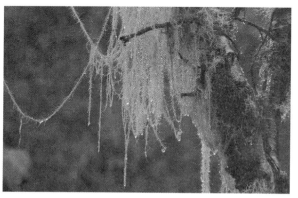

图 10 - 10　松萝

# 第十一章　高等药用植物基源鉴别

## 第一节　苔藓植物门

苔藓植物是一群小型的多细胞的绿色植物,多生于阴湿的环境中。最大的种类也只有数十厘米,简单的种类,与藻类相似,成扁平的叶状体。比较高级的种类,植物体已有假根和类似茎、叶的分化。植物体的内部构造简单,假根是由单细胞或由一列细胞所组成,无中柱,只在较高级的种类中,有类似输导组织的细胞群。苔藓植物体的形态、构造虽然如此简单,但由于苔藓植物具有类似茎、叶的分化,孢子散发在空中,对陆生生活仍然有重要的生物学意义。

苔藓植物具有明显的世代交替。我们习见的植物体是它的配子体,配子体在世代交替中占优势,孢子体占劣势,并且寄生在配子体上面,这一点是与其他陆生高等植物的最大区别。

苔藓植物的雌、雄生殖器官都是多细胞所组成的。雌性生殖器官称颈卵器,颈卵器的外形如瓶状,上部细狭,下部膨大。在卵细胞与颈沟细胞之间的部分称腹沟,在腹沟内有一个腹沟细胞。雄性的生殖器官称精子器,精子器的外形多成棒状或球状,精子器的外壁也是由一层细胞构成,精子器内具有多数的精子,精子的形状是长而卷曲,带有两条鞭毛(图 11-1-1)。

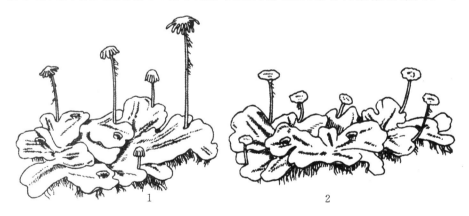

图 11-1-1　地钱
1.雌株　2.雄株

苔藓植物的受精必须借助于水,由于卵的成熟,促使颈沟细胞与腹沟细胞的破裂,精子游到颈卵器附近,通过破裂的颈沟细胞与腹沟细胞而与卵结合。精子与卵结合后形成合子,合子不须经过休眠即开始分裂而形成胚。胚即在颈卵器内发育成为孢子体,孢子体通常分为两个部分。上端为孢子囊,又称孢蒴,孢蒴下有柄,称蒴柄,蒴柄最下部有基足,基足伸入配子体的组织中吸收养料,以供孢子体的生长,故孢子体寄生于配子体上,孢蒴中含有大量孢子,产生孢子的组织称造孢组织,造孢组织产生孢子母细胞,每个孢子母细胞经过减数分裂形成四个孢子,孢子成熟后散布于体外。孢子在适宜的生活环境中萌发成丝状体,形如丝状绿藻类,称原丝体,原丝体生长一个时期后,在原丝体上再生成配子体。

苔藓植物有颈卵器和胚的出现,是高级适应性状,因此,把苔藓植物、蕨类植物和种子植物,合称为有胚植物,并列于高等植物范畴之内。苔藓植物约有 23000 种左右,遍布于世界各地,我国约有 2800 多种。根据其营养体的形态结构,分为两纲,即苔纲和藓纲。常见的药用苔藓植物有:

大金发藓(土马骔)*Polytrichum commune* L. ex Hedw. 清热解毒,凉血止血(图 11-1-2)。

地钱 *Marchantia polymorpha* L. 清热解毒,祛瘀生肌,治疗黄疸性肝炎。

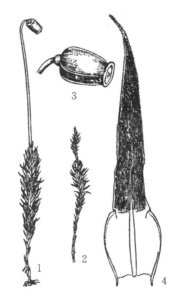

图 11-1-2　大金发藓(土马骔)
1.雌株　2.雄株　3.孢蒴　4.叶腹面观

# 第二节　蕨类植物门

蕨类植物分布很广,除了海洋和沙漠外,无论在平原、森林、草地、岩隙、溪沟、沼泽、高山和水中,都有它们的踪迹,尤以热带和亚热带地区,为其分布中心。

现在地球上生长的蕨类约有 12000 多种,其中绝大多数为草本植物。在我国生长的约有2600 余种,多数分布在西南地区和长江流域以南各省以及台湾等地,仅云南省就有一千多种,无愧有"蕨类王国"之称。

蕨类植物大都为土生、石生或附生,少数是水生或亚水生的,一般表现为喜阴湿和温暖的特性。

蕨类植物的形态构造比苔藓植物复杂,孢子体大都为多年生草本,仅少数为一年生的。除了极少数原始的种类仅具假根外,均有吸收能力较好的不定根。茎通常为根状茎,少数为直立的树干状或其他形式的地上茎。少数原始的种类兼具气生茎和根状茎。

　　茎内维管系统形成中柱(图11-2-1),蕨类植物的中柱类型极为复杂:主要有原生中柱、管状中柱、网状中柱和多环中柱等;这些不同的中柱类型和演化有关,它是由实心的原生中柱向散生中柱的趋向发展。维管系统是由木质部和韧皮部组成,分别担任水、无机养料和有机物质的运输。木质部的主要成分为管胞,壁上具有梯纹或其他形状的加厚部分,也有一些蕨类具有导管,如一些石松纲植物和真蕨纲中的蕨。韧皮部的主要成分是筛胞和筛管以及韧皮薄壁组织。在现代生存的蕨类中,除了极少数种类如水韭、瓶尔小草等种类外,一般是没有形成层的结构。

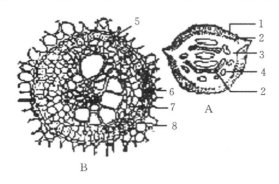

图11-2-1　蕨茎横切面
A、茎横切面轮廓图;　B、一个维管束的放大
1.表皮;2.机械组织;3.皮层薄壁细胞;4.维管束;
5.一个维管束外的内皮层;6.维管束鞘;7.韧皮部;8.木质部

　　蕨类植物的叶有小型叶和大型叶两类,小型叶如松叶蕨、石松等的叶,它没有叶隙和叶柄,只具一条不分枝的叶脉;小型叶的来源是由茎的表皮突出而成,为原始的类型。大型叶有叶柄,维管束有或无叶隙,叶脉多分枝。真蕨纲植物的叶均是大型叶,为进化的类型。

　　蕨类植物的叶子中,有仅进行光合作用的叶,称为营养叶或不育叶;也有其主要作用是产生孢子囊和孢子的叶,称为孢子叶或能育叶。有些蕨类的营养叶和孢子叶是不分的,而且形状相同,称同型叶;也有孢子叶和营养叶形状完全不相同的,称为异型叶。在系统演化过程中,同型叶是朝着异型叶的方向发展的。

　　多数蕨类产生的孢子大小相同,称为同型孢子,而卷柏植物和少数水生蕨类的孢子有大小之分,称异型孢子。孢子萌发后,形成为配子体。配子体又称原叶体(图11-2-2),小型,结构简单,生活期较短。配子体产生的精子和卵,在受精时还不能脱离水的环境。受精卵发育成胚,幼胚暂时寄生在配子体上,长大后配子体死亡,孢子体即行独立生活。

　　蕨类植物的生活史(图11-2-3),有两个独立生活的植物体,即孢子体和配子体。从受精卵萌发开始,到孢子母细胞进行减数分裂前为止,这一过程称为孢子体世代,或称无性世代,它的细胞染色体是双倍的(2n)。从孢子萌发到精子和卵结合前的阶段,称为配子体世代,或称有性世代,其细胞染色体数目是单倍的(n)。在它一生中世代交替明显,而孢子体世代占很大的优势。蕨类植物门分为五个亚门,即石松亚门、水韭亚门、松叶蕨亚门、楔叶亚门和真蕨亚门。本书采用以五个亚门分类的新系统。

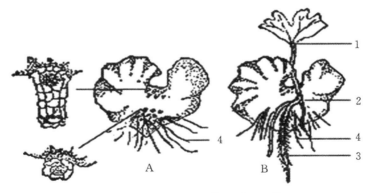

图 11-2-2 蕨原叶体和幼孢子体
A、原叶体(示颈卵器和精子器);B、幼孢子体
1、初生叶;2、茎;3、初生根;4、假根

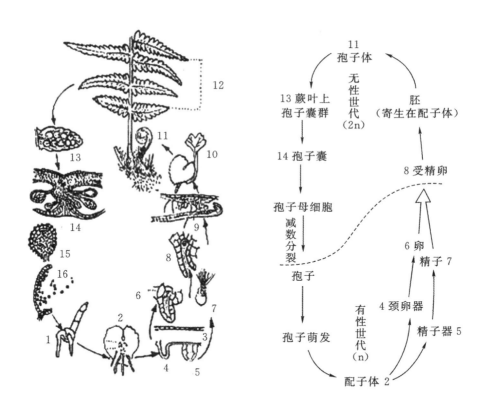

图 11-2-3 蕨类植物的生活史
1.孢子萌发 2.配子体 3.配子体切面 4.颈卵器 5.精子器 6.雌配子 7.雄配子
8.受精作用 9.合子萌发成幼孢子体 10.新孢子体 11.孢子体 12.蕨叶一部分
13.蕨叶上孢子囊群 14.孢子囊群切面 15.孢子囊 16.孢子囊开裂及孢子散出

**1. 石松科　Lycopodiaceae**

陆生或附生草本。单叶,小型,螺旋或轮状排列。孢子囊在枝顶聚生成孢子叶穗;孢子囊扁形,孢子为球状四面体,外壁具网状纹理。

共 7 属 40 余种,分布甚广。我国有 5 属 18 种。本科植物常含有多种生物碱(如石松碱等)和三萜类化合物。

**药用植物:**

**石松**(伸筋草)*Lycopodium japonicum* Thunb. ex Murray 多年生常绿草本。匍匐茎细长而蔓生,多分枝;直立茎常二叉分枝,高 15～30 厘米。单叶,密生,条状或针形,先端有芒状长尾,螺旋状排列。孢子叶穗圆柱形,常 2～6 个着生于孢子枝的上部,具长柄;孢子囊肾形,孢子淡黄色,四面体,呈三棱状锥体(图 11－2－4)。分布于东北、内蒙古、河南和长江以南各地区。生于山坡灌丛、疏林下,路旁的酸性土壤上。全草能祛风散寒、舒筋活络,利尿通络。

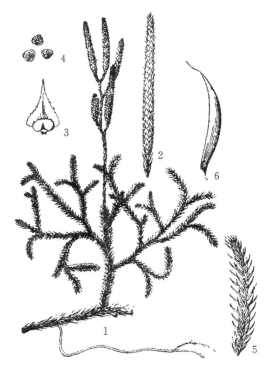

图 11－2－4　石松
1. 植株　2. 孢子囊穗　3. 孢子叶和孢子囊　4. 孢子　5. 营养叶枝　6. 营养叶

同属植物**玉柏** *Lycopodium obscurum* L. Sp. Pl.、**垂穗石松** *Palhinhaea cernua*（L.）Vasc. et Franco、**高山扁枝石松** *Diphasiastrum alpinum*（L.）Holub 等的全草亦供药用。

**2. 卷柏科　Selaginellaceae**

多年生小型草本,茎腹背扁平。叶小型、鳞片状、同型或异型,交互排列成四行,腹面基部有一叶舌。孢子叶穗呈四棱形,生于枝的顶端。孢子囊异型,单生于叶腋基部大孢子囊内生 1～4 个大孢子,小孢子囊内生有多数小孢子。孢子异型。

本科仅有 1 属约 700 种,主要分布于热带、亚热带。我国约有 50 余种,药用 25 种。植物体内大多含有双黄酮类化合物。

**药用植物:**

卷柏 *Selaginella tamariscina*(P. Beauv.)Spring 多年生常绿旱生草本,植物体呈莲座状,高 15～30 厘米。主茎短,直立,小枝生于茎的顶端,枝扁平,干旱时向内缩卷成拳状。叶鳞片状,排成四行,边缘两行较大,称侧叶(背叶),中央二行较小,称中叶(腹叶)。孢子叶穗生于枝顶,四棱形、孢子囊圆肾形。孢子二型。分布于全国各地。生于干旱的岩石上及石缝中。全草生用活血通经;炒炭用化瘀止血(图 11-2-5)。

同属药用植物还有:**翠云草** *Selaginella uncinata*(Desv.)Spring、**深绿卷柏** *Selaginella doederleinii* Hieron.、**江南卷柏** *Selaginella moellendorffii* Hieron. 等。

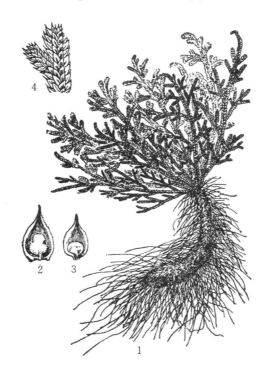

图 11-2-5 卷柏
1.植株 2.大孢子叶和大孢子囊 3.小孢子叶和小孢子囊 4.叶枝

**3. 木贼科 Equisetaceae**

多年生草本。具根状茎及地上茎。根茎棕色,生有不定根。地上茎具明显的节及节间,有纵棱,表面粗糙,多含硅质。叶小型、鳞片状,轮生于节部,基部连合成鞘状,边缘齿状。孢子囊生于盾状的孢子叶下的孢囊柄端上,并聚集于枝端成孢子叶穗。

共 2 属 30 余种,广布世界各地(除大洋洲外),我国有 2 属约 10 余种,药用 2 属 8 种。本科植物含有生物碱、黄酮类、皂苷、酚酸类等化合物。

**药用植物：**

**木贼** *Equisetum hyemale* L. 多年生草本根状茎长而横走,黑色。茎直立,单一不分枝,中空有纵棱脊 20～30 条,在棱脊上有疣状突起 2 行,极粗糙,叶鞘基部和鞘齿成黑色两圈。孢子叶球椭圆形具钝尖头,生于茎的顶端。孢子同型。分布于东北、华北、西北、四川等省区。生于山坡湿地或疏林下阴湿处。全草能散风、明目、退翳、止血、利尿、发汗(图 11-2-6)。

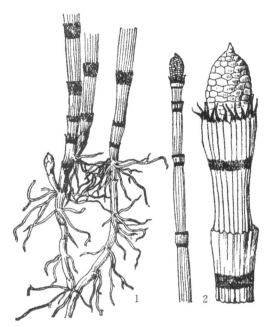

图 11-2-6　木贼
1.植株　2.孢子囊穗

**问荆** *Equisetum arvense* L. 多年生草本。具匍匐的根茎。地上茎直立,二型。生殖茎早春出苗,不分枝;叶鞘筒状漏斗形,孢子叶穗顶生,孢子叶六角形,盾状,下生 6～8 个孢子囊;生殖茎枯萎后生出营养茎,分枝多数在节部轮生,高约 15～60 厘米,叶鞘状,齿黑色。分布于东北、华北、西北、西南各省区。生田边、沟旁及路旁阴湿处。全草能利尿、止血、清热、止咳(图 11-2-7)。

**4.海金沙科** Lygodiaceae

多年生攀援植物。叶轴细长,羽片生于上部。孢子囊生于能育羽片边缘的小脉顶端,孢子囊有纵向开裂的顶生环带。孢子四面形。

共 1 属 45 种。分布于热带和亚热带。我国约有 10 种,药用 5 种。

**药用植物：**

**海金沙** *Lygodium Japonicum* (Thunb) SW. 攀援草质藤本。根状茎横走,生黑褐色节毛。叶对生于茎上的短枝两侧,二型,连同叶轴和羽轴均有疏短毛,孢子囊穗生于孢子叶羽片的边缘,暗褐色;孢子三角状圆锥形,表面有疣状突起。分布于长江流域及南方各省区。多生于山坡林边、溪边、路旁灌丛中。孢子能清利湿热,通淋止痛,全草能清热解毒(图 11-2-8)。

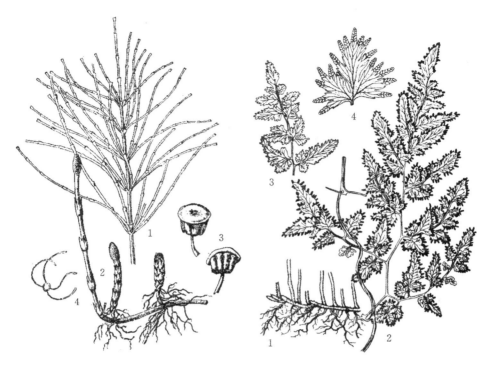

图 11 - 2 - 7　问荆

1.营养茎的一部分　2.孢子囊茎

3.孢子叶及孢子囊　4.孢子

图 11 - 2 - 8　海金沙

1.地下茎　2.地上茎及孢子叶枝

3.营养叶枝　4.孢子叶

同属植物海南海金沙 *L. comforme* C. Chr.及小叶海金沙 *L. scandens*（L.）SW.等亦供药用。

**5.蚌壳蕨科　Dicksoniaceae**

大型树状蕨类。常有粗壮的主干,或主干短而平卧,根状茎密被金黄色柔毛,无鳞片。叶丛生,有粗长的柄,叶片大形,3～4 回羽状复叶,革质。孢子囊梨形,环带稍斜生,孢子四面形。

共 5 属 40 余种,分布热带及南半球,我国仅 1 属 1 种。

**药用植物:**

**金毛狗脊** *Cibotium barometz*（L.）J. sm. 植株树状,高达 2～3m;根状茎粗壮,木质,密生金黄色具光泽的长柔毛。叶簇生,叶柄细长,叶片三回羽裂,末回小羽片狭披针形,革质;孢子囊群生于小脉顶端,每裂片 1～5 对,囊群盖两瓣,成熟时似蚌壳。分布于我国南方及西南省区。生于山脚沟边及林下阴湿处酸性土上。根茎(狗脊)能补肝肾,强腰脊,祛风湿(图 11 - 2 - 9)。

**6.鳞毛蕨科　Dryopteridaceae**

根状茎粗短,直立斜生或横走,密被鳞片。叶簇生,叶片 1 至多回羽状分裂,叶柄多被鳞片或鳞毛。孢子囊群背生或顶生于小脉,囊群盖圆肾形、稀无盖,孢子四面形、长圆形或卵形,表面疣状突起或具刺。

共 20 属 1700 余种。主要分布于温带、亚热带。我国有 13 属,700 余种,药用 5 属,59 种。本科植物常含有间苯三酚衍生物,具有驱肠道寄生虫活性。

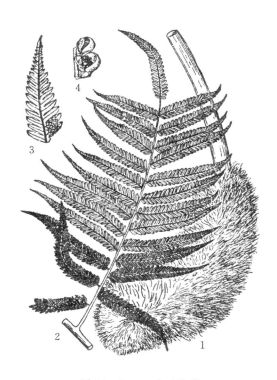

图 11 - 2 - 9　金毛狗脊
1.根茎　2.叶枝　3.羽片,示孢子囊群着生位置　4.孢子囊群及囊群盖

**药用植物:**

**粗茎鳞毛蕨**(绵马鳞毛蕨,东北贯众)*Dryopteris crassirhizoma* Nakai 多年生草本,根茎粗壮。叶簇生,叶柄、根茎密生棕色大形鳞片,叶 2 回羽裂,裂片紧密,叶轴上被黄褐色扭曲鳞片,孢子囊群生于叶片中部以上的羽片背面,囊群盖圆肾形,棕色。分布于东北及河北省。生于林下阴湿处。根状茎连同叶柄残基(贯众)能驱虫、清热解毒,并用治流行性感冒(图 11 - 2 - 10)。

同属植物**贯众** *C. fortunei* J. sm. 亦供药用。

**7. 水龙骨科　Polypodiaceae**

根状茎长而横走,被鳞片。叶一型或二型,叶柄基部常具关节,单叶,全缘或分裂,或为一回羽裂,叶脉网状。孢子囊群圆形或线形,有时布满叶背,无囊群盖,孢子囊梨形或球状梨形。孢子两面形。

共 50 属 600 余种,主要分布于热带、亚热带,我国有 27 属,约 150 种,药用 18 属 86 种。

**药用植物:**

**石韦** *Pyrosia lingua* (Thunb.) Farwell 常绿草本。高 10～30 厘米。根状茎长而横走,密生褐色针形鳞片。叶远生,营养叶与孢子叶同形或略短而阔;叶片披针形至长圆状披针形,上面绿色,有凹点,下面密被灰棕色星状毛。孢子囊群在侧脉间紧密而整齐排列,幼时为星状毛包被,成熟时露出,无囊群盖。分布于长江以南各省区,常附生于岩石或树干上。地上部分能利尿、通淋,清热止血(图 11 - 2 - 11)。

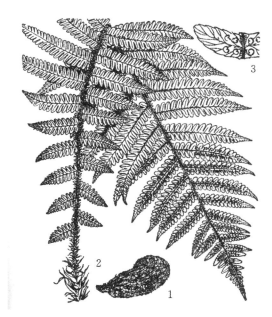

图 11 - 2 - 10　粗茎鳞毛蕨
1.根茎　2.叶枝　3.羽片,示孢子囊群

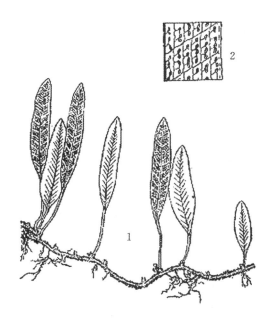

图 11 - 2 - 11　石韦
1.植株全形　2.叶片的一部分(放大)示孢子囊群托

　　本科常见药用植物尚有:**庐山石韦** *P. sheareri*（Bak.）ching 、**有柄石韦** *P. petiolosa*
（christ）Ching 、**瓦韦** *Lepisorus thunbergianus*（Kaulf.）Ching、**水龙骨** *Polypodium nippon-icum* Mete 等。

**8. 槲蕨科** Drynariacerae

根状茎粗壮,横走,肉质;密被鳞片,鳞片棕褐色,大而狭长,基部盾状着生,边缘有睫毛状锯齿。叶二型或一型;叶片大型,深羽裂,叶脉粗而明显,一至三回彼此以直角相连,形成大小四方形网眼。孢子囊着生于小网眼内,无囊群盖。孢子两面形。

共 8 属约 30 种,分布于亚洲热带地区。我国有 3 属约 14 种,分布于长江以南各省内。

**药用植物:**

**槲蕨** *Drynaria roosii* Nakaike 常绿草本,高 20～40 厘米,附生于岩石或树干上。根状茎粗壮,肉质,长而横走,密生披针形鳞片,边缘睫毛状。叶二型,营养叶短小,无柄,黄绿色或枯黄色,卵形或卵圆形,边缘粗浅裂,似槲树叶。孢子叶绿色,长椭圆形,羽状深裂,基部裂片缩短成耳状;叶柄短,有翅。孢子囊群圆形,生于叶背主脉两侧,每排 2～4 行,无囊群盖(图 11 - 2 - 12)。分布于西南、中南地区及江西、浙江、福建、台湾等省。根茎(骨碎补)能补肾强骨,续伤止痛。同属植物中华槲蕨 *D. barouii*(*christ*) Diels 亦供药用。

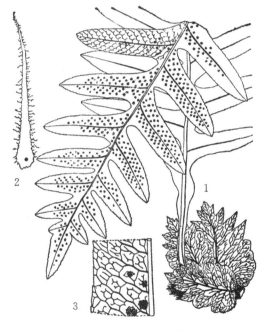

图 11 - 2 - 12　槲蕨
1. 植株　2. 根茎鳞片　3. 孢子叶羽片,示孢子囊群着生位置

# 第三节　裸子植物门

裸子植物既是颈卵器植物,又是种子植物,是介于蕨类植物和被子植物之间的维管植物。配子体寄生在孢子体上,小孢子萌发形成花粉管,同时,由胚、胚乳和珠被等形成种子,但并无子房,也不形成果实,胚珠和种子是裸露的,因此成为裸子植物。

裸子植物中很多为重要林木,尤其在北半球,大的森林 80% 以上是裸子植物,如落叶松、冷杉、华山松、云杉等。多数木材质轻、强度大、富弹性,是很好的建筑、车船、造纸用材。

苏铁叶和种子、银杏种仁、松花粉、松针、松油、麻黄、侧柏种子等均可入药。落叶松、云杉等多种树皮、树干可提取单宁、挥发油和树脂、松香等。刺叶苏铁幼叶可食,髓可制西米,银杏、华山松、红松和榧树的种子是可以食用的干果。

## 一、裸子植物的形态特征

(1) 植物体(孢子体)发达,多为乔木、灌木,稀为亚灌木(如麻黄)或藤本(如买麻藤),大多数是常绿植物,极稀为落叶性(如银杏、金钱松),茎内维管束环状排列,有形成层及次生生长,但木质部仅有管胞,而无导管(除麻黄科、买麻藤科外),韧皮部有筛胞而无伴胞。叶为针形、条形、鳞片形,极少为扁平形的阔叶。

(2)胚珠裸露,产生种子。花被常缺,仅麻黄科、买麻藤科有类似于花被的盖被(假花被):雄蕊(小孢子叶)聚生成小孢子叶球(雄球花 staminate strobilus);雌蕊的心皮(大孢子叶或珠鳞)形成子房,丛生或聚生成大孢子叶球(雌球花 female cone),胚珠裸生于心皮的边缘上,经过传粉、受精后发育成种子,所以称裸子植物,这是与被子植物的主要区别点。

(3)裸子植物的配子体非常退化,完全寄生在孢子体上。雄配子体是萌发后的花粉粒,由2个退化原叶体细胞、1个管细胞和1个生殖细胞组成。雌配子体是由胚囊及胚乳部分组成,近珠孔端产生颈卵器,颈卵器结构简单,埋于胚囊中,仅有2~4个颈壁细胞露在外面,颈卵器内有1个卵细胞和1个腹沟细胞,无颈沟细胞,比蕨类植物的颈卵器更为退化。

(4)具多胚现象。大多数的裸子植物具多胚现象(polyembryony),这是由于1个雌配子体上的几个或多个颈卵器的卵细胞同时受精,形成多胚,或者由于1个受精卵在发育过程中,发育成胚原,再由胚原组织分裂为几个胚而形成多胚。

## 二、裸子植物的分类

裸子植物在植物分类系统中,通常作为一个自然类群,分类为裸子植物门(Gymnospermae)。裸子植物门通常分为铁树纲(Cycadopsida)、银杏纲(Ginkgopsida)、松柏纲(球果纲)(Coniferopsida)、红豆杉纲(紫杉纲)(Taxopsida)及买麻藤纲(倪藤纲)(Gnetopsida)等5纲。

**1. 铁树科  Cycadaceae**

常绿木本植物,茎干粗壮,常不分枝。叶螺旋状排列,有鳞叶及营养叶,二者相互成环着生,鳞叶小,密被褐色毡毛;营养叶大,羽状深裂,集生于树干顶部。孢子叶球亦生于茎顶,雌雄异株。游动精子有多数纤毛。

共9属,约110种,分布于南北半球的热带及亚热带地区,其中4属产于美洲,2属产于非洲,2属产于大洋洲及1属产于东亚。我国仅有铁树属(Cycas),8种。

**药用植物:**

**铁树** *Cycas revoluta* Thunb. 具柱状主干,常不分枝,顶端簇生大型羽状深裂的叶,茎中有发达的髓部和甚厚的皮层。网状中柱,内始式木质部,次生木质部的管胞具多列圆形的纹孔,形成层的活动期较短,后为由皮层相继发生的形成层环所代替。叶为一回羽状深裂,革质,坚硬,幼时拳卷,脱落后茎上残留有叶基。侧根具有特化的菌根,菌根内还有颈圈藻属寄居。

　　铁树的大、小孢子叶异株。小孢子叶扁平,肉质,鳞片状窄楔形,具短柄,紧密地螺旋状排列成椭圆形的小孢子叶球,生于茎顶。每个小孢子叶下面生有许多由3～5个小孢子囊组成的小孢子囊群。小孢子囊是厚囊性发育,囊壁由多层细胞构成,表皮细胞壁不均匀增厚而纵裂,散发小孢子。这是裸子植物中孢子囊机械组织构造与蕨类植物相似的唯一代表。小孢子多数,两侧对称,宽椭圆形,具一纵长的深沟。大孢子叶丛生于茎顶,密被淡黄色绒毛,上部羽状分裂,下部成狭长的柄,柄的两侧生有2～6枚胚珠。胚珠较大,直生,有1层珠被,珠心顶端有喙及花粉室,与珠孔相通,珠心内的胚囊有2～5个颈卵器。颈卵器位于珠孔下方,颈部短小,通常仅由2个细胞组成,受精的前几天,中央细胞的细胞核一分为二,下面一个变为卵核,上面一个是不发育的腹沟细胞,并很快消失(图11-3-1)。

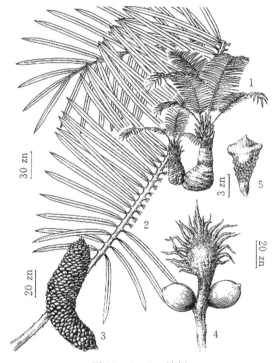

图11-3-1　铁树

　　小孢子萌发,形成具有3个核的雄配子体,即基部1个原叶体细胞(营养细胞),此细胞不再分裂,上面的1个细胞再分裂一次成为1个管细胞(吸器细胞)及1个生殖细胞,并以3个细胞状态从小孢子囊中散出,随风传播到珠孔上。由珠孔溢出一滴液体,名为传粉滴(pollination drop),雄配子体随着液滴的干涸而被吸入花粉室。随后生殖细胞一分为二,大的叫体细胞,小的叫柄细胞。体细胞又分裂为2个精细胞,成熟的精子为陀螺形,前端具有纤毛,能游动,长可达0.3毫米,是生物界中最大的精子。管细胞的主要功用不是输送精子,而是吸取养料,当先端生长,伸至颈卵器旁时即炸裂,2个游动精子进入颈卵器,1个与卵结合,形成合子,另1个消失。

　　铁树栽培极为广泛,为优美的观赏树种;茎内髓部富含淀粉,可供食用,种子含油和丰富的淀粉,微有毒,供食用和药用,有治痢疾、止咳及止血之效。

**2. 银杏科** *Ginkgoaceae*

落叶乔木,枝条有长枝、短枝之分,叶扇形,先端二裂或波状缺刻,具二叉状脉序,长枝上的叶螺旋状散生,短枝上的叶簇生。球花单性,雌雄异株,精子具多纤毛。种子核果状,具3层种皮,胚乳丰富。

仅有1属,1种,为我国特产,国内外栽培很广。

**药用植物:**

**银杏** *Ginko biloba* L. 为落叶乔木,树干高大,枝分顶生营养性长枝和侧生生殖性短枝。两种枝的解剖构造亦极不同,长枝髓小,皮层薄,木质部甚厚;短枝则正相反,髓大,皮层厚,木质部甚窄。网状中柱,内始式木质部,原生木质部仅有螺纹管胞,后生木质部为孔纹管胞,次生木质部则由具缘纹孔的管胞组成,年轮明显。各种器官内均有分泌腔。叶扇形,有柄,长枝上的叶大都具2裂,短枝上的叶常具波状缺刻。

银杏雌雄异株。小孢子叶球呈柔荑花序状,生于短枝顶端的鳞片腋内。小孢子叶有1短柄,柄端有由2个(稀为3～4个,或甚至7个)小孢子囊组成的悬垂的小孢子囊群。大孢子叶球很简单,通常仅有1长柄,柄端有2个环形的大孢子叶,称为珠领(collar),也叫珠座;大孢子叶上各生1个直生胚珠,但通常只有1个成熟,偶有若干个胚珠,这是一种返祖现象;珠被1层,珠心中央凹陷为花粉室。雌配子体发育极似铁树,不同的是珠被发育时含有叶绿素,并有明显的腹沟细胞。雄配子体的发育和受精过程等,也都与铁树相似。具纤毛的游动精子是受精时需水的遗迹,这是铁树与银杏所具有的原始性状(图11-3-2)。

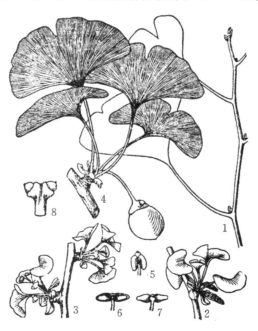

图11-3-2　银杏
1.着冬芽的长枝　2.雄花枝　3.雌花枝　4.着种子的枝
5.雄蕊,示两个未展开的花粉囊　6.雄蕊背面　7.雄蕊正面　8.胚珠与杯状心皮

胚的发育步骤和成熟种子,也与铁树相似;不过胚柄不强烈伸长,胚的体积较小。种子近球形。熟时黄色,外被白粉。种皮分化为 3 层:外种皮厚,肉质,并含有油脂及芳香物质,中种皮白色,骨质,具 2～3 纵脊,内种皮红色,纸质;胚乳肉质。子叶 2 枚。

银杏为著名的孑遗植物,为我国特产,现广泛栽培于世界各地,仅浙江西天目山有野生状态的树木,生于海拔 500～1000 米。栽培的银杏有数百年或千年以上的老树。树形优美,春季叶色嫩绿,秋季鲜黄,颇美观,可做行道树及园林绿化的珍贵树种。木材优良,可供建筑、雕刻、绘图板、家具等用材。种仁(白果)供食用(多食易中毒)及药用,入药有润肺、止咳、缩小便等功效。

**3. 松科　Pinaceae**

常绿乔木,稀落叶性(如金钱松)。叶在长枝上螺旋状散生,在短枝上簇生,针形或条形。雌雄同株;雄球花穗状,雄蕊多数,各具 2 药室;花粉粒外壁两侧突出成翼状的气囊;雌球花由多数螺旋状排列在大孢子叶轴上的珠鳞(心皮)组成,珠鳞在结果时称种鳞。每个珠鳞的腹面(近轴面)有两个胚珠,背面(远轴面)有 1 片苞片,称苞鳞,苞鳞与珠鳞分离。多数种鳞和种子聚成木质球果。种子通常具单翅。具胚乳,有子叶 2～15 枚。

共 10 属,230 余种,广布于全世界。我国有 10 属,约 113 种,全国各地均有分布。已知药用 8 属,48 种。本科植物常有树脂道,含树脂和挥发油。

**药用植物:**

**油松** *Pinus. tabuliformis* Carr. 常绿乔木,枝条平展或向下伸,树冠近平顶状;叶二针一束,粗硬,长 10～15 厘米,叶鞘宿存;球果卵圆形,熟时不脱落。种鳞的鳞盾肥厚,鳞脐凸起有尖刺;种子具单翅。为我国特有树种。分布于辽宁、内蒙古、河北、山东、河南、山西、陕西、甘肃、青海和四川北部等。药用功效与马尾松相似(图 11 - 3 - 3)。

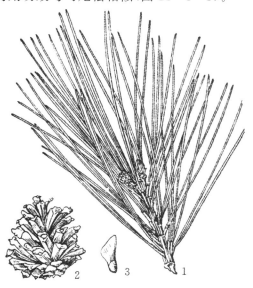

图 11 - 3 - 3　油松
1. 雄花枝　2. 球果　3. 种子

**4. 柏科** Cupressaceae

常绿乔木或灌木,叶交互对生或三叶轮生,常为鳞片状或针状,或同一树上兼有两型叶。雌雄同株或异株;雄球花单生于枝顶,椭圆状球形,雄蕊交互对生,每雄蕊具2~6花药;雌球花球形,有数对交互对生的珠鳞,珠鳞与苞鳞结合,各具1至多数胚珠。珠鳞镊合状或覆瓦状排列。球果木质或革质,有时浆果状。种子具胚乳。

共22属,约150种,分布于南北两半球。我国有8属,29种,分布于南北各地。已知药用有6属,20种。本科植物常含树脂、挥发油。

**药用植物:**

**侧柏(扁柏)**Platycladus orientalis (L.) Franco 常绿乔木,小枝扁平,排成一平面,直展。叶全为鳞片叶,交互对生,贴生于小枝上。球花单性同株。球果单生枝顶,卵状矩圆形;种鳞4对,扁平,覆瓦状排列,有反曲的尖头,熟时开裂,中部种鳞各有种子1~2枚。种子卵形,无翅。分布遍及全国(图11-3-4)。各地常有栽培,为我国特产树种。枝叶(侧柏叶)能凉血、止血。种子(柏子仁)能养心安神、润燥通便。

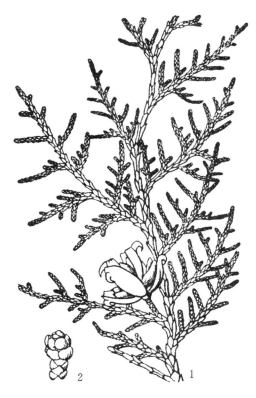

图11-3-4 侧柏
1.球果枝 2.雄球花

**5. 红豆杉科(紫杉科)** Taxaceae

常绿乔木或灌木。叶披针形或条形,互生或交互对生,基部扭转成2列,下面沿中脉两侧各具1条气孔带。球花单性异株,稀同株,雄球花常单生或成穗状花序状,雄蕊多数,具3~9

个花药,花粉粒无气囊;雌球花单生或成对,胚珠 1 枚,生于苞腋,基部具盘状或漏斗状珠托。种子浆果状或核果状,包被于肉质的假种皮中。

共 5 属,23 种,主要分布于北半球。我国有 4 属,12 种。已知药用 3 属,10 种。

**药用植物:**

**榧树** *Torreya grandis* Fort. et Lindl. 常绿乔木,树皮条状纵裂。小枝近对生或轮生。叶螺旋状着生,扭曲成 2 列,条形,坚硬革质,先端有刺状短尖,上面深绿色,无明显中脉,下面淡绿色,有 2 条粉白色气孔带。雌雄异株;雄球花单生叶腋,圆柱状,雄蕊多数,各有 4 个药室;雌球花成对生于叶腋。种子椭圆形或卵形,成熟时核果状,由珠托发育的假种皮所包被,淡紫红色,肉质(图 11 - 3 - 5)。分布于江苏、浙江、安徽南部、福建西北部、江西及湖南等省,为我国特有树种,常见栽培。种子(香榧子)可食,能杀虫消积,润燥通便。

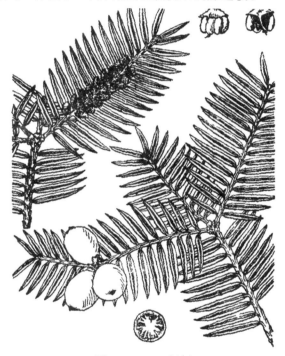

图 11 - 3 - 5　榧树

同科植物入药的还有:红豆杉 *Taxus chinensis* (Pilger) Rehd. 叶用治疥癣。茎皮含紫杉醇有抗癌作用。

**6. 三尖杉科(粗榧科)　Cephalotaxaceae**

常绿乔木或灌木。叶条形或条状披针形,交互对生或近对生,在侧枝上基部扭转而成 2 列,叶上面中脉凸起,下面有白色气孔带两条;其横切面在维管束与下表皮之间有一树脂道。球花单性异株,稀同株。雄球花有雄花 6~11,聚生成头状,腋生,基部有多数螺旋状排列的苞片,雄蕊 4~16,各具 2~4(通常为 3)个药室,花粉粒球形,无气囊;雌球花有长柄,生于小枝基部的苞片基部,有数对交互对生的苞片,每苞片基部生 2 枚胚珠,仅 1 枚发育。种子核果状,基部有宿存苞片,外种皮质硬,内种皮薄膜质,有胚乳,子叶 2 片。

本科仅有三尖杉属(Cephalotaxus)1属,我国有10种,分布于黄河以南及西南各省区。已知药用9种,其中以三尖杉和中国粗榧常见,是提取具抗癌作用的三尖杉生物碱的药用植物。

**药用植物:**

**三尖杉** *Cephalotaxus fortunei* Hook. f. 常绿乔木,树皮红褐色,片状脱落,小枝对生,细长稍下垂。叶螺旋状着生,排列成二列,线形,稍镰状弯曲,长约5~10厘米,中脉在叶面突起,叶背中脉两侧各有1条白色气孔带。雄球花8~10聚生成头状,生于叶腋,每个雄球花有雄蕊6~16,生于一苞片上。雌球花有长梗,生于小枝基部,有数对交互对生的苞片,每苞片基部着生2粒胚珠。种子核果状长卵形,熟时紫色。分布于我国陕西南部、甘肃南部、华东、华南、西南地区。生于山坡疏林、溪谷湿润而排水良好的地方。种子能润肺,消积,杀虫。

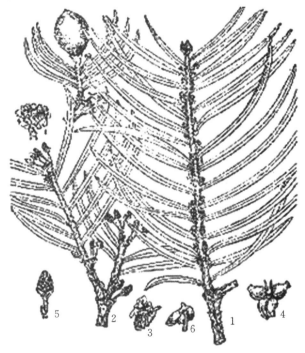

图 11-3-6　三尖杉
1.着雄球花的枝　2.具种子的枝　3.着雌球花的枝
4.雌蕊　5.雄球花序　6.雌球花折去苞片,示2粒胚珠

**粗榧** *C. sinensis* (Rehd. et Wils.)Li 与三尖杉主要区别:灌木或小乔木。叶条形,长2~5厘米,在小枝上排列较紧密。分布于长江以南及陕西、甘肃、河南等省。生境与三尖杉略同,功效同三尖杉。

同属含粗榧碱类生物碱的植物还有海南粗榧 *C. hainanensis* Li、篦子三尖杉 *C. oliveri* Mast.、台湾三尖杉 *C. wisoniana* Hay.。

**7. 麻黄科　Ephedraceae**

小灌木或亚灌木。小枝对生或轮生,节明显,节间有细槽,茎的木质部有导管,髓部深红色。叶小,鳞片状,对生或轮生于节上,基部结合成鞘状:雌雄异株。雄球花由数对苞片组成,每苞片中有雄花一朵,每花具雄蕊 2～8,花丝合成 1～2 束,外有膜质假花被;雌球花由多数苞片组成,常有雌花 1～2 朵,各生胚珠 1 枚,胚珠外有革质假花被包被,顶端有珠被延伸而成的珠孔管。种子浆果状,由假花被发育成的假种皮所包围,其外有红色肉质苞片。

仅 1 属约 40 种。分布亚洲、美洲、欧洲东南部及非洲北部等干旱、荒漠地区。我国产 12 种,分布于东北、西北、西南等省区。药用 11 种。本科植物含有麻黄碱等多种生物碱。

**药用植物:**

**草麻黄** *Ephedra sinica* Stapf 亚灌木,常呈草本状,高 30～60 厘米;草质茎,绿色,小枝对生或轮生,有细纵槽。叶鳞片状膜质,基部鞘状,先端常向外反曲。雄球花有雄蕊 7～8,花丝合生。雌球花单生枝顶,通常有 4 对苞片,仅最上部一对各有 1 雌花,成熟时苞片肉质红色,内包种子 2 粒。分布于河北、山西、内蒙古、辽宁、吉林等地。多生于山坡、干燥荒地、草原等地。草质茎(麻黄)能发汗散寒,宣肺平喘,利水消肿;并为提取麻黄碱的主要原料。根(麻黄根)能止汗(图 11 - 3 - 7)。

本属药用植物还有:**木贼麻黄** *E. equisetina* Bge、**中麻黄** *E. intermedia* Schr. exMey. 、**丽江麻黄** *E. likiangensis* Florin、**膜果麻黄** *E. przewalskii* Stapf 等。

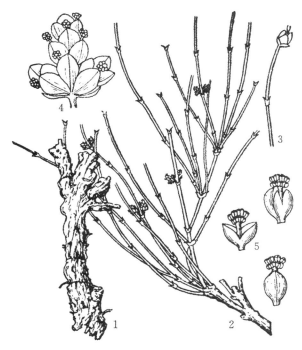

图 11 - 3 - 7 草麻黄
1.根 2.雌株 3.雌球花 4.雄球花 5.雄花

# 第四节 被子植物门

被子植物是植物界进化最高级、分布最广、适应性最强的 1 门。花在形态上具有不同于裸子植物孢子叶球;胚珠被包藏于闭合的子房内,由子房发育成果实;子叶1~2枚(很少3~4枚);维管束主要由导管构成;在生殖上配子体大大简化,以最少的分裂次数而发育,雌配子体中的颈卵器已不发育;在生态上适应于广泛的各式各样的生存条件;在生理功能上具有比裸子植物和蕨类植物大得多的对光能利用的适应性。全世界约有300~450个科(各个分类系统科的概念不同),25万种,大多数科分布在热带,2/3的种限于热带或其邻近地区。中国约2.5万种,分隶于291科和3050属。

被子植物分为双子叶植物纲和单子叶植物纲,区别如下(表11-1):

**表 11-1 双子叶植物纲与单子叶植物纲的主要区别特征**

| 双子叶植物纲 | 单子叶植物纲 |
| --- | --- |
| 花常为四或五基数 | 花常为三基数 |
| 花粉粒具3个萌发孔 | 花粉粒具单个萌发孔 |
| 种子常具两枚子叶 | 种子常为一枚子叶 |
| 植物体常有发达主根 | 植物体多有须根 |
| 茎内维管束排成圆筒状 | 茎内维管束散生 |
| 具形成层 | 无形成层 |
| 叶常具网脉,无叶鞘 | 叶常具平行脉或弧形脉,叶具鞘 |

## 一、双子叶植物纲

本纲分为原始花被亚纲(离瓣花亚纲)和后生花被亚纲(合瓣花亚纲)。

(一)离瓣花亚纲

主要特征:无被花、单被花,或虽为重被花,但花瓣常分离。雄蕊和花冠离生。胚珠一般有一层珠被。

**1. 木兰科 Magnoliaceae**

$(\hat{\male}, \female) * P_{6\sim12} A_{\infty} \underline{G}_{\infty;1:1\sim2}$

**本科特征**:乔木和灌木。单叶互生;托叶大,脱落后在小枝上留下环状托叶痕。花大、两性,单生于枝顶或叶腋,花被不分花萼与花瓣,花被片6至多数,每轮3片。雄蕊多数离生,螺旋状排列与柱状花托的下部。花药长于花丝。心皮多数离生,螺旋状排列与柱状花托上部。子房1室,每室胚珠2个或多颗。果实为聚合蓇葖果,花托于结果时延长,种子有丰富的胚乳。

**鉴别特征**:木本,具有油细胞。单叶互生,常全缘;托叶环痕明显;花单性,辐射对称,雄蕊和雌蕊均多数,常螺旋状排列在伸长的花托上,子房上位。聚合蓇葖果或聚合浆果。

**分布**:约20属,300种,主要分布在亚洲和北美洲热带、亚热带或温带地区。我国有14属,160余种,已知药用植物约90种,主要分布于长江流域及以南地区。

**化学成分**:本科植物常含有油细胞,皆含挥发油。

**药用植物：**

**厚朴** *Magnolia officinalis* Rehd. et Wils. 落叶乔木,树皮厚,紫褐色,有辛辣味;幼枝淡黄色,有细毛,后变无毛;顶芽大,窄卵状圆锥形。叶革质,倒卵形或倒卵状椭圆形。花与叶同时开放,单生枝顶,白色,芳香,雄蕊多数,花丝红色;心皮多数。聚合果长椭圆形、卵圆形或圆柱状;种子倒卵圆形,有鲜红色外种皮(图11-4-1)。分布于湖南、湖北、广西、福建等省。根皮、枝皮能燥湿消痰,下气除满;花蕾能理气,化湿。

**五味子** *Schisandrae Chinensis* 茎长4～8米,小枝灰褐色,叶倒卵形至椭圆形,生于老枝上的簇生,在幼枝上的互生。开乳白色或淡红色小花,单性,雌雄同株或异株,单生或簇生于叶腋,有细长花梗。夏秋结浆果,球形,聚合成穗状,成熟时呈紫红色(图11-4-2)。分布于东北、华北等地。果实作中药功能益气生津、敛肺滋肾、止泻、涩精、安神,可治久咳虚喘、津少口干、遗精久泻、健忘失眠等症。

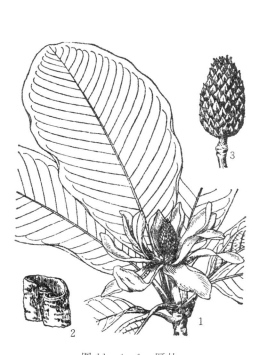

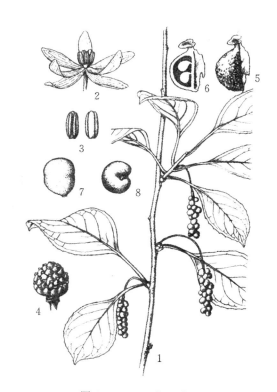

图11-4-1　厚朴　　　　　　　　　　图11-4-2　北五味子
1.花枝　2.树皮　3.果实　　　　　　1.果枝　2.雌花

本科药用植物尚有:凹叶厚朴(庐山厚朴)*Magnolia officinalis* Rehd. et Wils.

分布于江西、福建、浙江、安徽和湖南等省区。多有栽培。功效同厚朴。玉兰 *Magnolia denudata* Desr. 分布于河南、河北、江西、浙江、湖南、云南等省区。花蕾也作"辛夷"入药,可散风寒,通鼻窍。

**2. 毛茛科　Ranunculaceae**

$(\male\;\female) * , K_{3\sim\infty} C_{3\sim\infty,0} A_{\infty} \underline{G}_{1\sim\infty;1:1\sim\infty}$

**本科特征**：多年生草本，稀一年生草本。叶为单叶分裂或羽状复叶，基生或茎生。花辐射对称或两侧对称；两性，少单性；萼片 3 枚或多数，常呈花瓣状。花瓣 3 至多数，基部有时有距。雄蕊多数分离，心皮多数离生。1 室，胚珠 1 至多个。瘦果，少为浆果或蒴果。

**鉴别特征**：草本，花通常两性，雄蕊和心皮常多数，螺旋状排列，分离，聚合蓇葖果或聚合瘦果。

**分布**：约 50 属，2000 种，广布世界各地，主产北半球温带及寒温带。我国有 43 属，约 750 种，已知药用植物 400 余种，分布全国。

**化学成分**：成分较复杂，生物碱在本科植物中广泛分布。

**药用植物**：

**乌头** *Aconitum carmichaeli* Debx. 多年生草本。块根通常 2～3 个连生在一起，呈圆锥形或卵形，母根称乌头，旁生侧根称附子。外表茶褐色，内部乳白色，粉状肉质。茎高 100～130 厘米，叶互生，革质，卵圆形，有柄，掌状 2 至 3 回分裂，裂片有缺刻。立秋后于茎顶端叶腋间开蓝紫色花，花冠像盔帽，圆锥花序；萼片 5，花瓣 2。蓇葖果长圆形，由 3 个分裂的子房组成。主要分布于长江中下游各省，四川、陕西大量栽培。母根叫乌头，为镇静剂，治风痹，风湿神经痛。侧根（子根）入药，叫附子（图 11 - 4 - 3），有回阳救逆、补火助阳、逐风寒暑湿邪的作用。

**黄连** *Coptis chinensis* Franch. 多年生草本，根茎有分枝，形如鸡爪。叶基生，有长柄；叶片卵状三角形，三全裂，中央裂片棱形，羽毛深裂，边缘有锯齿。花葶 1～2 枝，顶生，聚伞花序有 3～8 朵，分布于四川一带。云连 *Coptis teeta* Wall. 叶中央裂片卵状棱形或长棱形。羽状深裂 3～6 对，分布于云南西北部，西藏东南部（图 11 - 4 - 4）。上两种根茎能清热燥湿，泻火解毒。

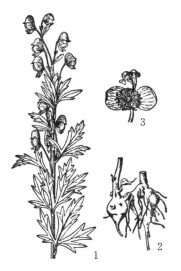

图 11 - 4 - 3　乌头
1.花枝　2.块根　3.花

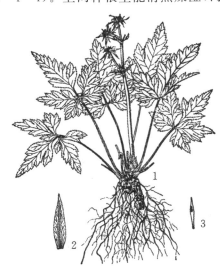

图 11 - 4 - 4　黄连
1.着花植株　2.萼片　3.花瓣

本科药用植物尚有：牡丹 *P. suffruticosa* Andr. 落叶灌木，蓇葖果表面密被柔毛，各地广泛栽培，根皮（牡丹皮）能清热凉血、散瘀通经。升麻 *Cimicifuga foetida* L. 主要分布于四川、青海等省区，根茎能发表透疹，清热解毒，升举阳气。紫背天葵 *Begonia fimbristipula* Hance

分布于长江中下游各省,块根(天葵子)能清热解毒,消肿散结。

**3. 桑科　Moraceae**

$\male\ P_{4\sim5}A_{4\sim5}$　$\female\ P_{4\sim5}\underline{G}_{(2:1:1)}$

**本科特征**:灌木或乔木或藤本,常有乳汁。单叶互生。花小,单性,同株或异株。常密集为葇荑花序,隐头花序,有的集成头状花序或穗状。单被花,萼片 4 个,雄花的雄蕊与萼片同数且对生。雌花的雌蕊由 2 心皮组成 1 室,1 胚珠。上位子房。小瘦果或核果,由宿存的肉质花被所包裹,并集生成聚花果,或许多小瘦果着生于肥大而中空的花序托内壁上形成隐花果。

**鉴别特征**:多木本,常有乳汁。叶互生,托叶细小,常早落,花小,单性,常密集成隐头花序或头状、葇荑花序;子房上位,聚花果。

**分布**:约 70 属,1400 余种,分布于热带及亚热带。我国有 18 属,近 170 种,其中药用植物约 55 种,全国各地均有分布,长江以南较多。

**化学成分**:本科植物主要含黄酮、强心苷、生物碱、挥发油及昆虫变态激素,桑色素、氰桑酮及二氢桑色素等黄酮类为本科特有成分。

**药用植物:**

**桑** *Morus alba* L. 落叶灌木或小乔木,高达 15 米。叶长 5~10 厘米,宽 4~8 厘米,边缘有粗锯齿,无毛。花单性,雌雄异株,穗状花序;雄花花被片 4,雄蕊 4,中央有不育蕊;雌花花被片 4,无花柱或极短,柱头 2 裂,宿存。聚花果(桑椹),黑紫色或白色(图 11-4-5)。全国各省均有栽培。根皮、枝、叶、果入药,根皮(桑白皮)能泻肺平喘,利水消肿;嫩枝(桑枝)能祛风湿,利关节;叶(桑叶)能疏散风热,清肺润燥,清肝明目;果穗(桑椹)能补血滋阴,生津润燥。

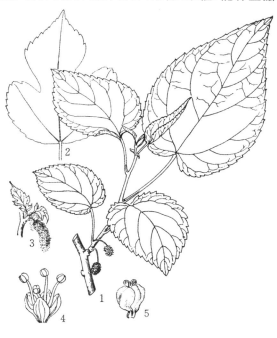

图 11-4-5　桑
1. 果枝　2. 叶形　3. 雄花序　4. 雄花　5. 雌花

无花果 Ficus carica Linn. 落叶灌木或乔木,有乳汁。干皮灰褐色,平滑或不规则纵裂。小枝粗壮,托叶包被幼芽,托叶脱落后在枝上留有极为明显的环状托叶痕。单叶互生,厚膜质,宽卵形或近球形,肉质花序托有短梗,单生于叶腋;雄花生于一花序托内面的上半部,雄蕊3;雌花生于另一花序托内。聚花果梨形,熟时黑紫色;瘦果卵形,淡棕黄色。原产于欧洲地中海沿岸和中亚地区,西汉时引入中国,以长江流域和华北沿海地带栽植较多,北京以南的内陆地区仅见有零星栽培。无花果能润肺止咳、清热润肠。

本科常见的药用植物尚有:构树 Broussonetia papyrifera (Linn.) Vent. 分布于我国大部分地区,果实(楮实子)能补肾,利水,清肝明目。啤酒花 Humulus lupulus L. 新疆有野生,我国长江以北有栽培。未成熟的果穗能健胃消食,安神,止咳化痰。榕树 Ficus microcarpa 我国华南地区常有分布,并有栽培。其气生根、叶在民间作药用。

### 4. 樟科 Lauraceae

$(\hat{\mathcal{Q}}, \female) * , P_{(6\sim9)} A_{3\sim12} \underline{G}_{(3:1:1)}$

**本科特征**:常绿或落叶木本,叶及树皮均有油细胞,含挥发油。单叶互生,革质,全缘,三出脉或羽状脉,背面常有灰白色粉,无托叶。花常两性,辐射对称,圆锥花序、总状花序或头状花序,花各部轮生,3基数;花被6裂,很少为4裂,同形,排成2轮,花被管短,在结实时增大而宿存,或脱落;雄蕊3~12,常9,3~4轮,每轮3枚,常有第4轮退化雄蕊,花药4或2室,瓣裂,第3轮雄蕊花药外向,花丝基部有腺体;花粉球形至近球形,无萌发孔,外壁薄,表面常具小刺或小刺状突起;子房上位,1室,有1悬垂的倒生胚珠。

**鉴别特征**:木本,多具油细胞,有香气,单叶多互生,全缘,花单被,花药瓣裂,子房上位,核果。

**分布**:本科约45属,2000~2500种,主产热带及亚热带,我国产20属,约423种,5变种,多产于长江流域及以南各省,为我国南部常绿林的主要森林树种。

**化学成分**:本科植物常含挥发油和生物碱。

**药用植物**:

樟 C. camphora (L.) Presl. 常绿性乔木。叶薄革质,卵形或椭圆状卵形,顶端短尖或近尾尖,基部圆形,离基3出脉,近叶基的第一对或第二对侧脉长而显著,背面微被白粉,脉腋有腺点。花黄绿色,春天开,圆锥花序腋生,又小又多。球形的小果实成熟后为黑紫色直径约零点五公分。主要生长于亚热带土壤肥沃的向阳山坡、谷地及河岸平地;分布于长江以南及西南,尤其以四川省宜宾地区和江西樟树市生长面积最广。提取物能开窍避秽;外用能除湿杀虫,温散止痛。

肉桂 C. cassia Presl. 常绿乔木,芳香。树皮灰褐色,幼枝有四棱,被灰黄色茸毛。叶互生或近对生,革质,长椭圆形至近披针形,先端短尖,基部楔形,上面绿色,有光泽,离基三出脉;具叶柄。圆锥花序腋生;花被片6,白色;能育雄蕊9,3轮,内轮花丝基部有腺体2,子房卵形。浆果紫黑色,椭圆形,具浅杯状果托(图11-4-6)。我国主产于云南、广西、广东、福建。树皮(肉桂)能补火助阳,引火归源,散寒止痛,活血通经。用于阳痿、宫冷、心腹冷痛、虚寒吐泻、经闭、痛经、温经通脉。嫩枝(桂枝)能发汗解肌,温经通脉,助阳化气。

### 5. 锦葵科 Malvaceae

$(\hat{\mathcal{Q}}, \female) * K_{5,(5)} C_5 A_{(\infty)} \underline{G}_{(3\sim\infty:3\sim\infty:1\sim\infty)}$

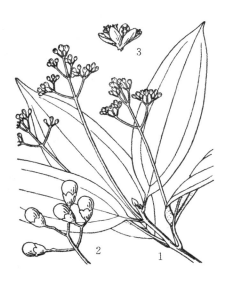

图 11-4-6　肉桂
1.花枝　2.果枝　3.花

**本科特征**：木本或草本，皮部富含纤维，具粘液；单叶互生，托叶早落，常为掌状脉；花两性，稀单性，辐射对称；萼片 5，分离或合生；其下常有由苞片变成的副萼；花萼宿存，花瓣 5，雄蕊多数，花丝联合成管，为单体雄蕊，花粉具刺，球形，子房上位；蒴果或分果。

**鉴别特征**：多具黏液，叶表面常有星状毛，单叶互生，常掌状分裂；萼片 5，分离或合生，宿存，单体雄蕊，花药 1 室，花粉有刺，蒴果或分果。

**分布**：约 50 属 1000 余种，广布于温带和热带。我国有 17 属约 80 种，分布于南北各地。已知药用 60 余种。

**化学成分**：本科植物的主要活性成分有黄酮苷、生物碱及酚类等。

**药用植物**：

**苘麻** *Abutilon theophrasti* Medicus. 一年生草本，全株被星状毛。叶互生，圆心形。花单生于叶腋；花萼 5 裂；花瓣 5，黄色；单体雄蕊；心皮 15～20，轮状排列。蒴果半球形，裂成分果瓣，每果瓣顶端有 2 长芒。种子三角状肾形，灰黑色或暗褐色，具细毛。分布于南北各地，多栽培。种子(苘麻子)能清热利湿，解毒，退翳(图 11-4-7)。

**木芙蓉** *H. mutabilis* L. 落叶灌木或小乔木。枝干密生星状毛，叶互生，广卵形，呈 5～7 裂，裂片呈三角形，基部心形，叶缘具钝锯齿，两面被毛。花于枝端叶腋间单生，有白色或初为淡红后变深红以及大红重瓣、白重瓣、半白半桃红重瓣和红白间者。蒴果，扁球形。原产中国，黄河流域至华南均有栽培，尤以四川成都一带为盛。叶、花、根皮均能清热解毒，消肿排脓，凉血止血。用于肺热咳嗽，月经过多，白带；外用治痈肿疮疖，乳腺炎，淋巴结炎，腮腺炎，烧烫伤，毒蛇咬伤，跌打损伤。

本科常见的药用植物尚有：冬葵(冬苋菜)*Malva crispa* Linn. 全国各地多栽培。果实在四川作"冬葵子"能清热利尿，消肿；又为蒙古族作"冬葵果"习用。

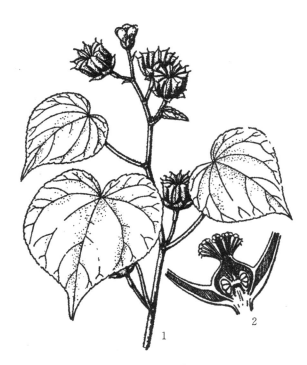

图 11 - 4 - 7　苘麻
1.着花果的枝　2.雌蕊纵切

## 6.十字花科　Cruciferae

$(\male,\female) * K_{2+2} C_4 A_{2+4} \underline{G}_{(2:2:1\sim\infty)}$

**本科特征**：草本，具有辛辣味；单叶互生，无托叶。花两性，辐射对称，总状花序；花萼 4，每轮 2 片；花瓣 4，十字形排列，基部常成爪；花托上有蜜腺，常与萼片对生；雄蕊 6，外轮 2 个短，内轮 4 个长，为四强雄蕊；子房上位，心皮 2，合生，假隔膜，把子房分为假 2 室，亦有横隔成数室的，侧膜胎座。长角果或短角果。

**鉴别特征**：草本，花两性，花瓣 4，十字排列；四强雄蕊；子房上位，由假隔膜分成二室，侧膜胎座，长角果或短角果。

**分布**：约 375 属 3200 种，主要分布于北温带，我国有 95 属约 425 种，全国各地均有分布。

**化学成分**：本科植物多含有硫苷，某些种类含强心苷、吲哚苷。

**药用植物**：

**菘蓝** *Isatis indigotica* Fort. 二年生草本。茎直立，上部多分枝。叶互生，基生叶具柄，叶片长圆状椭圆形，全缘或波状；茎生叶长圆形或长圆状披针形，先端钝或尖，基部垂耳圆形，抱茎，全缘。复总状花序顶生，花黄色；萼片 4；花瓣 4；雄蕊 6，四强。长角果矩圆形，扁平，边缘翅状（图 11 - 4 - 8）。主产于河北、江苏、安徽、陕西等省。根入药（板蓝根）能清热解毒，凉血利咽；叶（大青叶）能清热解毒，凉血消斑；叶含靛蓝，可加工制成"青黛"。

**芜青** *Brassica rapa* L. 二年生草本。块根肉质，球形、扁圆形或长椭圆形，须根多生于块根下的直根上。茎直立，上部有分枝，基生叶绿色，羽状深裂，顶端的裂片大而钝，边缘波浪形

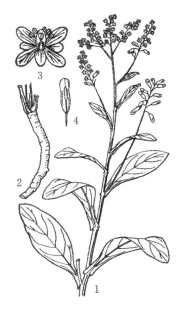

图 11-4-8　菘蓝
1.花果枝　2.根　3.花　4.果实

或浅裂,其他的裂片越下越小,全叶如琴状,上面有少许散生的白色刺毛,下面较密;茎上部的叶通常矩圆形或披针形,不分裂,无柄,基部抱茎。总状花序长,花小,展开;花瓣 4,十字形;雄蕊 6,4 强雄蕊;雌蕊 1,子房上位,1 室,由 1 层膜质隔膜隔成假 2 室。长角果圆柱形,长 3.5～6 厘米。全国各地均有栽培。具有开胃下气,利湿解毒。治食积不化,黄疸,消渴,热毒风肿,疔疮,乳痈。

**7.蔷薇科　Rosaceae**

$$(\male, \female) * K_{4\sim5} \ G_{0\sim5} \ A_\infty \ \underline{G}_{1\sim\infty;1:1\sim2}, \ \overline{G}_{(2\sim5:2\sim5:2)}$$

**本科特征**:草本,灌木或乔木,常有刺及明显的皮孔;叶互生,稀对生,单叶或复叶,常具托叶。花两性,辐射对称,花托凸隆或凹陷,花被与雄蕊常愈合成碟状、钟状、杯状、坛状或壶状的萼筒,萼裂片 5;花瓣 5,分离,覆瓦状排列;雄蕊常多数,花丝分离;子房上位或下位,心皮 1 至多数,分离或联合,每心皮有 1 至 2 个倒生胚珠。果实有核果、梨果、瘦果、蓇葖果等。

**鉴别特征**:常具托叶,花两性,辐射对称;花托膨大成各种形状,花萼基部多与花托愈合成盘状、杯状、坛状或壶状的萼筒;萼片、花瓣多为 5,核果、梨果、瘦果、蓇葖果。

**分布**:本科约 124 属,3300 种余种,分布于世界各地,以北温带较多。我国有 51 属,1100 余种,全国各地均有分布。

**化学成分**:本科植物含有氰苷类、多元酚类,以及鞣质、黄酮化合物等,果实含有有机酸等。

**药用植物**:

本科根据心皮数、子房位置和果实的特征分为 4 个亚科。

**亚科Ⅰ.绣线菊亚科 Spiraeoideae**

木本。常无托叶,子房上位,心皮通常 5 个分离或基部联合,花筒呈盘状(浅杯状;蓇葖果,少蓇果。

**药用植物：**

**绣线菊** Spiraea salicifolia 为落叶直立灌木，小枝有棱及短毛，单叶互生，叶片长圆状披针形，缘具细密锐锯齿，两面无毛，叶柄短，无毛，长圆形，被毛，花密集，两性花，花瓣粉红色，雄蕊多数伸出花瓣外，花有花盘、苞片、花萼和萼片，均被毛，蓇葖果直立，沿腹缝线有毛并具反折萼片。辽宁、内蒙古、河北、山东、山西等地均有栽培分布。以根及嫩叶入药，清热解毒。用于目赤肿痛，头痛，牙痛，肺热咳嗽；外用治创伤出血。

**亚科Ⅱ.蔷薇亚科** Rosoideae

木本或草本。叶互生，托叶发达。子房上位，每心皮含胚珠1～2个周位花；心皮多数，分离，花托凹陷或突出在上，聚合瘦果。

**药用植物：**

**龙芽草** Agrimonia pilosa Ldb. 多年生草本，全株具白色长毛，根茎横走，圆柱形，秋末自先端生一圆锥形向上弯曲的白色芽。茎直立。单数羽状复叶互生，小叶大小不等，间隔排列，卵圆形至倒卵形，托叶卵形。总状花序顶生或腋生，花小，黄色，萼筒外面有槽并有毛，顶端生一圈钩状刺毛，裂片5；花瓣5；雄蕊10；心皮2。瘦果倒圆锥形，萼裂片宿存（图11-4-9）。全国各地均产，分布于荒地、山坡、路弯、草地。全草（仙鹤草）能收敛止血，主治劳咳、吐血、尿血、便血、牙龈出血、崩漏带下、血痢、胃溃疡出血、子宫、痔疮出血等，并有强心作用。

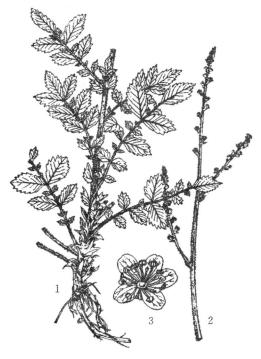

图11-4-9 龙芽草
1.植株 2.花序 3.花

　　**地榆** *Sanguisorba officinalis* Linn. 多年生草本，根粗壮，木质化。单数羽状复叶有小叶
5～19，小叶片卵圆形或矩圆状卵形，基部微心形、截形或宽楔形，边缘有带尖头的锯齿，无毛，
有小托叶；托叶近镰刀状，有三角状齿，抱茎。穗状花序圆柱状或卵圆形；每花基部有 1 苞片和
2 小苞片，有毛；萼片花瓣状，暗紫红色；雄蕊 4，几与萼片等长而长于花柱。瘦果褐色，有毛和
纵棱，包在宿萼内（图 11－4－10）。全国各地都有分布。收敛止血药，外敷治烫伤。

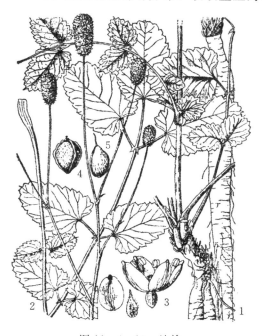

图 11－4－10　地榆
1.根　2.花枝　3.花和花萼　4.果实　5.种子

　　**亚科Ⅲ.梨亚科** Maloideae
　　木本。有托叶，早落。子房下位或半下位，心皮 2～5，多数与杯状花筒之内壁结合；花筒
杯状，肥厚；梨果。
　　**药用植物：**
　　**贴梗海棠** *Chaenomeles speciosa* (Sweet) Nakai 落叶灌木，枝外展，有直刺；小枝棕褐色。
单叶互生；托叶较大，叶片薄革质，卵形、长椭圆形或椭圆状披针形，边缘有尖锐锯齿，无毛，或
下面沿叶脉有短柔毛。花 3～5 朵簇生；花梗短粗，萼筒钟状，外面无毛，顶端 5 裂，裂片半圆
形，花瓣 5，倒卵形或近圆形，红色，稀淡红色或白色，基部有短爪；雄蕊 45～50；花柱 5，基部合生。
梨果，球形或卵形，黄色或黄绿色，芳香，疏生不明显斑点，果梗短或近于无梗（图 11－4－11）。主
要分布于华东、华中、西北和西南等地区。各地常见栽培。果实（木瓜）能平肝舒筋、和胃化湿。
　　**枇杷** *Eriobotrya japonica* (Thunb.) Lindl. 常绿小乔木，小枝密生锈色或灰棕色绒毛。叶
片革质，披针形、长倒卵形或长椭圆形，边缘有锯齿，背面及叶柄密生锈色绒毛。圆锥花序花多
而紧密；花序梗、花柄、萼筒密生锈色绒毛；花白色，芳香，花瓣内面有绒毛，基部有爪。梨果近
球形或长圆形，黄色或桔黄色，外有锈色柔毛，后脱落，果实大小、形状因品种不同而异。

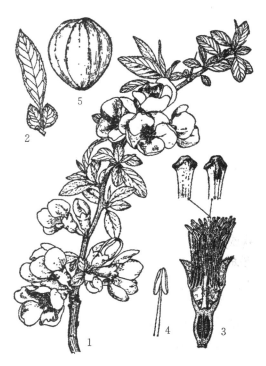

图 11-4-11 贴梗海棠
1.花枝 2.叶及托叶 3.花纵剖面 4.雄蕊 5.果实

同属木瓜 *C. sinensis*（Thouin）Koehne 落叶灌木或小乔木，枝无刺，幼时被毛，后脱落。单叶互生；托叶膜质，叶片椭圆形或长椭圆形，花单生于叶腋，花梗短粗，萼筒钟状，花瓣5，倒卵形，淡粉红色；雄蕊多数；花柱3～5，基部合生。梨果，长椭圆形，暗黄色，果梗短，果实干燥后果皮不皱缩，故入药称光皮木瓜。分布于长江流域以南及陕西等地。常栽培。

**亚科Ⅳ. 梅亚科** Prunoideae

木本。单叶，有托叶，子房上位，心皮1，胚珠2个，花萼筒凹陷呈杯状，核果。内含1种子。

**药用植物：**

**杏** *Armeniaca vulgaris* Lam. 落叶乔木。小枝褐色或红褐色。叶卵圆形或卵状椭圆形，缘具钝锯齿，叶柄基部具2个腺体。花单生，先叶开放，花瓣白色或稍带红晕。核果近卵形，具缝合线和柔毛，淡黄色至黄红色（图11-4-12）。杏在我国分布范围很广，除南部沿海及台湾省外，大多数省区皆有。杏仁有止咳定喘、润肠通便的功效。

**郁李** *Cerasus japonica*（Thunb.）Lois. 落叶灌木，小枝纤细而柔，冬芽极小，灰褐色，幼时黄褐色，干皮褐色，无毛。叶卵形或宽卵形，少有披针形卵形，边缘有锐重锯齿，无毛，或下面沿叶脉生短柔毛，托叶条形，边缘具腺齿，早落。花与叶同时开放，萼筒筒状，无毛，裂片卵形，花后反折；花瓣粉红色或近白色，倒卵形；雄蕊多数，离生，核果，光滑而有光泽。分布广泛，中国的华北、东北、华中、华南均有分布，主要地区为黑、吉、辽、冀、鲁、豫、浙。种仁（郁李仁）润肠缓

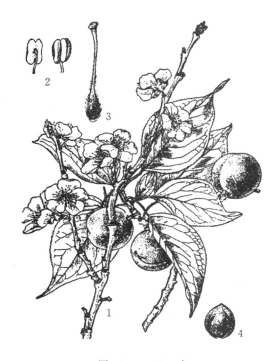

图 11 - 4 - 12　杏
1.花果枝　2.雄蕊　3.雌蕊　4.果实

下,利尿,治浮肿脚气。

**8.卫矛科**　Celastraceae

（☿,♀）∗ $K_{4\sim5}C_{4\sim5}A_{4\sim5}G_{(2\sim5:1\sim5:2)}$

**本科特征:**灌木或乔木,有时蔓生。单叶,互生或对生。花两性或单性,小形,辐射对称,成腋生或顶生聚伞花序,有时单生;萼片 4～5,常着生于花盘上,花部 4～5 基数,稀更多;雄蕊 4～5;花粉通常为扁球形或近球形,2 核或 3 核,具 3 孔沟或有时 3 孔;花盘显著;子房上位,与花盘分离或联合,1～5 室,每室常有 2 胚珠;花柱短或缺,柱头 2～5 裂。果为蒴果、浆果、翅果或核果;种子常有鲜艳色彩的假种皮,具胚乳。

**鉴别特征:**灌木或乔木,单叶,辐射对称,集成腋生或顶生聚伞花序;萼片 4～5,常着生于花盘上,花部 4～5 基数,子房上位,花柱短或缺,种子常有鲜艳色彩的假种皮。

**分布:**约 55 属 850 种,分布于热带和温带。我国有 12 属,约 200 种,分布于全国各地。已知药用近 100 种。

**化学成分:**本科主要含倍半萜醇及倍半萜生物碱

**药用植物:**

**卫矛**　E. alatus(Thunb.)Sieb. 灌木,小枝四棱形,有 2～4 排木栓质的阔翅。叶对生,叶片例卵形至椭圆形,边缘有细尖锯齿;早春初发时及初秋霜后变紫红色。花黄绿色,常 3 朵集成聚伞花序。蒴果棕紫色,深裂成 4 裂片,有时为 1～3 裂片;种子褐色,有桔红色的假种皮(图11 - 4 - 13)。长江下游各省至吉林都有分布,带翅的枝入药,称"鬼箭羽",有破血、止痛、通经、

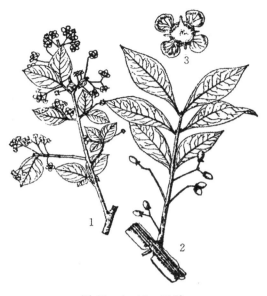

图 11 - 4 - 13 卫矛
1.花枝　2.果枝　3.花

泻下、杀虫等功效。

**雷公藤** *Tripterygium wilfordii* Hook. f. 落叶藤本,小枝棕红色,有棱,密生瘤状皮孔及锈色短毛。单叶互生,椭圆形至宽卵形。聚伞圆锥花序顶生及腋生毛;花杂性,白绿色。蒴果具三片膜质翅,长圆形;种子黑色,细柱状。产于浙江、安徽、江西、湖南、广东、广西、福建、台湾、云南等地。根入药,具有祛风除湿、活血通络、消肿止痛、杀虫解毒的功效。

**白杜** *Euonymus maackii* Rupr. 灌木或小乔木。树皮灰色或灰褐色;小枝细长,灰褐色,无毛。叶片椭圆状卵形或椭圆状披针形,顶端渐尖,基部近圆形,边缘有细锯齿。花序聚伞状,1～2 次分枝,有花 3～7 朵;花 4 基数,黄绿色;花药紫色。蒴果粉红色,倒圆锥形,4 浅裂,直径约 1 厘米;种子淡黄色或淡红色,有桔红色的假种皮。分布于辽宁、河北、河南、山东、山西、陕西、甘肃、安徽、浙江、福建、江西、湖北、四川。种子及根药用,治关节酸痛。

本科常见的药用植物尚有:南蛇藤 *Celastrus orbiculaut* Thunb. 分布于南北各地。根、茎、叶能行气活血,祛风除湿,消肿解毒。

**9. 大戟科　Euphorbiaceae**

♂ : $* K_{0\sim5} C_{0\sim5} A_{1\sim\infty}$；♀ : $* K_{0\sim5} C_{0\sim5} \underline{G}_{(3:3:1\sim2)}$

**主要特征**:乔木、灌木或草本,常含乳汁。单叶,稀为复叶,互生,有时对生,托叶早落。花序为聚伞花序、杯状花序,或总状花序和穗状花序;花单性;有时花盘或退化为腺体;雄蕊 1 至多数,花丝分离或合生;花粉大多数为长球形,少数为球形或扁球形,花粉外壁多具网状雕纹或颗粒状雕纹;子房上位,常 3 室,每室有 1～2 个胚珠。蒴果,少数为浆果或核果;种子有胚乳。

**鉴别特征**:常含有乳汁,杯状聚伞花序,花单性,雌雄同株或异株,雌蕊常由 3 心皮组成,子房上位,蒴果。

**分布**:约 300 属,8000 余种,分布世界各地,主产于热带和亚热带地区。我国有 69 多属,

360 余种,分布于全国各地,主产于西南、台湾等地。

**化学成分**:主要有生物碱、氰苷、硫苷、二萜、三萜成分。

**药用植物**:

**大戟** *E. pekinensis* Rupr. 多年生草本,全株含有白色乳汁。茎直立,上部分枝,表面被白色短柔毛。单叶互生;几无柄;长圆形或披针形,全缘,下面稍被白粉。杯状聚伞花序,通常 5 枝,排列成复伞形;基部有叶状苞片 5~8 枚;每枝再作 2 至数回分枝,分枝处着生近圆形的苞叶一对,对生;雌、雄花均无花被,花序基部苞叶近肾形;萼状总苞内有雄花多数,每花仅有雄蕊 1,花丝细柱形;花序中央有雌花 1,仅有雌蕊 1,子房圆形,花柱 3,顶端分叉,伸出总苞外并常下垂。蒴果三棱状球形,表面具疣状凸起物。种子卵圆形,表面光滑,灰褐色(图 11 - 4 - 14)。分布东北、华东地区及河北、河南、湖南、湖北、四川、广东、广西等地。根(京大戟)入药,具有泻水逐饮,消肿散结。

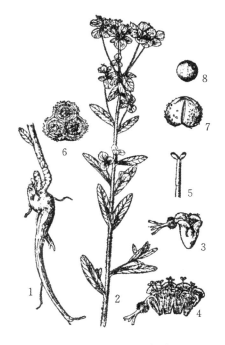

图 11 - 4 - 14　大戟
1.根　2.花枝　3.杯状聚伞花序　4.总苞打开,示腺体、雄花和雌花
5.雄花　6.子房横切　7.果实　8.种子

**铁苋菜** *Acalypha australis* L. 一年生草本,叶互生,薄纸质,椭圆形或卵状菱形,基部有 3 出脉,花单性,雌雄同株,穗状花序腋生;雌花在下,无花瓣;雌花萼片 3,子房 3 室,被疏毛,生于花序的叶状苞片内,苞片开展时肾形,合时如蚌,边缘有锯齿;雄花多数生于花序上端,花萼 4 裂,雄蕊 8。蒴果小,具钝三棱(图 11 - 4 - 15)。分布于全国各地。全草能清热解毒、利水消肿、治痢止泻。

**巴豆** *Croton tiglium* L. 常绿灌木,幼枝疏生星状毛。3 小叶;中间小叶倒卵形至矩圆形,先端圆形,基部圆楔形,上面疏生白色短柔毛,下面有平伏丝状毛;侧生小叶偏斜,较中间小叶

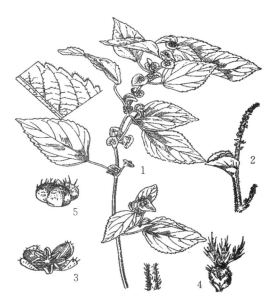

图 11-4-15  铁苋菜
1.果枝  2.花枝  3.雄花  4.雌花  5.果实

小。总状花序顶生,花小,单性,雌雄同株;雄花的萼片余花瓣均为5,雄蕊多数,花丝分离;雌花花瓣缺;子房上位,3室。蒴果,卵形,具三棱,密生星毛状。分布于四川、云南。种子入药,有大毒,外用蚀疮;种仁制霜(巴豆霜),能峻下积滞,逐水消肿,豁痰利咽。

10.芸香科  Rutaceae

( $\male$ , $\female$ ) $*$ $\uparrow$ $K_{5\sim4}$ $C_{5\sim4}$ $A_{10\sim8}$ $G_{(5\sim4)}$

**主要特征**:乔木、灌木、木质藤本,稀为草本,全体含挥发油。叶互生,偶有对生,复叶,稀为单叶,通常有透明油腺点。花两性,稀单性,多为辐射对称;萼片3~5,基部合生或离生;花瓣3~5,离生,雄蕊余花瓣同数或为其倍数,稀更多;子房上位,胚珠每室1~2个。柑果、蒴果、浆果、核果。

**鉴别特征**:有发达的油腺,含挥发油,在叶上表现为透明的油腺。子房上位,花盘发达;外轮雄蕊常和花瓣对生。叶多为复叶或单身复叶。

**分布**:分布于热带和温带。我国产29属,约150种,南北均有分布。

**化学成分**:主要含有挥发油、生物碱、黄酮类、香豆素及木脂素类。

**药用植物**:

**黄檗** *P. amurense* Rupr. 落叶乔木,奇数羽状复叶,对生或近互生;小叶5~15,先端长渐尖,基部圆楔形,通常歪斜;花小,黄绿色,萼片5,卵状三角形,花的雄蕊退化成小鳞片状,子房倒卵圆形,有短柄,5室,每室有1胚珠。浆果状核果近球形,成熟时黑色,有特殊香气与苦味;种子2~5,半卵形,带黑色。黄檗在东北林区,常散生在河谷及山地中下部的阔叶林或红松、云杉针阔叶混交林中;在河北山地则常为散生的孤立木,生于沟边及山坡中下部的杂木林中。树皮入药,用于治湿热黄疸,泻痢,足膝肿痛,带下,热淋,骨蒸潮热,盗汗,遗精;外用治疮疡,湿疹,黄水疮,烫火伤。

**野花椒** *Z. simulans* Hance 灌木,枝通常有皮刺及白色皮孔。单数羽状复叶,互生,叶轴边缘有狭翅和长短不一的皮刺;小叶通常 5~9,对生,厚纸质,两面均有透明腺点,上面密生短刺刚毛。聚伞状圆锥花序,顶生;花单性,花被片 5~8,一轮;雄蕊 5~7。蓇葖果 1~2,红色或紫红色,基部有伸长的子房柄,外面有粗大的腺点。分布于长江以南及河南、河北。果皮、种子、根入药。果皮:温中止痛,驱虫健胃。用于胃痛,腹痛,蛔虫病;外用治湿浊,皮肤瘙痒,龋齿疼痛。种子:利尿消肿。用于水肿,腹水。根:祛风湿,止痛。用于胃寒腹痛,牙痛,风湿痹痛。

**橘** *Citrus reticulata* Blanco 常绿小乔木或灌木,通常有刺。叶互生,革质,单身复叶,叶柄长,叶片椭圆形,全缘或为波状具不明显的钝锯齿,有半透明油点。花小,黄白色或带淡红色,花萼 5 裂,花瓣 5,长椭圆形;雄蕊 15~25,长短不一,花丝常 3~5 个连合。柑果近圆形或扁圆形,红色或橙黄色;种子卵圆形,一端尖。成熟果皮(陈皮)能理气健脾,燥湿化痰;中果皮与内果皮间的维管束群(橘络)能通络化痰;未成熟果皮或幼果(青皮)疏肝破气,散积化滞;种子(橘核)理气散结、消肿。栽培于丘陵、低山地带、江湖、湖泊沿岸或平原。

**11．五加科　Araliaceae**

$(\hat{\male},\female),*K_{5\sim10}\,C_{5\sim10}\,A_{5\sim10}\,\overline{G}_{(1\sim15:1\sim15:1)}$

**主要特征**:乔木、灌木或木质藤本,稀为草本,常有刺。叶常互生,单叶、掌状复叶或羽状复叶;叶柄基部常扩大;花小、整齐,两性或杂性,稀单性异株,排成伞形花序、头状花序、总状花序或穗状花序,这些花序常再组成圆锥状复花序;浆果或核果。

**鉴别特征**:多为木本,伞形花序,花 5 基数,子房下位,每室 1 胚珠,果实通常为浆果。

**分布**:约 80 属 900 余种,广布于热带、温带。我国有 23 属 160 种,除新疆外,分布几乎遍及全国。已知药用 100 余种。

**化学成分**:富含三萜皂苷、黄酮类及香豆素等。

**药用植物**:

**人参** *Panax ginseng* C. A. Mey. 多年生草本;主根肉质,圆柱形或纺锤形,须根细长;根状茎(芦头)短,上有茎痕(芦碗)和芽苞;茎单生,直立。叶为掌状复叶,轮生茎顶,依年龄叶形不同,一年生的只有 1 枚 3 片小叶组成的复叶,二年生的为 1 枚有 5 小叶的掌状复叶,三年生的有 2 枚掌状复叶,四年生的有 3 枚掌状复叶,以后每年递增 1 枚复叶,最多达 6 枚复叶;小叶 3~5,中部的 1 片最大,卵形或椭圆形,基部楔形,先端渐尖,边缘有细尖锯齿,上面沿中脉疏被刚毛。伞形花序顶生,花小;花萼具 5 齿;花瓣 5,淡黄绿色;雄蕊 5,花丝短,花药球形;子房下位,2 室,花柱 1,柱头 2 裂。浆果状核果扁球形或肾形,成熟时鲜红色;种子肾形。野生人参主要产于我国吉林的长白山等地区。人工种植的人参一般称为"园参"。多在我国吉林一带栽种,因此又叫"吉林参"。根入药,具有大补元气,复脉固脱,补脾益肺,生津,安神。用于体虚欲脱,肢冷脉微,脾虚食少,肺虚喘咳,津伤口渴,内热消渴,久病虚羸,惊悸失眠,阳痿宫冷;心力衰竭,心原性休克(图 11-4-16)。

**刺五加** *A. senticosus*(Rupr. Maxim. )Harms 落叶灌木。茎密生细长倒刺。掌状复叶互生,小叶 5 枚,边缘具尖锐重锯齿或锯齿。伞形花序顶生,单一或 2~6 聚生,花多而密;花萼具 5 齿;花瓣 5,卵形;雄蕊 5,子房 5 室。浆果状核果近球形或卵形,后具 5 棱,熟时紫黑色。生于山地林下及林缘。主产东北。以根、茎入药,具有益气健脾,补肾安神。用于脾肾阳虚、体虚乏力、食欲不振、腰膝酸痛、失眠多梦。

　　**三七** *Panax notoginseng*（Burkill）F. H. chen 多年生草本。根茎短,茎直立,光滑无毛。掌状复叶,具长柄,3～6 片轮生于茎顶;小叶 3～7,椭圆形或长圆状倒卵形,边缘有细锯齿。伞形花序顶生,花序梗从茎顶中央抽出。花小,黄绿色;花萼 5 裂;花瓣、雄蕊皆为 5。核果浆果状,扁球形,熟时红色。种子 1～3,扁球形。以根入药,具有散瘀止血,消肿定痛之功效。云南白药的主要原料(图 11 - 4 - 17)。

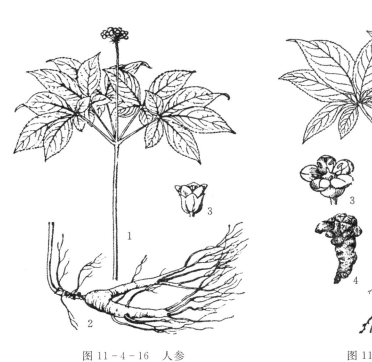

图 11 - 4 - 16　人参　　　　　　　　图 11 - 4 - 17　三七
1. 果枝　2. 根　3. 花　　　　　　1. 果枝　2. 根及根状茎　3. 花　4. 根状茎

　　**通脱木** *Tetrapanax papyrifer*（Hook.）K. Koch 灌木。小枝、花序均密生棕黄色星状厚绒毛。茎髓部白色,中央呈片状横隔。叶大,集生于茎顶,叶片掌状 5～11 裂。伞形花序集成圆锥花序;花瓣、雄蕊常 4 枚;子房下位,2 室。分布于长江以南各地和陕西。茎髓(通草)能清热利尿,通气下乳。

　　本科常见的药用植物尚有:西洋参 *Panax quinquefolium* L. 原产于北美洲,我国有引种。根能补气养阴、清热生津。细柱五加 *Acanthopanax gracilistlus* W. W. Smith 布于南方各省。根皮(五加皮)能祛风湿,补肝肾,强筋骨。藤五加 *A. leucorrhizus*（Oliv.）Harms 分布于西北及四川、湖北等地。茎皮作"红毛五加皮"药用。刺楸 *Kalopanax septumlobus*（Thunb.）Koidz. 分布于南北各省区。茎皮(川桐皮)能祛风湿,补肝肾,强筋骨。

　　**12. 伞形科　Umbelliferae**

　　$(\hat{\diamond},\female)*\ K_{5.0}\ C_5\ A_5\ \overline{G}_{(2;2;1)}$

　　**主要特征:**一年生至多年生草本。茎中空或有髓。叶互生,叶片分裂或多裂,一回掌状分裂或一回至四回羽状分裂或一回至二回三出式羽状分裂的复叶;叶柄基部膨大,或呈鞘状。花序常为复伞形花序,有时为伞形花序(图 11-4-18);子房上位,2 心皮合生,2 室,每室胚珠 1;上位花盘,花柱 2。双悬果。

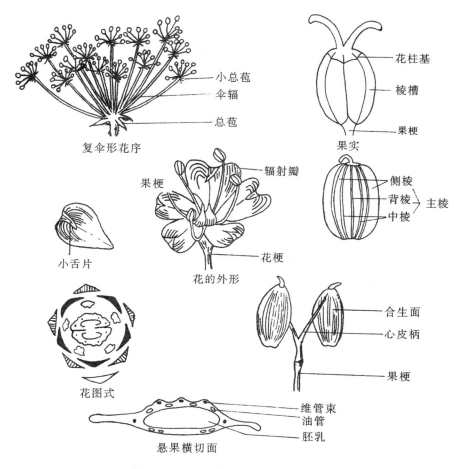

复伞形花序

小总苞
伞辐
总苞

花柱基
棱槽
果梗

果实

果梗

辐射瓣

小舌片

花梗

花的外形

侧棱
背棱 ⟩ 主棱
中棱

合生面
心皮柄

果梗

花图式

维管束
油管
胚乳

悬果横切面

图 11-4-18　伞形科植物花及花序

**鉴别特征**:芳香性草本,常有鞘状叶柄,具典型的复伞形花序,5 基数花,下位子房及双悬果。

**分布**:约 270 属 2800 种,主要分布在北温带。我国约 95 属 600 种。全国各地均产。已知药用 230 种。

**化学成分**:主要含有挥发油、香豆素、三萜皂苷、生物碱及黄酮类。

**药用植物**:

**当归** A. sinensis (Oliv.) Diels 多年生草本。茎带紫色。基生叶及茎下部叶卵形,2~3 回三出或羽状全裂,最终裂片卵形或卵状披针形,3 浅裂,叶脉及边缘有白色细毛;叶柄有大叶鞘;茎上部叶羽状分裂。复伞形花序;伞辐 9~13;小总苞片 2~4;花梗 12~36,密生细柔毛;花白色。双悬果椭圆形,侧棱有翅(图 11-4-19)。生于高寒多雨山区。主产甘肃、云南、四川;多栽培。根入药,具有补血活血,调经止痛,润肠通便。

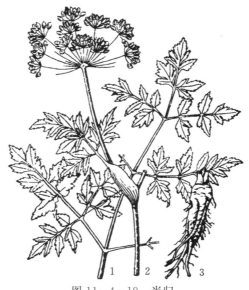

图 11-4-19　当归

1.叶枝　2.果枝　3.根

　　**防风** *Saposhnikovia divaricata* (Turcz.) Schischk. 多年生草本。根粗壮,茎基密生褐色纤维状的叶柄残基。茎单生,2 歧分枝。基生叶三角状卵形,2～3 回羽状分裂,最终裂片条形至披针形,全缘,具扩展叶鞘。复伞形花序,顶生;伞梗 5～9,不等长;萼齿短三角形,较显著;花瓣 5,白色,倒卵形,凹头,向内卷;子房下位,2 室,花柱 2,花柱基部圆锥形。双悬果卵形,幼嫩时具疣状突起,成熟时裂开成 2 分果,悬挂在二果柄的顶端,分果有棱(图 11-4-20)。野生于

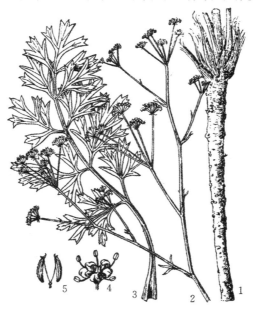

图 11-4-20　防风

1.根　2.花枝　3.叶　4.花　5.果实

丘陵地带山坡草丛中,或田边、路旁,高山中、下部。分布东北、内蒙古、河北、山东、河南、陕西、山西、湖南等地。根入药,具有解表祛风,胜湿,止痉。

**柴胡** *B. chinense* DC. 为多年生草本植物,茎直立,上部弯曲多分枝。单叶互生,狭披针形,基生叶和下部叶有长柄,有明显的平行脉,花小、黄色,形成顶生或腋生的复伞形花序。果实为长圆形的双悬果,具棱脊,熟后褐色(图 11-4-21)。根直立,有不规则的侧根,外皮红褐色。根干燥入药,具有和解表里,疏肝,升阳。用于感冒发热,寒热往来,胸胁胀痛,月经不调,子宫脱垂、脱肛。

**川芎** *Ligusticum chuanxiong* Hort. 多年生草本。根状茎呈不规则的结节状拳形团块,黄棕色。茎丛生,基部的节膨大成盘状。叶为二至三回羽状复叶,小叶 3—5 对,羽状深裂或全裂。复伞形花序;花白色。双悬果卵形(图 11-4-22)。分布于西南地区。多栽培。根茎能活血行气,祛风止痛。

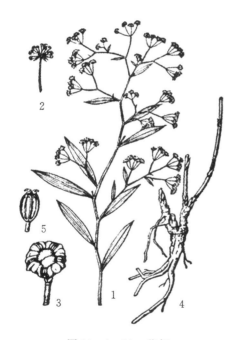 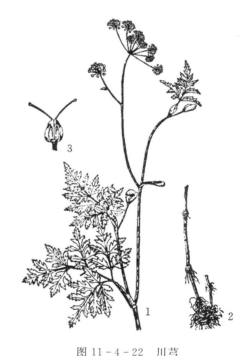

图 11-4-21　柴胡
1. 花枝　2. 小伞形花序　3. 花　4. 根　5. 果实

图 11-4-22　川芎
1. 花枝　2. 根状茎及根　3. 未成熟的果实

本科常见的药用植物尚有:野胡萝卜 *Daucus carota* L. 全国各地均产。果实(南鹤虱)有小毒,能杀虫消积。杭白芷 *Angelica dahurica* (Fisch. ex Hoffm.) Benth. et Hook. f. ex Franch. et Sav. cv. 分布于福建、台湾、浙江、江苏等省,多栽培。根能祛风,活血,消肿,止痛。毛当归 *Angelica pubescens* Maxim. 分布于安徽、浙江、湖北、广西、新疆等省区。根能祛风除湿,通痹止痛。藁本(西芎)*Ligusticum sinense* Oliv. 分布于华中、西北、西南等地。根能祛风散寒,除湿,止痛。蛇床 *Cnidium monnieri* (L.) Cuss. 分布于全国各地。果实(蛇床子)能温肾壮阳,燥湿,祛风,杀虫。明党参 *Changium smyrnioides* Wolff 分布于长江流域各省。根能润肺化痰,养阴和胃,平肝。解毒。羌活 *Notopterygium* incisum Ting et H. T. Chang 分布于青海、甘肃、四川、云南等省高寒地区。根茎及根能散寒,祛风,除湿,止痛。茴香 *Foeniculum vuldalre* Mill. 各地均有栽培。果实(小茴香)能散寒止痛,理气和胃。

**13. 三白草科 Saururaceae**

$(\mathaccent"20DF{\female}, \female) * P_0 A_{3\sim8} \underline{G}_{3\sim4:1:2\sim4,(3\sim4:1:\infty)}$

**主要特征:**多年生草本,茎通常具明显的节。单叶互生,托叶与叶柄常合生或缺。花小,两性,无花被;密聚成穗状花序或总状花序;花序基部常具白色总苞片;雄蕊 3~8;雌蕊子房上位,心皮 3~4,分离或合生,离生心皮有胚珠 2~4 枚,若为合生心皮时,则子房 1 室,侧膜胎座,胚珠多数。蒴果或浆果。种子胚乳丰富。

**鉴别特征:**多年生草本,单叶互生,无花被;穗状花序或总状花序;花序基部常具白色总苞片;蒴果或浆果。

**分布:**约 5 属,近 10 种,分布于东亚及北美。我国有 4 属,5 种,其中药用植物 4 种,主要分布于长江以南地区,多生长于水沟或湿地。

**化学特征:**本科植物多含挥发油和黄酮类化合物。鱼腥草挥发油中主要成分为甲基正壬酮、癸酰乙醛(即鱼腥草素)、月桂醛等。

**药用植物:**

**蕺菜(鱼腥草)** *Houttuynia cordata* Thunb. 多年生草本,植物体有鱼腥气,故名鱼腥草。叶互生,心形。穗状花序顶生,基部有 4 枚白色总苞片;花小,两性,无花被(图 11-4-23)。分布于长江流域各省。生于湿地和水旁。全草能清热解毒,消痈排脓,利水消肿。

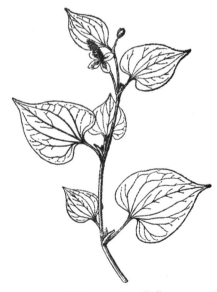

图 11-4-23 蕺菜

本科常见药用植物尚有:三白草 *Saururus chinensis* (Lour.) Baill. 分布于长江以南各省区。全草能清热解毒,利尿消肿。

**14. 马兜铃科 Aristolochiaceae**

$(\mathaccent"20DF{\female}, \female) * \uparrow P_{(3)} A_{6\sim12} \overline{G}_{(4\sim6:4\sim6:\infty)} \underline{G}_{(4\sim6:4\sim6:\infty)}$

**主要特征**：多年生草本或藤本。单叶互生；叶多为心形或盾形，全缘，稀 3～5 裂；无托叶，花两性；单被，辐射对称或左右对称，花被下部合生成管状，顶端 3 裂或向一侧扩大；雄蕊 6～12；雌蕊心皮 4～6，合生，子房下位或半下位，4～6 室；中轴胎座，胚珠多数。蒴果，背缝开裂或腹缝开裂，少数不开裂。种子多数，有胚乳。

**鉴别特征**：多年生草本或藤本。单叶互生；叶多为心形或盾形，花两性；单被，花被下部合生成管状，子房下位或半下位，子房下位或半下位，蒴果。

**分布**：约 8 属，600 种，分布于热带和温带，南美洲最多。我国有 4 属，70 余种，其中药用植物约 65 种，分布于全国，以西南及南部为主。

**化学成分**：本科植物含有挥发油、异喹啉类生物碱（木兰花碱）及硝基菲类化合物如：马兜铃酸，它是马兜铃科植物的特有成分。

**药用植物**：

**北细辛（辽细辛）**_Asarum heterotropoides_ Fr. Schmidtvar. _mandshuricum_（Maxim.）Kitag. 多年生草本，叶片肾状心形，根具浓烈辛香气味。花被裂片向下反卷（图 11-4-24）。分布于东北、陕西、山西、河南、山东等地。生于林下阴湿处。带根全草入药，有祛风散寒，止咳，镇痛之功效。

**马兜铃**_Aristolochia debilis_ Sieb. Et Zucc. 草质藤本。叶互生，三角状卵形，基部心形，两侧具圆形耳片。花左右对称，花被管喇叭状，暗紫色（图 11-4-25）。分布于黄河以南各省区。生于阴湿处及山坡丛中。根（青木香）能理气止痛，解毒消肿；茎（天仙藤）能疏风活络；果实（马兜铃）能清肺止咳，祛痰。

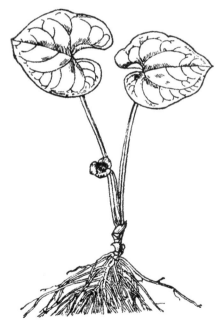

图 11-4-24　北细辛

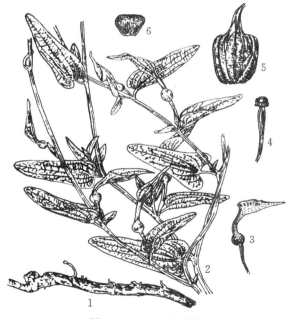

图 11-4-25　马兜铃

1.根　2.花枝　3.花的纵切面　4.雌蕊（已去花被）

5.果实　6.种子

本科药用植物尚有:细辛(华细辛)*A. sieboldii* Miq. 花被裂片直立或平展,不反折。分布于陕西、湖北、湖南及华东各地。功效同北细辛。木通马兜铃 *A. mandshuriensis* Kom. 分布于东北、陕西、甘肃、山西等地。其木质茎入药称关木通,能清热利水。异叶马兜铃 *Aristolochia kaempferi* Willd. f. *heterophylla* (Hemsl.) S. M. Hwang 分布于甘肃、陕西、四川、湖北等地。根入药称汉防己,能祛风、利湿、镇痛。北马兜铃 *A. contorta* Bunge 叶三角状心形,蒴果倒卵形或倒卵状椭圆形。分布于东北、华北及西北等地。功效同马兜铃。

**15. 蓼科 Polygonaceae**

$(\male, \female) * P_{3\sim6,(3\sim6)} A_{3\sim9} \underline{G}_{(2\sim3:1:1)}$

**主要特征**:多为草本,茎节常膨大。单叶互生;具明显托叶鞘,多呈膜质。花常两性或单性异株;常排成穗状、总状或圆锥花序;单被花,花被 3~6,多宿存;雄蕊多 6~9;子房上位,心皮 2~3,合生成 1 室,1 胚珠,基生胎座。瘦果或小坚果,常包于宿存花被内,多有翅。种子胚乳丰富。

**鉴别特征**:草本,茎节常膨大。具明显托叶鞘,单被花,宿存;子房上位,瘦果或小坚果,常包于宿存花被内。

**分布**:本科约有 30 属,1200 种,全球分布。我国 15 属,200 余种,其中药用植物约 120 种,全国均有分布。

**化学成分**:本科植物含有蒽醌类、黄酮类和鞣质。蒽醌类化合物较广泛分布于本科植物中,如大黄属植物中含有大黄酸、大黄素、大黄酚等。大黄酸的苷类是主要的泻下成分。本科植物细胞中常有草酸钙晶体(簇晶)。

**药用植物**:

**掌叶大黄** *Rheum palmatum* L. 多年生高大草本。根和根茎肥厚,肉质,断面黄色。叶片掌状深裂。托叶鞘筒状。圆锥花序大型顶生;花小,紫红色;花被片 6,2 轮;雄蕊 9;花柱 3。瘦果有 3 翅,暗紫褐色(图 11-4-26)。分布于甘肃、陕西、青海、四川西部及西藏等省区。生于

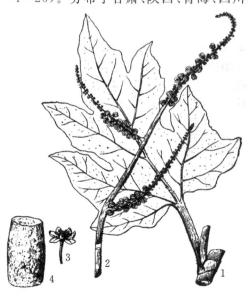

图 11-4-26 掌叶大黄
1.叶 2.花序 3.花 4.根状茎

高山寒地,多有栽培。根及根茎能泻热通便,凉血解毒,逐淤通经。同属植物药用大黄 *R. officinale* Baill. 主要特征:叶片近圆形,掌状浅裂,边缘有粗锯齿。圆锥花序,花黄白色。分布于陕西、四川、湖北、云南等地,野生或栽培。功效同掌叶大黄。唐古特大黄 *R. tanguticum* Maxim. et Balf. 主要特征:叶深裂,裂片再作二回羽状深裂。分布于青海、甘肃、四川西部、西藏,功效同掌叶大黄。

**何首乌** *Fallopia multiflora* (Thunb.) Harald. 多年生草质藤本,地下块根肥厚,外表暗褐色,断面具"云锦花纹"。叶卵状心形。圆锥花序分枝极多。瘦果有3棱(图11-4-27)。分布于全国各地。生于灌木丛中、山脚下或石隙中。块根入药,生用能通便,解疮毒;制首乌能补肝肾,益精血,乌须发,强筋骨;茎(首乌藤、夜交藤)能养神安神,祛风通络。

**虎杖** *Reynoutria japonica* Houtt. 多年生粗壮草本,茎中空,具红色或紫红色斑点。雌雄异株。瘦果具3棱。分布于除东北以外的各省区。生于山谷溪边。根和根茎能清热利湿,散瘀止痛,收敛止血。

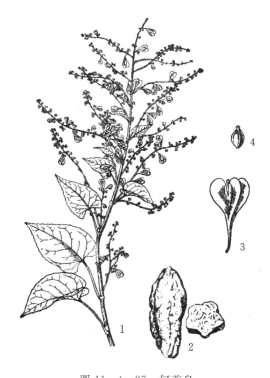

图 11-4-27 何首乌

1. 花果枝　2. 块根　3. 包在花被内的果实　4. 果实

本科药用植物尚有:酸模 *Rumex acetosa* L. 分布于我国大部分地区。生于山坡、路旁、湿地。根能清热利水、凉血、杀虫。萹蓄 *Polygonum aviculare* L. 分布于全国各省区。全草能利水通淋,杀虫止痒。羊蹄 *Rumex japonicus* Houtt. 分布于长江以南各省区。根能清热解毒,杀虫止血。

**16. 苋科** Amaranthaceae

$( \male , \female ) * P_{3\sim5} A_{1\sim5} \underline{G}_{(2\sim3:1:1\sim\infty)}$

**主要特征:** 多为草本。叶互生或对生;无托叶。花小,常两性;排成穗状、圆锥状或头状聚伞花序;花单被,花被片 3～5,干膜质;每花下常有 1 干膜质苞片及 2 小苞片,雄蕊 1～5;子房上位,心皮 2～3,合生,1 室,胚珠 1 枚,稀多数。胞果,稀为浆果或坚果。种子有胚乳。

**鉴别特征:** 草本,花小,常两性;花单被,花被片 3～5,干膜质;每花下常有 1 干膜质苞片及 2 小苞片,子房上位,1 室,胚珠 1 枚,胞果。

**分布:** 本科约 65 属,850 种,分布热带和温带。我国约 10 属,50 种,其中药用植物 28 种,分布于全国。

**化学成分:** 本科植物常含花色素、甜菜黄素和甜菜碱。有些植物含皂苷和昆虫变态激素,如牛膝中含三萜皂苷、蜕皮甾酮、牛膝甾酮等。

**药用植物:**

**牛膝** *Achyranthes bidentata* Blume 多年生草本,根长圆柱形,肉质。茎四棱,节膨大。叶对生,椭圆形。穗状花序。胞果包于宿存花萼内(图 11-4-28)。除东北外,全国均有分布。生于山林中和路旁,现多栽培。其中河南栽培品称"怀牛膝"。根生用能活血散瘀,消痛肿;酒炙后能补肝肾,强筋骨等。

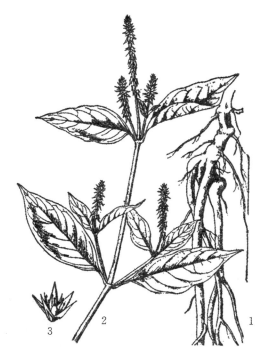

图 11-4-28 牛膝
1. 根 2. 花枝 3. 花

**川牛膝** *Cyathula officinalis* Kuan 多年生草本。根长圆柱形,近白色。茎多分支,被糙毛。花小,绿白色,密集成圆头状,花杂性。分布于云南、四川、贵州等省区。生于山坡草丛中,多为栽培。根能祛风湿,逐瘀通经,利水通淋。

**青葙** *Celosia argentea* L. 一年生草本。叶互生,叶片长圆状披针形或披针形。穗状花序排成圆柱状或塔状。苞片、小苞片及花被片均干膜质,白色或粉红色。种子扁圆形,黑色,有光泽。全国各地均有野生或栽培。种子(青葙子)能清肝火,祛风热,明目降压。

本科药用植物尚有:土牛膝 *A. aspera* L. 叶倒卵形。分布于云南、四川、贵州、广西、广东、福建等省区。根入药能清热解毒,利水通淋。鸡冠花 *C. cristata* L. 各地均有栽培,花序能凉血止血。

**17. 小檗科　Berberidaceae**

$(\male, \female) * K_{3+3} C_{3+3} A_{3\sim9} \underline{G}_{1:1:1\sim\infty}$

**主要特征:**多年生草本或小灌木。草本植物常具根状茎或块茎。单叶或复叶,互生,常无托叶。花两性,辐射对称,单生或排成总状、穗状及圆锥花序;萼片与花瓣相似,2～4轮,每轮常3片,有或无蜜腺;雄蕊3～9,与花瓣对生;子房上位,常1心皮,1室,胚珠1至多数。浆果或蒴果。种子具胚乳。

**鉴别特征:**草本或小灌木。花两性,辐射对称,萼片与花瓣相似,2～4轮,每轮常3片,雄蕊3～9,与花瓣对生;子房上位,常1心皮,浆果或蒴果。

**分布:**约14属650种,多分布于北温带。我国有11属,280多种,其中药用植物140余种,分布全国各地。

**化学成分:**本科植物多含异喹啉类生物碱及苷类,如小檗属、十大功劳属、黄连属等均含小檗碱。此外,八角莲属植物含木脂素类成分——鬼臼毒素,其具有抗癌活性。某些属的植物含有三萜皂苷和淫羊藿苷。

**药用植物:**

**淫羊藿(三枝九叶草)** *Epimedium sagittatum* (Sieb. et Zucc.) Maxim 多年生常绿草本。根茎结节状,质硬。茎生叶1～3片,三出复叶,小叶长卵形,两侧小叶基部呈显著不对称的箭状心形;圆锥花序或总状花序;萼片8,2轮,外轮早落,内轮花瓣状,白色;花瓣4,黄色,有短距;雄蕊4,心皮1;蓇葖果有喙。分布于长江以南地区。生于竹林下及路旁石缝中。全草(淫羊藿)能补肾壮阳,强筋骨,祛风湿。(图11-4-29)

**阔叶十大功劳** *Mahonia bealei* (Fort.) Carr. 常绿灌木,奇数羽状复叶,小叶7～15片,小叶片每边有2～8硬刺状齿;总状花序顶生;花黄褐色。浆果熟时暗蓝色,有白粉。分布于陕西、河南、四川、湖北、湖南、贵州、甘肃和华东等省,生于山坡及灌丛中。常有栽培。根茎(功劳木)和叶能清热解毒,燥湿消肿。根、茎可用作提取小檗碱的原料。

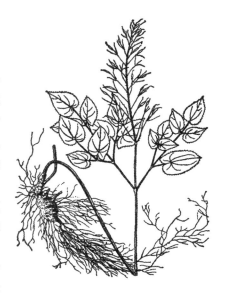

图11-4-29　淫羊藿

本科常见药用植物尚有:阿穆尔小檗 *Berberis amurensis* Rupr. 分布于东北、华北等省区。

根、茎入药,能清热燥湿、泻火解毒。六角莲 *Dysosma pleiantha*（Hance）Woods. 分布于华东、广西、湖北等省区。根茎能清热解毒,活血化瘀。南天竹 *Nandina domestica* Thunb. 各地均有栽培。茎入药能清热除湿,通经活络。果(天竹子)能止咳平喘。

**18. 防己科　Menispermaceae**

$$♂ * K_{3+3}C_{3+3}A_{3\sim6,\infty}; ♀ * K_{3+3}C_{3+3}\underline{G}_{3\sim6:1:1}$$

**主要特征:**多年生草质或木质藤本。单叶互生,无托叶。花小,单性异株,辐射对称,多排列成聚伞花序或圆锥花序;萼片、花瓣常各 6 枚,2 轮,每轮 3 片;雄蕊多为 6 枚,稀 3 或多数;子房上位,心皮 3～6,离生,1 室,1 胚珠。核果,果核常呈马蹄形或肾形。

**鉴别特征:**草质或木质藤本。单叶互生,花小,单性异株,萼片、花瓣常各 6 枚,2 轮,每轮 3 片;子房上位,核果,果核常呈马蹄形或肾形。

**分布:**约 70 属,400 种,分布于热带及亚热带。我国有 20 属,约 70 种,南北均有分布,其中有 15 属 60 多种可供药用。

**化学成分:**本科植物普遍含有生物碱。多含异喹啉类生物碱,如粉防己碱(汉防己甲素)、防己诺林碱(汉防己素)等。尚含阿扑啡型、吗啡烷型和原小檗碱型生物碱。

**药用植物:**

**粉防己(石蟾蜍)***Stephania tetrandra* S. Moore 多年生缠绕藤本。根圆柱形,粗壮,弯曲呈猪大肠状;叶阔三角状卵形,全缘,掌状脉序,叶柄盾状着生;雌雄异株;雄花为头状聚伞花序,萼片、花瓣、雄蕊均为4;雌花萼片4、花瓣4、心皮1、子房上位;核果球形,红色(图11-4-30)。分

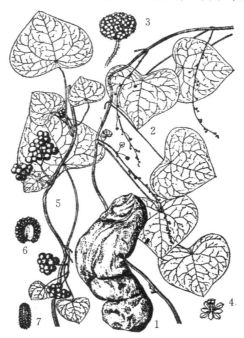

图 11-4-30　粉防己
1.根　2.雄花枝　3.雄花序　4.雄花　5.果枝　6.果核,示正面　7.果核,示剖面

布于华南及华东地区。生于山坡、丘陵地带的草丛、灌木林边。根（粉防己、汉防己）能祛风除湿，行气止痛，利水消肿。

**蝙蝠葛** *Menispermum dauricum* DC. 多年生缠绕藤本。根茎细长圆柱形，黄色，断面有放射状纹理；叶圆肾形，全缘或5～7浅裂，叶柄盾状着生；雌雄异株；圆锥花序，花小，淡黄绿色；核果，熟时黑紫色（图11-4-31）。分布于东北、华北、华东及陕西、甘肃等省区。生于沟谷、灌木丛中。根茎（北豆根）能清热解毒，利水消肿，祛风止痛。

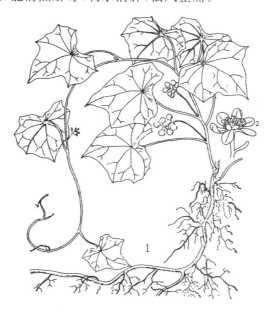

图 11-4-31 蝙蝠葛
1.植株 2.雄花

**木防己** *Cocculus orbiculatus* (L.) DC. 缠绕性藤本。根弯曲圆柱形；叶心形或卵状心形。聚伞花序排成圆锥状；雌雄花各部均为6。核果球形，熟时蓝黑色。全国多数地区有分布。生于山地、丘陵、路旁。根茎能清热解毒，祛风止痛，利水消肿。

本科药用植物尚有：千金藤 *Stephania japonica* (Thunb.) Miers 分布于长江以南各省区。根及茎能祛风活络、利水消肿。金果榄 *Tinospora capillipes* Gagnep 分布于华中、华南、西南。根能清热解毒、利咽、止痛。

**19. 罂粟科 Papaveraceae**

$(\male, \female) * \uparrow K_{2\sim3} C_{4\sim6,\infty} A_{\infty,4\sim6} \underline{G}_{(2\sim\infty:1:1:\infty)}$

**主要特征**：草本，常具有乳汁或有色汁液。叶基生或互生，常分裂，无托叶。花单生或总状、聚伞、圆锥花序；花两性，辐射对称或两侧对称；萼片2枚，早落；花瓣4～6枚，常有皱纹；雄蕊多数，离生，或4～6枚合生成2束，花药2室，纵裂；雌蕊由2至数心皮组成，子房上位，1室，侧膜胎座，胚珠多数。蒴果孔裂或瓣裂，种子细小。

**鉴别特征**：草本，常具有乳汁或有色汁液。萼片2枚，早落；花瓣4～6枚，雄蕊多数，子房上位，侧膜胎座，胚珠多数。蒴果孔裂或瓣裂。

**分布**：约 42 属 700 种，分布于北温带。我国有 19 属约 300 种，南北各省均产。

**化学成分**：本科植物大多含有多种生物碱，如罂粟碱、吗啡、延胡索甲、乙素等，多具有麻醉止痛的作用。

**药用植物**：

**罂粟** *Papaver somniferum* L. 一年生或二年生草本，有白色乳汁，全株光滑无毛，表面稍被白粉。茎直立，少分枝。叶互生，无托叶；茎下部的叶有短柄，上部的叶无柄，抱于茎上；叶片长卵圆形或近心脏形，边缘多缺刻状浅裂，有钝锯齿，两面均被白粉。花大，单生于枝顶，白色、粉红色、红色或紫红色，具有长梗；花蕾常下垂；萼片 2 枚，长椭圆形，粉绿色，早落；花瓣 4 枚，有时为重瓣，圆形或广卵形；雄蕊多数，生于子房的周围，花丝纤细，花药黄色，线形，2 室纵裂；雌蕊 1 枚，子房上位，1 室，胚珠多数，着生于侧膜胎座上，无花柱，柱头 7～15 枚，放射状排列成扁盘状。蒴果卵状球形或长椭圆形，熟时外皮黄褐色或淡褐色，孔裂。种子多数，细小，肾形，表面网纹明显，灰褐色多栽培（图 11 - 4 - 32）。果壳（罂粟壳）敛肺止咳、涩肠止泻、止痛；从未成熟果实割取的乳汁（鸦片），为镇痛、催眠、止咳、止泻药，并可作为提取吗啡、可待因的原料。

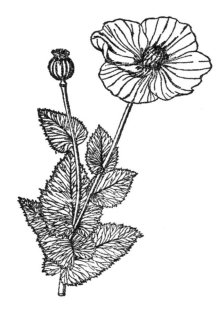

图 11 - 4 - 32　罂粟

**延胡索** *Corydalis yanhusuo* W. T. Wang. 多年生草本，块茎扁球形，上端稍下凹，黄色，茎细软，易折断，基部之上具 1 鳞片，其上生 3～4 叶，有时鳞片和叶腋内常有小块茎；基生叶与茎生同形，茎生叶具长柄，叶片轮廓三角形，二回三出全裂，末回裂片披针形、长圆状披针形或椭圆形，先端钝或锐尖，全缘。总状花序顶生，苞片卵形或狭卵形，全缘或下部苞片具齿；花梗与苞片约等长；萼片小，早落；花瓣 4，紫色或紫红色，瓣片宽展，先端微凹，边缘具齿或多少具波状小齿；雄蕊 6，合生成 2 束，具 3 脉；子房上位，2 心皮，蒴果线形（图 11 - 4 - 33）。主要分布于浙江、江苏等省。生于丘陵、草地的近中性或微酸性的沙质土壤或沙土中。块茎（元胡）行气止痛、活血散瘀的功效。

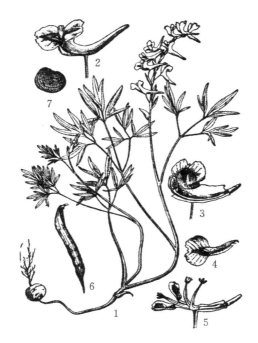

图 11-4-33　延胡索
1.植株全形　2.花　3.花冠的上瓣和内瓣　4.花冠的下瓣
5.内瓣展开,示二体雄蕊和雌蕊 6.果实　7.种子

**白屈菜** *Chelidonium majus* L. 多年生草本,具黄色液汁。叶互生,羽状全裂,被白粉。花黄色,萼片 2,早落;花瓣 4,雄蕊多数。蒴果条状圆筒形。分布于四川、新疆、华北、东北。全草能镇痛,止咳、消肿毒;外用治稻田皮炎、虫伤等。

**20. 景天科　Crassulaceae**

$(\hat{\male}, \female) * K_{4\sim5} C_{4\sim5} A_{4\sim5, 8\sim10} \underline{G}_{4\sim5:1:\infty}$

**主要特征:** 多年生肉质草本。单叶互生、对生或轮生。花两性、单生、成聚伞或总状花序;萼片与花瓣均 4～5,雄蕊为花瓣两倍;子房上位,离生心皮 4～5 个,每个基部有一小鳞片,胚珠数枚至多枚。蓇葖果。

**鉴别特征:** 多年生肉质草本。花两性,萼片与花瓣均 4～5,子房上位,离生心皮 4～5 个,每个基部有一小鳞片,蓇葖果。

**分布:** 本科约 35 属,1600 种,广布全球,多为耐旱植物。我国有 10 属,近 250 种,已知药用 70 种。

**化学成分:** 本科植物含有多种甙类,如红景天甙、垂盆草甙。前者能提高机体抵抗力,后者有降低谷丙转氨酶作用。其他尚含黄酮类、香豆素类、有机酸等。

**药用植物:**

**土三七** *Sedum aizoon* L. 多年生肉质草本。叶互生或近对生,广卵形至倒披针形,顶端渐尖,基部楔形,边缘有不整齐的锯齿,几无柄。聚伞花序,花黄色,密生,萼片 5,花瓣 5。蓇葖果呈星状排列。种子平滑。分布于西北、华北、东北及长江流域。生于山坡岩石上草丛中,有栽培。全草入药能止血、散瘀、安神(图11-4-34)。

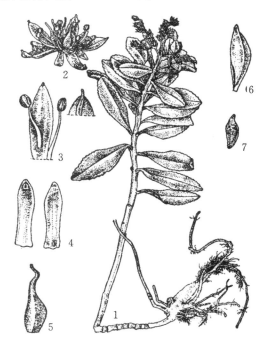

图11-4-34 土三七
1.植株全形 2.花 3.花瓣和雄蕊 4.萼片 5.心皮 6.蓇葖果 7.种子

**垂盆草** *Sedum sarmentosum* Bunge 多年生肉质草本。茎平卧或上部直立,不育枝和花枝细弱,匍匐生根。叶3叶轮生,无柄,叶片倒披针形至矩圆形,长顶端近急尖,基部有矩,全缘,肉质。花序聚伞状,有3~5个分枝;花少数,无梗;萼片5,披针形至矩圆形,顶端稍钝;花瓣5,淡黄色,披针形至矩圆形,顶端有较长的短尖;雄蕊10,较花瓣短;鳞片小,楔状四方形,心皮5,略开展,蓇葖果。分布于全国各地。生于低山坡岩石上,山谷,阴湿处,也有栽培。全草能清热解毒、利尿消肿。

**红景天** *Rhodiola rosea* L. 多年生草本;根粗壮,直立。主轴粗短,有鳞片。叶互生,椭圆形、椭圆状卵形、倒披针形至矩圆形,顶端急尖或渐尖,全缘或有少数牙齿状,无柄。伞房状花序,多花密集,雌蕊异株;萼片4,披针状条形,顶端钝,黄绿色;花瓣4,黄色或带绿色,条状倒披针形至矩圆形,顶端钝;花药黄色;鳞片矩圆形;心皮4。蓇葖果4枚。分布于西藏、新疆、山西、河北、辽宁、吉林。生高山草坡、林下或沟边。根及根茎具有扶正固本作用。

**21. 杜仲科** Eucommiaceae

♂$P_0A_{4\sim10}$;♀$P_0\underline{G}_{(2:1:2)}$

**主要特征**:落叶乔木。树皮、枝叶折断后有银白色胶丝。树皮外表面淡棕色或灰褐色,具明显皱纹或纵裂槽纹;内表面干后紫褐色,光滑。单叶互生,椭圆形或椭圆状卵形,边缘具锯齿,两面脉网突起,皱缩不平,无托叶。花单性异株;无花被,先叶开放或与叶同放;雄蕊5~

10,常为8,雄花常簇生于新枝基部,花药条形,花丝极短;有花梗,雌花单生于小枝下部;子房上位,由2心皮全生成1室,柱头2叉状。翅果扁平,长椭圆形,内含种子1(图11-4-35)。

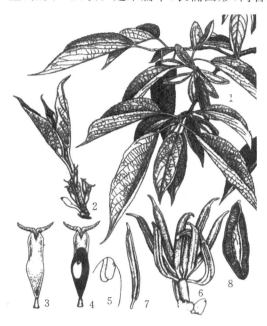

图 11-4-35 杜仲
1.果枝 2.雌花枝 3.雌花 4.雌花子房纵切 5.胚珠 6.雄花 7.雄蕊 8.果实

**鉴别特征**:落叶乔木。树皮、枝叶折断后有银白色胶丝。单叶互生,花单性异株;无花被;子房上位,由2心皮全生成1室,翅果扁平。

**分布**:本科为我国特产的单种科。分布于长江中下游各省区。

**化学成分**:植物体具有乳汁细胞,含有杜仲胶(为硬质橡胶)、杜仲苷和杜仲醇。

**药用植物**:

**杜仲** *Eucommia ulmoides* Oliver. 特征与科同。树皮(杜仲)、叶(杜仲叶)能补肝肾、强筋骨、安胎、降压。

**22. 豆科** Leguminosae

$(\diamondsuit,\female)*\uparrow K_{5,(5)} C_5 A_{10,(9)+1} G_{(1:1:\infty)}$

**主要特征**:乔木、灌木或草本,常具能固氮的根瘤。叶常互生,多为复叶,具托叶。萼片和花瓣均为5枚,多为蝶形花,少数辐射对称;雄蕊10枚,稀多数,常成两体雄蕊,少有单体或全部分离;单心皮,子房上位,胚珠1至多数。荚果。

**鉴别特征**:乔木、灌木或草本,常具能固氮的根瘤,叶常互生,多为复叶,具托叶。多为蝶形花,雄蕊10枚,两体雄蕊,单心皮,子房上位,荚果。

**分布**:约650属,18000种,分布于世界各地。我国有172属,1485种,全国各地均有分布。

**化学成分**:本科植物含有生物碱、苷类、树胶;种子富含脂肪油、蛋白质等多种有效成分。

本科共分含羞草亚科、云实亚科、蝶形花亚科三个亚科。

**药用植物：**

**含羞草亚科**

**合欢** *Albizia julibrissin* Durazz. 落叶乔木,高达 10m 以上。二回偶数羽状复叶互生,羽片 4～15 对;小叶 10～30 对,无柄,小叶片镰状长圆形,托叶线状披针形,头状花序多数,伞房状排列,腋生或顶生;花淡红色,花萼筒状,花冠漏斗状,均疏生短柔毛;雄蕊多数而细长,花丝基部连合,上部分离,荚果扁平长条形(图 11-4-36)。分布于南北各地。通常栽培于庭园中或路旁。树皮(合欢皮)能安神、活血、消肿止痛;花(合欢花)能理气、解郁、安神(图 11-4-36)。

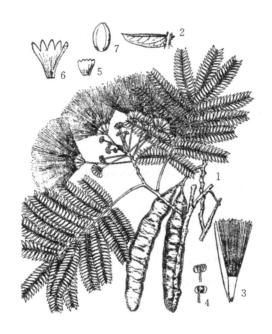

图 11-4-36　合欢
1.花果枝　2.小叶　3.花　4.花粉囊　5.花萼　6.花冠　7.种子

**云实亚科**

**决明** *Cassia tora* Linn. 一年生半灌木状草本,上部多分枝,全体被短柔毛。偶数羽状复叶互生,花成对腋生,顶部聚生,苞片线形,萼片 5,卵圆形,花冠黄色,花瓣 5,倒卵形,最下面两瓣较长;雄蕊 10,不等长,7 枚发育完全。荚果细长,四棱柱状,略扁,稍弯曲,种子棱柱形,褐绿色,光亮,两侧各有 1 条斜向、对称的浅色凹纹(图 11-4-37)。分布于江苏、安徽、四川等地,全国各地均有栽培。生于村边、路旁、山坡等地。种子(决明子)能清热解毒、润肠通便。

**皂荚** *Gleditsia sinensis* Lam. 乔木,高达 15m;刺粗壮,通常有分枝,圆柱形。偶数羽状复叶簇生,具小叶 6～14 对,纸质,小叶长卵形、长椭圆形至卵状披针形。花杂性,排成总状花序,腋生;萼钟状,有 4 枚披针形裂片;白色;雄蕊 6～8。荚果条形,不扭转,黑棕色,被白色粉霜。分布于东北、华北、华东、华南以及四川、贵州等省。生于路旁、沟旁、宅旁或向阳处。荚果能祛痰通窍;畸形小荚果(猪牙皂)能开窍、祛痰、杀虫;枝刺(皂角刺)能消肿排脓、杀虫治癣。

**紫荆** *Cercis chinensis* Bunge. 常为灌木。叶互生,近圆形。花 4～10 朵簇生于老枝上;花冠紫红色,假蝶形,雄蕊 10 枚,分离,花梗细。莢果条形。分布于华北、华东、西南、中南、甘肃、陕西、辽宁。生于山坡、溪旁、灌丛中,或栽培于庭园中。树皮(紫荆皮)能活血行气,消肿止痛、祛瘀解毒。

### 蝶形花亚科

膜莢黄芪 *Astragalus membranaceus* (*Fisch.*) *Bge.* 多年生草本,主根深长,条直、粗壮或有少数分枝。奇数羽状复叶互生,小叶 6～13 对,小叶片椭圆形、长圆形或椭圆状卵形至长圆状卵形,托叶卵形至披针形。总状花序腋生,通常生花 10～20 余朵;花萼钟状,被黑色或白色短毛;萼齿 5,蝶形花冠黄白色。莢果膜质,膨胀,半卵圆形,被黑色或黑白相间的短状毛(图 11-4-38)。分布于东北、河北、山东、山西、内蒙古、陕西等省。生于林缘、灌丛、林间草地或疏林下。根能滋肾补脾、止汗利水、消肿排脓。

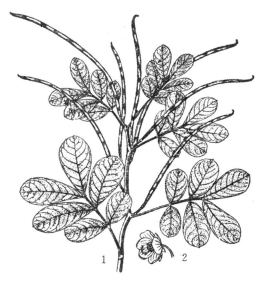

图 11-4-37 决明
1. 果枝　2. 花

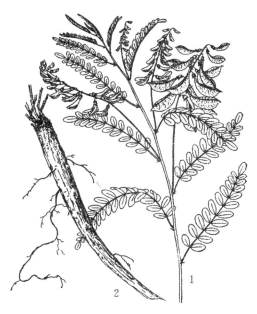

图 11-4-38 膜莢黄芪
1. 花果枝　2. 根

甘草 *Glycyrrhiza uralensis* Fisch. 多年生草本,根茎圆柱形,多横走;主根甚长,粗大,外皮红棕色至暗棕色或暗褐色。茎直立,稍带木质,被白色短毛及腺状毛。奇数羽状复叶互生,托叶披针形,早落;小叶 5～7 对,小叶片窄长卵形,倒卵形或阔椭圆形至近圆形,两面被腺鳞及白毛,下表面毛较密。总状花序腋生,较叶短,花密集,花萼钟状,萼齿5,花冠淡紫堇色,雄蕊10,二体,9枚基部连合,1枚分离。荚果扁平弯曲成镰状或环状,密被绒毛腺瘤,黄褐色刺状腺毛和少数非腺毛(图11-4-39)。分布于内蒙古、甘肃、西北、华北、东北等地。生于荒漠、半荒漠或盐碱草原、荒地。根及根茎能清热解毒、补脾胃、润肺化痰、调和诸药。

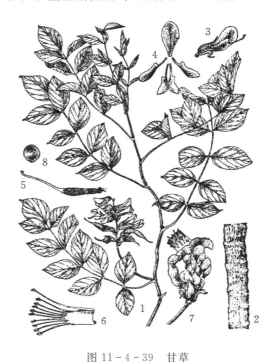

图 11-4-39 甘草

1.花枝 2.根 3.花 4.花瓣展开 5.雌蕊 6.雄蕊 7.果实 8.种子

**光果甘草** *G. . glabra* L. 与甘草极为相似,主要区别为植物体密被淡黄褐色腺点和鳞片状腺体,不具腺毛。小叶片较多,花序穗状。果序与叶等长或略长,荚果扁而略弯曲,表面近光滑或被短毛。分布于新疆、青海、甘肃。作甘草入药。

**胀果甘草** *G. . inflata* Batal. 植物体局部常被密集成片的淡黄褐色鳞片状腺体,无腺毛,有时有微柔毛或无毛。根与茎粗壮木质,外皮褐色。小叶3～7对,卵形、椭圆形至长圆形,总状花序腋生,花萼钟状,萼齿5,披针形,与萼筒等长;花冠紫色或淡紫色,荚果长圆形,短小,膨胀。分布于内蒙古、新疆等地。生于河岸、农田边、荒地,亦生长于盐渍化壤土的芦苇滩草地。作甘草入药。

**野葛** *Pueraria lobata* (Willd) Ohwi 藤本植物,全株被黄褐色长硬毛。根肥大。三出复叶互生,具长柄;顶生小叶片菱状卵形,侧生小叶斜卵形,有时三浅裂变,基部斜形,两面被粗毛,背面较密;托叶卵状长椭圆形形,花萼钟状,5齿裂,花冠蓝紫色或紫色;雄蕊10,二体。荚果条形,扁平,外被黄褐色长硬毛。种子卵圆形,褐色,光滑(图11-4-40)。全国大部分地区有产。生于山坡草丛路旁及疏林中较阴湿的地方。块根(葛根)能解肌退热、生津透疹、升阳止泻;未开放的花(葛花)能解酒毒。

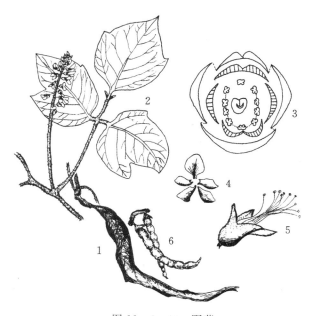

图 11-4-40 野葛
1.根 2.花枝 3.花 4.花瓣解剖 5.花解剖,示雄蕊 6.荚果

**甘葛藤** *P. thomsonnii* Benmp. 藤本,茎枝被黄褐色短毛或杂有长硬毛。根肥大。三出复叶互生,具长柄;托叶披针状长椭圆形,有毛。总状花序腋生,小苞片卵形;花萼钟形,萼齿5,披针形,较萼筒长,被黄色长硬毛;花冠紫色,荚果长椭圆形,扁平;密被黄褐色长硬毛。种子肾形或圆形。分布于广东、广西、四川、云南、江西、等省。栽培或野生于山野灌丛和疏林中。块根习称"粉葛"也作"葛根"入药。

**槐** *Sophora japonica* L. 落叶乔木,树皮粗糙,暗灰色,内皮鲜黄色,有臭味。奇数羽状复叶互生,小叶片7～17对,叶柄基部膨大,叶柄有毛;托叶镰刀状,早落;小叶片卵状披针形或卵状长圆形。顶生大型圆锥花序,花梗及小花梗均有毛;萼钟形,先端5浅裂;花冠蝶形,黄白色;雄蕊10,离生或基部稍连合;子房筒状,有细长毛,花柱弯曲。荚果肉质,连珠状圆柱形,绿色,无毛,果先端有细尖喙状物,种子间明显缢缩呈念珠状,有1～6种子,种子棕黑色,肾形。原产中国北部,现今南、北各省多有栽植,野生者极少。花蕾(槐米)、花(槐花)能凉血止血;成熟果实(槐角)能止血、降压。

**23. 鼠李科** Rhamnaceae

$(\male, \female) * K_{4\sim5} C_{(4\sim5)} A_{4\sim5} \underline{G}_{(2\sim4:2\sim4:1)}$

**主要特征**:多为乔木或灌木,直立或攀援,常有刺。单叶,多互生,托叶小。花小,辐射对称,两性,聚伞或圆锥花序,或簇生;花部4～5数,有时花瓣缺;雄蕊与花瓣对生;花盘肉质;雌蕊2～4心皮合生;子房上位,或部分包于花盘内,2～4室,每室胚珠1枚。多为核果。

**鉴别特征**:乔木或灌木,常有刺。单叶,雄蕊与花瓣对生;花盘肉质;多为核果。

**分布**:约58属900种;广布于全世界。我国有15属约130种,已知药用76种,分布于南北各地。

**化学成分**：本科有些种类常含蒽醌衍生物、黄酮类、生物碱等。

**药用植物**：

**枣** *Ziziphus jujuba* Mill. 落叶小乔木，稀灌木。小枝有2种托叶刺：长刺粗直，短刺钩曲。单叶互生、卵形，主脉三条。聚伞花序腋生；花小；萼5裂；花瓣5，绿色；雄蕊5，与花瓣对生。子房上位，2室。核果，深红色，味甜；核两端锐尖。全国各地有栽培。果实（大枣）能补中益气，养血安神。

**酸枣** *Ziziphus jujuba* Mill. var. *spinosa*（Bunge）Hu ex H. F. Chow 与上种的主要区别：常为灌木。叶较小。果短矩圆形而较小，皮薄、味酸；果核两端钝（图11-4-41）。分布于长江以北，除黑龙江、吉林、新疆以外的广大地区。生于向阳或干燥的山坡、丘陵、平原。种仁（酸枣仁）能补肝，宁心，敛汗，生津。

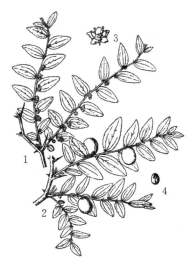

图 11-4-41 酸枣
1.花枝 2.果枝 3.花 4.果核

本科常见的药用植物尚有：枳椇（拐枣）*Hovenia acerba* Lindl 分布于华北、华东、中南、西北、西南各地。种子能止渴除烦，清湿热，解酒醉。

**（二）合瓣花亚纲 Sympetalae**

**主要特征**：花瓣多少联合成合瓣花冠；花的轮数趋于减少，成五轮或四轮；各轮的组成单位数也有所减少；花丝常与花冠贴合或多少愈合。

**24.木犀科 Oleaceae**

$(\male, \female)$ ＊ $K_{(4)} C_{(4),0} A_2 \underline{G}_{(2:2:2)}$

**本科特征**：灌木或乔木，稀藤本。叶对生，稀互生，单叶、三小叶或羽状复叶；无托叶。花两性，稀单性，辐射对称，组成圆锥、总状或聚伞花序，有时簇生或单生；花萼通常4裂，花冠合瓣，常4裂，有时缺花冠；雄蕊2枚。子房上位，2室，胚珠2枚；果为核果、蒴果，或翅果。

**鉴别特征**：花辐射对称，花冠合瓣，雄蕊常两枚，子房上位，2室。

**分布**：温带至热带地区，我国广布于南北各省。

**化学成分**:本科植物常含有挥发油、树脂、甙类等。

**药用植物**:

**连翘** *Forsythia suspense*(Thunb.)Vahl 落叶灌木。基部丛生,枝条拱形下垂,小枝褐色,稍有棱,有凸起的皮孔,节间中空;单叶或 3 小叶对生,卵形或椭圆状卵形。花金黄色,先叶开放,花冠管内有橘红色条纹;雄蕊着生花冠管基部,花期 4 月～5 月;蒴果卵球形,果皮坚硬,表面散生瘤点,10 月成熟;分布于东北、华北、西北(图 11-4-42)。生长于山野荒坡;果实可入药,能清热解毒、消肿散结。

**女贞** *Ligustrum lucidum* Ait. 常绿乔木,无毛;女贞叶对生,单叶,革质,卵形或卵状披针形,长 5～14 厘米,宽 3.5～6 厘米,先端尖,基部圆形,上面深绿色,有光泽;花小,芳香,花冠白色,漏斗状,密集成顶生的圆锥花序,长 12～20 厘米,花期 6～7 月;核果长椭圆形,微弯曲,熟时紫蓝色,带有白粉,果期 8～12 月(图 11-4-43)。产于长江流域以南各省以及甘肃省南部,多栽培。果实(女贞子)可入药,其性凉,味甘苦,可滋补肝肾、明目乌发。

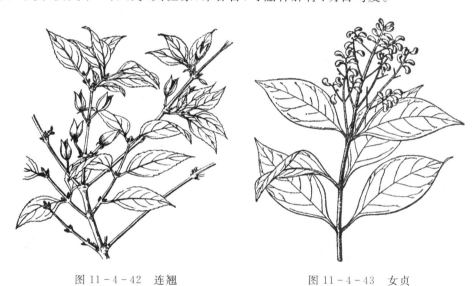

图 11-4-42　连翘　　　　　　　图 11-4-43　女贞

本科药用植物还有:木犀(桂花)*Osmanthus fragrans* Lour. 花可作香料和食用。油橄榄 *Olea europaea* L. 果皮榨油可供食用或药用。

**25. 龙胆科**　Gentianaceae

($\hat{\diamond}$,♀) * $K_{(4～5)} C_{(4～5)} A_{4～5} \underline{G}_{(2:1:\infty)}$

**主要特征**:草本,单叶对生,稀互生或轮生,无托叶。花两性,稀单性,辐射对称,常组成聚伞花序;花萼和花冠均 4～5 裂,雄蕊贴生于花冠,且与其裂片同数而互生;雌蕊由 2 心皮合生,子房上位,基部有时具花盘;胚珠倒生,常多数。蒴果。

**鉴别特征**:草本,单叶对生,全缘,萼常 4～5 裂,子房上位,常 2 心皮合成 1 室,侧膜胎座,蒴果。

**分布**:分布于全世界,以温带种类较多。中国主要分布于西南高山地区,少数分布于其他各地。

**化学成分**：本科植物常含有生物碱、三萜类、环烯醚萜类苦味素等。

**药用植物**：

**龙胆** *Gentiana scabra* Bge. 多年生直立草本；根茎短，簇生多数绳索状根；叶对生，卵形至披针形，边缘粗糙；花数朵簇生茎顶及上部叶腋，花萼钟状，具 5 条状披针形的裂片，花冠管状钟形，蓝紫色，具 5 卵形的裂片，裂片间具褶；蒴果长圆形；种子两端有翅（图 11 - 4 - 44）；主产东北地区，河南、江苏、江西、湖南、广东、广西等省区亦产。根及根茎能清热燥湿，泻肝胆火，又为苦味健胃药。

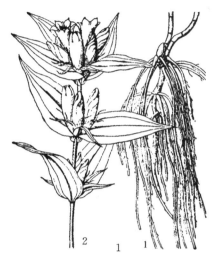

图 11 - 4 - 44　龙胆
1. 根　2. 花枝

**秦艽** *Gentiana macrophylla* Pall. 多年生草本，主根粗大，圆锥形；叶对生，披针形；聚伞花序簇生茎顶，呈头状或腋生作轮状；花萼膜质；花冠管状钟形，蓝紫色，具 5 裂片，裂片间具褶；果实无柄；分布于西北、华北、东北等地；生长在高山草地或林缘；根入药，能祛风除湿，退虚热。

**26. 夹竹桃科　Apocynaceae**

$(\male, \female) * K_{(5)} C_{(5)} A_5 \underline{G}_{2,(2:1\sim2:1\sim\infty)}$

**主要特征**：木本或草本，常蔓生，有乳汁。单叶，对生或轮生，全缘；通常无托叶，稀具假托叶。花两性，辐射对称；单生或多朵排成聚伞花序；花萼和生成筒状或钟状，常 5 裂；花药常箭形，互相靠和，花粉粒常单一。蓇葖果；种子常具丝状毛或膜翅。

**鉴别特征**：单叶，对生或轮生，喉部常有副花冠、毛或鳞片；种子常有长丝毛。

**分布**：广泛分布于热带或亚热带地区，少数在温带，我国主要分布在长江以南各省。

**化学成分**：本科植物常含有生物碱和强心甙。

**药用植物**：

**长春花** *Catharanthus roseus* (L.) G. Don 多年生草本或半灌木，幼枝绿色或红褐色，全株无毛。叶对生，倒卵状矩圆形，全缘或微波状，先端常圆而具短尖头，基部狭窄成短柄。聚伞形花序有花 2～3 朵；萼 5 裂；花冠粉红色或紫红色，高脚碟状，裂片 5；左旋；雄蕊 5，着生于花冠筒中部以上;花盘为 2 和舌状腺体组成,与心皮互生;蓇葖 2 个;种子无毛,具颗粒状小瘤。全草入药,性凉,味微苦,凉血降压,镇静安神。

**黄花夹竹桃** *Thevetia peruviana* (Pers.) K. Schum. 灌木或小乔木,有乳汁。叶互生,线形或狭披针形,光亮无毛,边缘稍反卷,无柄。聚伞花序顶生;花萼 5 深裂;花冠黄色,漏斗状,裂片 5,左旋,喉部有 5 枚被毛鳞片;雄蕊 5,着生于花冠喉部;子房 2 室,柱头盘状,花盘黄绿色,5 浅裂。核果扁三角状球形,熟时浅黄色,内有种子 3～4 粒。种子两面凸起,坚硬。广东、广西、福建、云南、台湾、江苏、河北有栽培。生长于干热地区,路旁、池边、山坡疏林下生长。叶入药,有大毒,解毒消肿。

**罗布麻** *Apoeynum venetum* L. 半灌木,有乳汁。叶椭圆状披针形,聚伞花序,花萼 5 深裂,花冠针形,粉红色或淡紫色,芳香。蓇葖果双生,种子顶端簇,细小生白色细长毛。叶入药,能清热利水、平肝安神。

**27. 萝摩科** Asclepiadaceae

($\male$,$\female$) * $K_{(5)}$ $C_{(5)}$ $A_{(5)}$ $\underline{G}_{2:1:\infty}$

**主要特征**:草本、灌木,常蔓生,有乳汁。单叶,对生或轮生,全缘;无托叶。花两性,辐射对称,5 基数,伞形、聚伞或总状花序。萼深裂或完全分离,重覆瓦状或镊合状排列;花冠合瓣,辐状或坛状,裂片 5;花药与柱头粘合成合蕊柱;花粉为四合花粉和花粉块,子房上位,心皮 2,离生,花柱 2,合生,柱头基部具 5 棱,顶端各 2;胚珠多数。蓇葖果双生或单生;种子顶端具丛生的种毛。

**鉴别特征**:有乳汁,单叶对生,合蕊柱,子房上位,心皮 2,基部离生,蓇葖果,种子顶端有毛。

**分布**:主产于热带或亚热带地区,我国主要分布在西南及东南部。

**化学成分**:本品常含有强心甙、甾体甙、生物碱等。

**药用植物**:

**杠柳** *Peripioca sepium* Bge 灌木;叶对生,全缘;聚伞花序;萼内有腺体;花冠辐状;副花冠异形,环状,着生于花冠基部,5—10 裂,其中 5 裂片延伸成丝状;雄蕊 5,花丝短,离生,背部与副花冠合生,花药顶端互相连接,背部被长柔毛,相联围绕柱头,并与柱头粘连;花粉器匙形,四合花粉藏在载粉器内,基部的粘盘粘在柱头上;雌蕊由 2 枚离生心皮组成,每心皮有胚珠多数,花柱极短,柱头盘状,顶端凸起,2 裂;蓇葖圆柱状,秃净,粘合或广展;种子顶部有白色绢质种毛(图 11-4-45)。分布于长江以北及西南各省。生于丘陵、溪边或石缝中。根皮(香加皮、北五加皮)能祛风湿,强筋骨。

**徐长卿** *Cynanchum paniculatum* 多年生草本。茎不分枝,无毛或被微毛。叶对生,纸质,披针形至线形,两端急尖,两面无毛或上面具疏柔毛,叶缘反卷有睫毛。圆锥

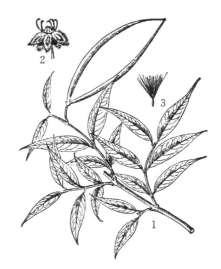

图 11-4-45 杠柳
1.果枝 2.花 3.种子

花序近顶腋生；花萼内面有或无腺体；花冠黄绿色，近辐射状；副花冠裂片5，顶端钝；子房椭圆形，柱头五角形，顶端略突起。蓇葖果单生，披针状。种子长圆形，顶端具白绢质毛（图11-4-46）。生于阳坡草丛中。主产江苏、浙江、安徽、山东。根及根茎入药能镇静止痛，祛湿解毒。

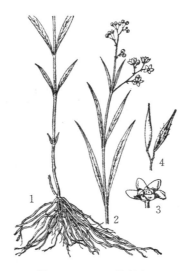

图11-4-46 徐长卿
1.植株 2.花枝 3.花 4.果实

### 28. 花科 Convolvulaceae

$(\phi, \female) * K_5 C_{(5)} A_5 \underline{G}_{(2:1\sim4:1\sim2)}$

**主要特征**：多为缠绕草本，常具乳汁。叶单生或互生，无托叶。花两性，辐射对称，常单生或数朵集成聚伞花序。萼片5，常宿存，花冠常漏斗状，大而明显。雄蕊5个，插生于花冠基部。雌蕊多为2个心皮合生，子房上位，2~4室。果实多为蒴果。

**鉴别特征**：缠绕草质藤本。常单叶，互生，子房上位，2心皮合生而成1~3室，每室胚珠1~2颗，蒴果。

**分布**：主要分布于热带至温带地区，我国南北均产。

**化学成分**：本科植物常含有黄酮类化合物及皂甙。

**药用植物：**

**牵牛** *Pharbitis nil*（L.）Choisy 一年生草本，全株被粗硬毛。茎缠绕，分枝。叶片心形或卵状心形。常3裂稀5裂，中裂片长卵圆形，基部不收缩，侧裂片底部宽圆，先端尖，基部心形。花序腋生，1~3朵花，总花梗短或长于叶柄。苞片细长。萼片线状披针形，先端尾尖，基部扩大被有开展的粗硬毛，花冠漏斗形，白色、蓝紫色或紫红色，长5~8厘米，有5浅裂。雄蕊不等长，花丝基部稍肿大，有小鳞毛，子房3室，柱头头状，2或3裂。蒴果球形，光滑。种子5~6粒，卵圆形，无毛（图11-4-47）。原产热带美洲，秦岭中普遍种植或亦为野生，我国南北各地均有栽培。种子（牵牛子）能泻水通便，消痰涤饮，杀虫消积。

**菟丝子** *Cuscuta chinessis* Lam. 寄生草本，全株无毛。茎细，缠绕，黄色，无叶。花簇生于叶腋，苞片及小苞片鳞片状；花萼杯状，5裂；花冠白色，钟形，长为花萼的2倍，裂片向外反曲；

雄蕊花丝扁短,基部生有鳞片,矩圆形,边缘流苏状;子房 2 室,花柱 2。蒴果,扁球形,被花冠全部包住,盖裂。种子 2～4 粒(图 11-4-48)。生于田边、荒地及灌丛中,常寄生于豆科等植物上。我国主产区主要在北方。种子能滋补肝肾,固精缩尿,安胎,明目,止泻。

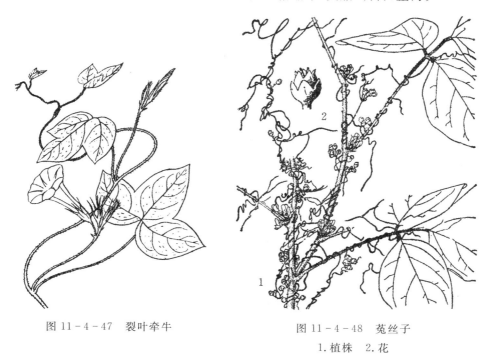

图 11-4-47　裂叶牵牛　　　　　图 11-4-48　菟丝子

1. 植株　2. 花

### 29. 马鞭草科　Verbenaceae

$(\male, \female) \uparrow K_{4\sim5} C_{(4\sim5)} A_5 \underline{G}_{(2:4:1\sim2)}$

**主要特征:**通常为灌木,少数乔木,极少草本。嫩枝常呈四方形。叶常对生,稀轮生或互生,无托叶。花常两性,左右对称,很少辐射对称;花萼常宿存,结果时增大而呈现鲜艳色彩;花冠下部联合呈圆柱形,上部 4～5 或更多裂,裂片全缘或下唇中间裂片边缘呈流苏状;雄蕊 4,着生于花冠管上;花盘不显著,子房上位,由 2 或 4～5 心皮组成 2～5 室或因假隔膜分为 4～10 室,每室有 2 胚珠或因假隔膜而为一胚珠 。果实为核果、蒴果或浆果状核果。

**鉴别特征:**叶多对生,花两侧对称,花冠常裂为 2 唇形或略不相等的 4～5 裂;雄蕊常为 4;子房上位,每室胚珠 1～2,花柱顶生。

**分布:**主要分布于热带和亚热带地区,少数延至温带。中国有 21 属 175 种,主要分布在长江以南各省。

**药用植物:**

**马鞭草** *Verbena officinalis* L. 多年生草本。主根近木质,黄白色,有多数须根。茎直立,有分枝,基部木质四棱形,在棱上及节上有毛。叶对生,卵形、长方形或近于菱形,边缘深 3 裂,裂片具粗锯齿,两面均被粗毛。穗状花序细长;花萼或苞片等长,具 5 齿;花冠淡蓝紫色,漏斗状,具 5 裂片;雄蕊 4,花细短;子房上位长圆形。蒴果。外果皮薄,成熟时裂为 4 个小坚果。通常生于路旁、田边及山野草丛中,我国大部分省区均产。全草能活血散瘀,截疟解毒,利尿消肿。

马缨丹 *Lantana camara* L. 多年生蔓生小灌木。全株被短毛,有强烈气味。叶对生,卵形或心脏形。可常年开花。它花朵虽小,直径不足 1 厘米,但由众多的小花密集成团,组成头状花序,直径可达 4 至 5 厘米。花序较为密集。花冠筒状,雄蕊 4 枚。性喜高温,耐旱抗瘠,根入药,清凉解热,活血止血。

**30. 唇形科　Labiatae**

$(\hat{\wedge}, \female) \uparrow K_{(5)} C_{(5)} A_{4.2} \underline{G}_{(2:4:1)}$

**主要特征:**多草本少灌木,茎方形,四棱,单叶对生,常含挥发性芳香油,有香味。花于叶腋形成聚伞花序或轮伞花序,然后再成总状、圆锥状排列。花两性,两侧对称。萼片合生 5 裂,少数 4 裂,常 2 唇状宿存。花冠 2 唇形,合瓣,雄蕊 4 枚,雄蕊与花冠裂片互生,着生在花冠筒上。雌蕊为 2 心皮合生,上位子房,子房深 4 裂,每室 1 个胚珠,花柱 1 个,插生于分裂子房的基部,柱头浅裂,花盘明显(图 11 - 4 - 49)。果实为 4 个小坚果,种子无胚乳或有少量胚乳。

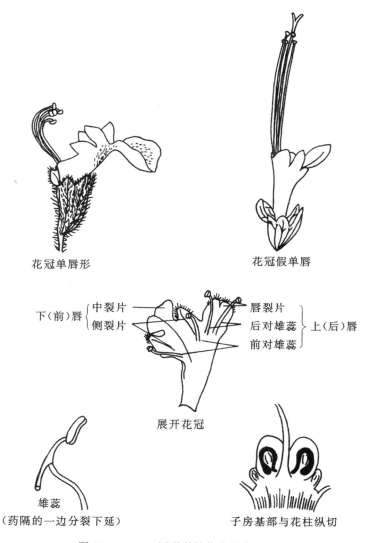

图 11 - 4 - 49　唇形科植物花的构造

**鉴别特征：**茎四棱，单叶对生，花冠唇形，二强雄蕊，心皮 2 个，4 个小坚果。

**分布：**全球广布，我国大部分地区。

**化学成分：**本科植物富含有挥发油，另含有苦味素、黄酮及酚类等。

**药用植物：**

**益母草** *Leonurus artemisia*（Laur.）S. Y. Hu 一年生或二年生草本。茎方形，有倒生白毛。根处叶近圆形，叶缘 5～9 浅裂，有长柄；中部叶掌状 3 深裂，侧裂片有 1～2 小裂；花序上的叶线状披针形，全缘或有少数牙齿，最小裂片宽 3mm 以上。轮伞花序腋生，有花 8～15，多数远离而组成长穗状花序；小苞片针形，短于萼筒，有细毛；花萼钟形，外有毛，5 齿裂，前 2 齿靠合；花冠淡红色或紫红色，2 唇形，冠筒内有毛环，上唇外面有毛，全缘，下唇 3 裂，中裂片倒心形；雄蕊 4，二强，花丝被鳞毛。小坚果长圆状三棱形，平滑（图 11 - 4 - 50）。分布全国，多生于旷野向阳处。地上部分入药，辛、微苦、微寒。归心、肝、膀胱经。活血调经，利水消肿，凉血消疹。

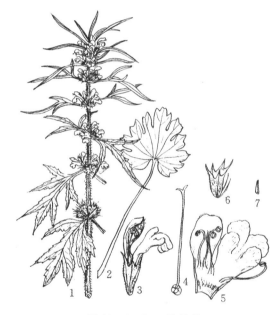

图 11 - 4 - 50　益母草
1.花枝　2.基生叶　3.花　4.雌蕊　5.宿存花萼　6.小坚果

**广藿香** *Pogostemon cablin*（Blanco）Bent. 多年生草本或灌木，揉之有香气。茎直立，上部多分枝，老枝粗壮，近圆形；幼枝方形，密被灰黄色柔毛。叶对生，圆形至宽卵形，先端短尖或钝，基部楔形或心形，边缘有粗钝齿或有时分裂，两面均被毛，脉上尤多；叶柄长 1～6 厘米，有毛。轮伞花序密集成假穗状花序，密被短柔毛；花萼筒状，5 齿；花冠紫色，4 裂，前裂片向前伸；雄蕊 4，花丝中部有长须毛，花药 1 室。小坚果近球形，稍压扁。原产菲律宾，我国南方有栽培，但很少开花。全草入药，性微温，味辛。芳香化浊，开胃止呕，发表解暑。

**丹参** *Salvia miltiorrhiza* Bge. 多年生草本，根肥厚，外皮红色。茎有长柔毛。叶常为单数羽状复叶；小叶 3～5 对，卵形或椭圆状卵形，两面有毛。轮伞花序 6 至多花，组成顶生或腋生假总状花序,密生腺毛或长柔毛;苞片披针形,花萼紫色,有 11 条脉纹,长约 11 毫米,外有腺毛,2 唇形,上唇阔三角形,顶端有。3 个聚合小尖头,下唇有 2 齿,三角形或近半圆形;花冠蓝紫色,长 2~2.7 厘米,筒内有毛环,上唇盔状,下唇短于上唇,3 裂,中间裂片最大;雄蕊着生下唇基部。小坚果黑色,椭圆形(图 11-4-51)。分布于全国大部分地区。生山坡荒野或栽培。根及根茎入药,性微寒,味苦。祛瘀止痛,活血通经,清心除烦。

薄荷 *Mentha haplocalyx* Briq. 多年生草本,有清凉浓香气。具匍匐根状茎。茎四棱。叶对生,叶片卵形或长圆形,两面均有腺鳞及柔毛。轮伞花序腋生;花冠淡紫色或白色,下唇 3 裂片近等大;雄蕊 4,2 强。小坚果椭圆形(图 11-4-52)。全国各地有分布,生于湿地,多栽培。地上部分能疏散风热,清利头目,利咽,透疹。

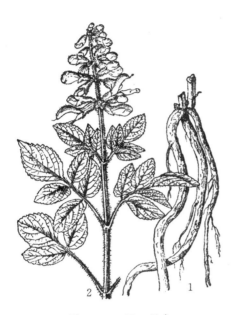

图 11-4-51 丹参

1.根 2.花枝

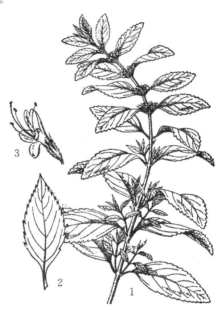

图 11-4-52 薄荷

1.花枝 2.叶 3.花

**31. 茄科 Solanaceae**

$(\male, \female) * K_{(5)} C_{(5)} A_{5,4} \underline{G}_{(2:2:\infty)}$

**主要特征**:草本、灌木或小乔木;单叶互生,全缘或各式的分裂或为复叶,无托叶;花两性或稀杂性,辐射对称,单生或排成聚伞花序或花束;萼 5 裂或截平形,常宿存;花冠合瓣,形状种种,裂片 5,常折叠;雄蕊 5,稀 4 枚,着生于冠管上;子房 2 室,或不完全的 1~4 室,稀 3~5 室,2 心皮不位于正中线上而偏斜,中轴胎座有胚珠极多数,很少为 1 枚;胚珠倒生、弯生或横生;果为浆果或蒴果;种子圆盘形或肾形。

**鉴别特征**:草本,花辐射对称;萼五裂,宿存;花冠合瓣;子房上位,心皮合生;浆果或蒴果。

**分布**:分布于热带和温带地区,我国各省均有分布。

**化学成分**:本科植物主要含有吡啶型、甾体生物碱和莨菪烷型。

**药用植物：**

**宁夏枸杞 Lycium barbarum L.** 粗壮灌木。叶簇生，形大，在短枝或长枝顶端生叶形小，呈卵状披针形或卵状长圆形。花萼杯状，2～3 裂；花冠淡紫红色，具暗紫色纹脉，漏斗状，先端 5 裂，裂叶长 5～6mm，短于花冠筒，向后反卷；雄蕊 5；雌蕊 1，子房长圆形二室。浆果宽椭圆形，圆柱形，近球形，成熟时红色或橘红色。种子多数（20～50 粒），扁肾形，淡黄色。产于宁夏、甘肃、青海、新疆、内蒙古、河北等省区。有栽培。果实（枸杞子）入药，味甘、性平，具有滋阴补血，益精明目的作用。

**白曼陀罗 Datura metel L.** 一年生草本，全株近无毛。叶互生或在茎上部是假对生，卵形或宽卵形，顶端渐尖，基部不对称楔形，全缘或有波状短齿。花单生，直立；花冠漏斗状，白色，紫色或淡黄色，典型的花冠檐部 5 裂。蒴果近球状或扁球状。主产华南和江苏、浙江，栽培或野生。花（洋金花，又称南洋金花）入药，能平喘止咳，镇痛（图 11-4-53）。

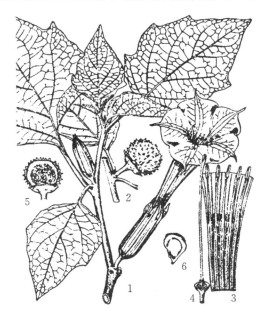

图 11-4-53　白花曼陀罗
1.植株　2,3.花　4.雄蕊（展开）　5.雌蕊　6.子房横切面　7.果实　8.种子

**莨菪 Hyoscyamus niger L.** 草本植物，高 15～70 厘米，有特殊臭味，全株被粘性腺毛。根粗壮，肉质，茎直立或斜上伸。密被柔毛。单叶互生，叶片长卵形或卵状长圆形，顶端渐尖，基部包茎，茎下部的叶具柄。花淡黄绿色，基部带紫色；花萼筒状钟形；花冠钟形；花药深紫色；子房略呈椭圆形。蒴果包藏于宿存萼内。种子多数，近圆盘形，淡黄棕色。分布华北、西南和华东等地。多为栽培；田埂、林边有野生。种子（天仙子）能解痉镇痛，安神定喘。

**颠茄 Atropa belladonna L.** 多年生草本。根状茎粗壮，茎直立，上部分枝。叶在茎下部互生，上部一大一小成双生，卵形或椭圆形，全缘。花单生于叶腋，花萼钟状，花冠筒状钟形，淡紫色，浆果球形，熟时黑紫色，有光泽。我国山东、江苏、浙江有栽培。叶及根含阿托品类生物碱，为抗胆碱药；有解痉、镇痛、抑制腺体分泌及扩大瞳孔的作用。

**32. 玄参科** Scrophulariaceae

$(\hat{\diamond}, \female) \uparrow K_{(4\sim5)} C_{(4\sim5)} A_{4.2} G_{(2:2:\infty)}$

**主要特征:** 草本、稀灌木或乔木;叶互生、对生或轮生,无托叶;花两性,常左右对称,排成各式的花序;萼4～5齿裂,宿存;花冠合瓣,辐状或阔钟状或有圆柱状的管,4～5裂,裂片多少不等或二唇形,或广展;雄蕊通常4,2长2短,有时2或5枚发育或第5枚退化;花盘存在或无;子房上位,不完全或完全的2室,每室有胚珠多颗;果为蒴果或浆果。

**鉴别特征:** 草本,花呈两侧对称,常多呈2唇形,多为2强雄蕊,子房上位,2室,每室胚珠常多数。

**分布:** 全球广布,我国各省均有分布。

**化学成分:** 本科植物常含有环烯醚萜类化合物,黄酮类,少数含有强心甙。

**药用植物:**

**玄参** *Scrophularia ningpoensis* Hemsl. 多年生草本。根长圆柱形或纺锤形。茎具四棱,有沟纹。下部叶对生,上部叶有的互生,卵形至披针形,边缘具细锯齿,齿缘反卷,骨质,并有突尖。聚伞花序排成大而疏散的圆锥状,轴上有腺毛;花萼5裂,裂片边缘膜片;花冠褐紫色,上唇长于下唇;退化雄蕊近圆形。蒴果卵形(图11-4-54)。分布于华东、中南及西南等省。生溪边、草丛中,常为栽培。根入药,性微寒,味甘、苦、咸。凉血滋阴,泻火解毒。

**地黄** *Rehmannia glutinosa* Libosch 多年生草本,全株被灰白色长柔毛及腺毛。块根和根状茎肥大成块状,橘黄色。叶基生,莲座状,叶片倒卵形或长椭圆形,上有皱纹。总状花序顶生,花冠筒状,外面紫红色,内面常有黄色带紫的条纹。蒴果卵圆形。种子多数细小,淡棕色。栽培品主产于河南。根茎入药。新鲜块根(鲜地黄)能清热生津、凉血、止血;干燥块根(生地黄)能清热凉血,养阴生津;生地黄的炮制品(熟地黄)能养阴补血,益精填髓。

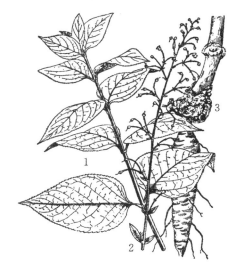

图 11-4-54 玄参
1.叶枝　2.果枝　3.根及根状茎

**胡黄连** *Picrorhiza scrophulariiflora* Pennell 多年生草本,根状茎粗而长,上端密被老叶

残余。叶片匙形至卵形,先端圆钝,基部渐狭成楔形,边缘具锯齿,两面无毛。花梗短,花萼被棕色腺毛,深裂近达基部,裂片不等,后方一枚极小,披针形,其余 4 枚倒卵状披针形或倒卵状长圆形,花冠深紫色,外面被毛,花冠 2 唇形,上唇略向前弯,呈盔状,顶端微凹,下唇 3 裂片明显短于上唇,侧之裂片顶端微缺;雄蕊 4 枚,后方 2 枚略短于上唇,前方 2 枚稍长于上唇;子房 2 室,中轴胎座。蒴果长卵圆状,顶端尖,4 裂;种子多数,细小(图 11 - 4 - 55)。分布于西藏东部、云南西北、四川西部。生高山草地及石堆中。根入药,苦,寒。归肝、胃、大肠经。清湿热,除骨蒸,消疳热。

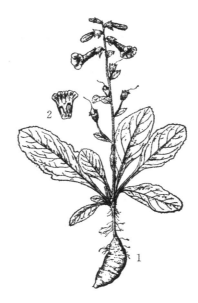

图 11 - 4 - 55　地黄
1.植株　2.花冠展开,示雄蕊

### 33. 爵床科　Acanthaceae

$(\stackrel{\wedge}{\diamond}, \female) \uparrow K_{(5\sim4)} C_{(5\sim4)} A_{4,2} \underline{G}_{(2:2:2\sim\infty)}$

**主要特征:**草本或灌木。茎节常膨大。单叶对生;茎与叶的表皮细胞内常含钟乳体。花两性,两侧对称;通常具 1 苞片和 2 小苞片;常由聚伞花序再组成其他花序;萼 5～4 裂;花冠 5～4 裂;唇形,或为不等的 5 裂;2 强雄蕊或仅 2 枚;子房上位,2 心皮合成 2 室,中轴胎座,每室胚珠 1 至多数。蒴果,室背开裂;种子着生于胎座的钩状物上,成熟后弹出。

**鉴别特征:**茎节常膨大,2 强雄蕊或仅 2 枚,子房上位,2 室。

**分布:**广泛分布于热带和亚热带地区。我国广泛分布于长江以南各省。

**化学成分:**本科植物主要含有含生物碱等物质。

**药用植物:**

**爵床** *Rostellularia procumbens*（L.）Nees 一年生草本。茎绿色,被疏毛,节稍膨大,基部伏地。叶对生,卵形或长圆形。穗状花序顶生或腋生;苞片 1,小苞片 2,均为披针形,有睫毛;花萼裂片 4,线状披针形,边缘和背面有毛;花冠粉红色,2 唇形;雄蕊 2,基部有毛,花药 1 室不发育,半呈距状。蒴果棒形。分布于福建、广西、广东、江西等地。全草入药,性寒,味微苦。清热解毒,消疳积。

**穿心莲** *Andrographis paniculata*（Burm. f.）Nees 多年生草本,茎立,有棱,多分枝,节呈膝状膨大。单叶对生,近无柄,叶披针形或尖卵形,先端渐尖,基部棱形;边全缘或浅波状,叶柄短或近于无柄。圆锥花序顶生或腋生;花小,淡紫白色,二唇形,上唇内面有紫红色花斑;雄蕊2枚;子房上位,2室。蒴果线状长椭圆形,表面中间有一条纵沟,成熟时紫褐色,种子多数。原产东南亚地区,我国南方大量栽培。全草入药,味苦,性寒,无毒。清热解毒,凉血消肿。

**34. 茜草科 Rubiaceae**

$(\hat{\varphi}, \varphi) * K_{(4\sim5)} C_{(4\sim5)} A_{4\sim5} \overline{G}_{(2:2:1\sim\infty)}$

**主要特征**:草本、灌木或乔木,有时攀援状;叶对生或轮生,单叶,常全叶缘;托叶各式,在叶柄间或在叶柄内,有时与普通叶一样,宿存或脱落;花两性或稀单性,辐射对称,有时稍左右对称,各式的排列;萼管与子房合生;花冠合瓣,通常4～5裂,稀更多;雄蕊与花冠裂片同数,互生,很少2枚;子房下位,1至多室,但通常2室,每室有胚珠1至多颗;果为蒴果、浆果或核果;种子各式,很少具翅,多数有胚乳。

**鉴别特征**:单叶,对生或轮生,具各式托叶,雄蕊与花冠裂片同数而互生。

**分布**:广泛分布于热带和亚热带地区,少数产温带。我国主要产于西南至东南以及西北。

**化学成分**:本科植物主要含有多种生物碱、蒽醌类色素和甙类。

**药用植物**:

**茜草** *Rubia cordifolia* L. 多年生攀援草本。茎四棱形,有的沿棱有倒刺。叶4片轮生,其中1对较大而具长柄,卵形或卵状披针形;叶缘和背脉有源小倒刺。聚伞花序顶生或腋生;花小,萼齿不明显,花冠绿色或白色,5裂,有缘毛。果肉质,小形,熟时紫黑色(图11-4-56)。

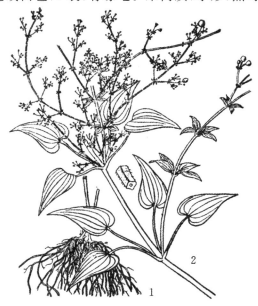

图 11-4-56 茜草
1. 根 2. 果枝

我国大部分地区有分布。生灌丛中。根及根茎入药，苦，寒。归肝经。凉血，止血，祛瘀，通经。

　　**钩藤** *Uncaria rhynchophylla*（Miq.）Jacks 藤本；老枝四棱柱形。叶对生，革质，宽椭圆形或长椭圆形，顶端急尖或圆，基部圆形或心形，上面光滑或沿中脉被短毛，下面被褐色短粗毛；托叶 2 裂。头状花序球形，总花梗被黄色粗毛；花被褐色粗毛，有香气；花萼筒状，5 裂；花冠漏斗形，5 裂，淡黄色；雄蕊 5；子房下位，蒴果。分布于广西、江西、湖南、福建、广东及西南地区。生于山谷、溪边或湿润灌丛中。茎枝入药，性凉，味甘。清热平肝，息风定惊。

## 35. 忍冬科　Caprifoliaceae

（☿，♀）＊ ↑ $K_{(4\sim5)} C_{(4\sim5)} A_{4\sim5} \overline{G}_{(2\sim5:1\sim5:1\sim\infty)}$

　　**主要特点：**灌木和木质藤本。叶对生，稀轮生，单叶。花序聚伞状，或由聚伞花序集合成伞房或圆锥式的复花序，有时因聚伞花序中央的花退化而仅具 2 朵花，排成总状或穗状花序，常具发达的小苞片。花两性，极少杂性；花冠合瓣，有时花冠两唇形，筒基部有时膨肿或呈囊状或距状；雄蕊 5～4，极少 3 枚；子房下位，由 2～5 枚心皮合成，2～5 室，每室含 1 至多颗悬垂的胚珠。果实为肉质浆果、核果、蒴果或坚果。

　　**鉴别特征：**叶对生，多无托叶。雄蕊与花冠裂片同数而互生，子房下位。多为浆果。

　　**分布：**广泛分布于北半球温带地区。我国广泛分布。

　　**化学成分：**本科植物主要含有绿原酸、酚甙、皂甙，少数含有挥发油。

　　**药用植物：**

　　**忍冬** *Lonicera japonica* Thunb. 缠绕半灌木，常绿。幼枝密被柔毛和腺毛，老枝棕褐色，木质化，中空。叶对生，卵形至长卵形，初时两面有毛，后则上面无毛。花成对腋生；花冠初开时白色，后变黄色，花冠筒细长；雄蕊 5，伸出花冠外；子房下位。浆果球形（图 11 - 4 - 57）。分布于全国大部分地区。生山坡、路旁、灌丛中。茎枝（忍冬藤）能清热解毒，疏风通络；花蕾（金银花）能清热解毒，凉散风热。

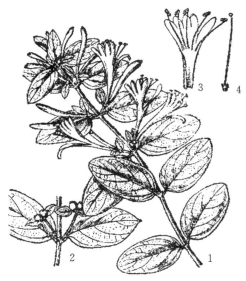

图 11 - 4 - 57　忍冬
1. 花枝　2. 果枝　3. 花冠展开，示雄蕊　4. 雌蕊

接骨木 *Sambucus williamsii* Hance. 落叶灌木或小乔木。老枝有皮孔,幼枝无毛。奇数羽状复叶,对生,小叶 3～11 枚,揉碎有异味。圆锥状聚伞花序顶生。花小,白色至淡黄色。核果浆果状,黑紫色或红色。主产于江苏,此外福建、四川、广西、浙江等地亦产。生长于向阳山坡。全株入药,甘、苦、平。归肝经。接骨续筋,活血止痛,祛风利湿。

**36. 葫芦科** Cucurbitaceae

$$\text{☿} * K_{(5)} C_{(5)} A_{5,1+(2)+(2)} ; \text{♀} * K_{(5)} C_{(5)} \overline{G}_{(3:1:\infty)}$$

**主要特征:** 草本或木质藤本。茎攀援或匍匐,有卷须。叶互生,通常为单叶,深裂,有时为复叶。花单性,雌雄同株或异株,单生、簇生或集合成各式花序;雄花萼筒 5 裂,花瓣 5 枚或花冠合生而 5 裂,雄蕊 5 枚,其中两对合生,宛如 3 枚;雌花萼筒与子房合生;子房下位,由 3 心皮组成,侧膜胎座,胚珠多数,柱头膨大,3 裂,瓠果。

**鉴别特征:** 草质藤本,具卷须。叶互生,常为掌状分裂,花单性,3 心皮合生,子房下位,侧膜胎座,瓠果。

**分布:** 大多数分布在热带和亚热带地区。我国各省均产。

**化学成分:** 本科植物多含有甾类尤其含有葫芦苦素、三萜皂甙等。

**药用植物:**

栝楼 *Trichosanthes Kirilowii* Maxim. 多年生攀援草本。茎长可达 10 米,多分枝,卷须 2～3 分枝。块根肥厚,长圆柱状,富含淀粉。叶互生,近圆形或近心形,常为 5～7 掌状浅裂至深裂。夏秋开花,花冠白色,单性异株。雄花成总状花序,雌花单生于叶腋;花冠 5 裂,裂片先端流苏状。瓠果近圆形,熟时金黄色。种子多数,扁长椭圆形。常分布于长江以北,江苏、浙江亦产。生山坡、路旁、灌丛,也常栽培。全株入药,性苦、寒、无毒。根(天花粉),生津止渴,清肺化痰,消肿解毒;果实(瓜蒌),能清热化痰,宽胸利气,润肠;种子(瓜蒌仁),能润肺化痰,滑肠通便;果皮(瓜蒌皮),能清热化痰,理气宽胸(图 11-4-58)。

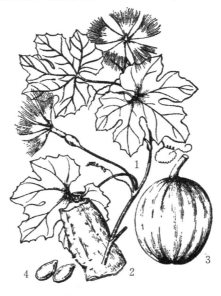

图 11-4-58 栝楼
1. 雌花枝　2. 根　3. 果实　4. 种子

绞股蓝 *Gynostemma pentaphyllum* (Thunb.) Makino 攀援草本；卷须常分叉；叶为鸟趾状复叶，小叶 3～7，有锯齿；花小，单性异株，很少同株；排成腋生、披散的圆锥花序；萼短，5 裂；花冠轮状，5 裂，裂片披针形或卵状长圆形；雄蕊 5，花丝下部合生，花药 2 室，室劲直；子房球形，3～2 室，每室有胚珠 2 颗，花柱 3 个；瓠果球形，其大如豆，不开裂。分布陕西南部和长江以南各省区。全草能清热解毒，止咳祛痰（图 11-4-59）。

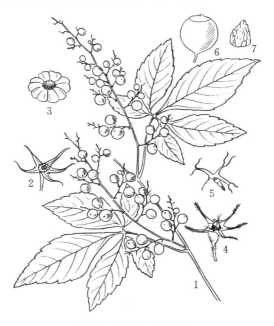

图 11-4-59　绞股蓝
1.果枝　2.雄花　3.雄蕊正面观　4.雌花　5.柱头　6.果实　7.种子

木鳖 *Momordica cochinchinensis* (Lour.) Spreng. 多年生草质藤本，具膨大的块状根。茎有纵棱；卷须粗壮，与叶对生，单一，不分枝。叶互生，圆形至阔卵形，通常 3 浅裂或深裂，裂片略呈卵形或长卵形，全缘或具微齿，基部近心形，先端急尖，上面光滑，下面密生小乳突，3 出掌状网脉；具纵棱，在中部或近叶片处具 2～5 腺体。花单性，雌雄异株，单生叶腋，花梗细长，每花具 1 片大型苞片，黄绿色；萼片线状披针形，花冠与雄花相似，子房下位。瓠果椭圆形，成熟后红色，肉质，外被刺状突起，种子略呈扁圆形或近椭圆形，边缘四周具不规则的突起，呈龟板状，灰棕色。分布于华中及华南地区。生山沟、林缘、路旁和山谷阴湿处。种子（木鳖子）性苦微甘，温，有毒。消肿散结，祛毒。

**37.桔梗科　Campanulaceae**

$(\male, \female) * ↑ K_{(5)} C_{(5)} A_{5,(5)} \overline{G}_{(2\sim5:2\sim5:\infty)}; \overline{G}_{(2\sim5:2\sim5:\infty)}$

**主要特征：**直立或缠绕草本，稀为亚灌木，常有乳汁；叶互生、对生，稀轮生，全缘或稀分裂，无托叶；花序各式；萼片 5 裂，裂片常宿存；花冠辐射对称，管状、钟状；雄蕊 5 枚，花药分离；子房下位，2～5 室；胚珠多数，中轴胎座；果为蒴果或浆果。

**鉴别特征：**草本；有白色乳汁。多为单叶互生。无托叶。花冠常呈钟状或管状，雄蕊 5，子房下位。

**分布**:本科植物多分布温带和亚热带地区,我国主要分布于西南地区。

**化学成分**:本科植物主要含有磷脂类、胆碱类、甾醇等。

**药用植物**:

**桔梗** *Platycodon grandiflorum*(Jacq.) A. DC. 多年生草本,有白色乳汁。茎上部稍分枝,微被 白粉。茎中下部叶对生或轮生,上部叶互生,卵形或卵状披针形,边缘具不整齐锐锯齿,下面微被白粉。花萼钟状,5 裂;花冠阔钟状,先端 5 裂,紫蓝色或蓝白色;雄蕊 5,花丝基部变宽,有短柔毛。蒴果倒卵形,具宿萼(图 11 - 4 - 60)。分布于南北各地。生山地草坡或林边。根入药,性平,味苦。宣肺,利咽,祛痰,排脓。

**党参** *Codonopsis pilosula*(Franch.) Nannf. 草质藤本,有白色乳汁。叶卵形,幼叶两面被疏或密的伏毛。花单生于枝端;花萼贴生至子房中部,上部 5 裂;花冠阔钟状,黄绿色,内面有紫斑,先端 5 浅裂;雄蕊 5,花丝花药近等长,雌蕊柱头有白色刺毛。蒴果短圆锥状(图 11 - 4 - 61)。分布于东北、西北、华北等地。多生于山地灌丛中或林缘。根入药,性平,味甘。补中益气,健脾生津。

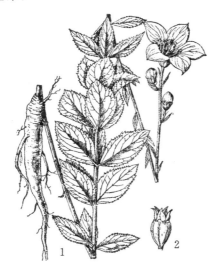 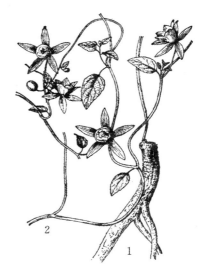

图 11 - 4 - 60 桔梗　　　　　　图 11 - 4 - 61 党参

1.植株　2.果实　　　　　　1.根　2.花果枝

**半边莲** *Lobellae Chinensis* Lour. 多年生草本,高约 10 厘米,有乳汁。茎纤细,稍具 2 条纵棱,近基部匍匐,节着地生根。叶互生,狭披针形至线形,全缘或疏生细齿;具短柄或近无柄。花单生叶腋;花萼筒喇叭形,先端 5 裂;花冠淡红色或淡紫色,先端 5 裂,裂片披针形,均偏向一侧;雄蕊 5,聚药,花丝基部分离;子房下位,2 室。蒴果倒圆锥形。种子多数,细小,椭圆形,褐色。分布于长江流域及华南各省。全草入药,性平,味辛。利尿消肿,清热解毒。

**38. 菊科 Compositae**

$(\male, \female)$ ＊ $\uparrow K_{0\sim\infty} C_{(3\sim5)} A_{4\sim5} \overline{G}_{(2:1:1)}$

**主要特征**:多为草本,或木质藤本或灌木;叶通常互生,稀对生;花两性或单性,具舌状或管状花冠,密集成头状花序,头状花序中有全为管状花,亦有全为舌状花,有中央为两性或无性管状花(盘花),外围为雌性或无性舌状花(放射花)或雌性管状花,为一个具1至多层的总苞片所围绕,单生或排列成聚伞花序、总状花序、穗状花序、伞房花序或圆锥花序;花序托凸、扁或圆柱状,平滑或有多数窝孔,裸露或被各样的托片;雄蕊4~5,花药合生成一管,极稀离生,药基钝或具尾,花丝分离;子房下位,1室,具1胚珠,花柱分为2枝,瘦果。

**鉴别特征:**草本,头状花序,外被总苞片。花药合生,子房下位1室,胚珠一枚而基生;瘦果。

**分布:**广布于全球,我国各省均产。

**化学成分:**本科植物主要含有黄酮类、挥发油、倍半萜内酯、香豆素和菊糖等。

**药用植物:**

红花 *Carthamus tinctorius* L. 一年生草本。茎直立,上部多分枝。叶互生,长椭圆形,先端尖,近无柄,基部抱茎,边缘羽状齿裂,齿端有尖刺,两面无毛;上部叶较小,成苞片状围绕头状花序。头状花序顶生,排成伞房状;总苞片数层,外层绿色,卵状披针形,边缘具尖刺,内层卵状椭圆形,白色,膜质;全为管状花,初开时黄色,后转橙红色;瘦果(图11-4-62)。全国各地有栽培。花入药,性温,味辛。活血通经、散瘀止痛。

白术 *Atractylodes macrocephala* Koidz. 多年生草本。根状茎肥大块状,略呈拳状。茎直立,上部分枝。叶互生,叶片3,深裂或上部茎的叶片不分裂,裂片椭圆形。边缘有刺。头状花序,苞片叶状,花冠紫红色,瘦果椭圆形,稍扁(图11-4-63)。分布于陕西、湖北、湖南、江西、浙江。生于山坡林地,多为栽培。根茎入药,性温,味甘、苦。具有健脾益气、燥湿利水、止汗、安胎之功能。

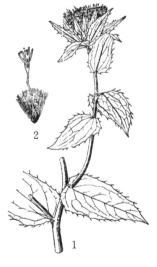

图 11-4-62　红花
1.花枝　2.花

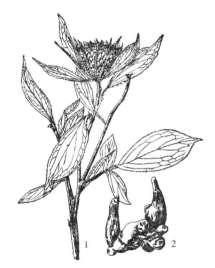

图 11-4-63　白术
1.花枝　2.根状茎

茵陈 *Artemisia capillaris* Thunb. 多年生草本。少分枝,幼苗密被白色柔毛,成长后近无毛,老茎基部木质化。叶1~2回羽状全裂,裂片线形,密被白色绢毛。头状花序极多数,在枝端排列成复总状;总苞球形;花小,黄绿色。瘦果长圆形,无毛(图11-4-64)。同属的滨蒿 A.

*scoparia* Waldst. et Kir. 的全草,又名北茵陈,在北方诸省作茵陈用。黄花蒿 *A. annual* 干燥地上部分称青蒿,能清暑,泻热;茎叶中提取的青蒿素可治疟疾。艾(艾蒿)*A. argyi* Leul. et Van. 叶能驱寒止痛,温经止血,平喘,又常作艾条。

**木香** *Aucklandia Lappa* Decne. 多年生草本。主根肥大,叶基部下延成翅;花序全为管状花;瘦果具浅棕色,冠毛(图11-4-65)。西藏南部有分布,云南,四川等地有栽培。根能健脾和胃,理气解郁,解痉。

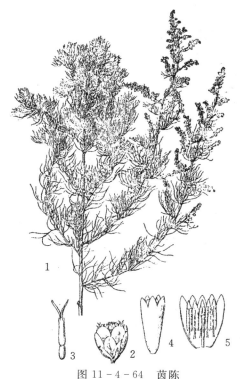

图 11-4-64 茵陈
1.花枝 2.头状花序 3.雌花 4.两性花
5.两性花展开,示雄蕊和花柱

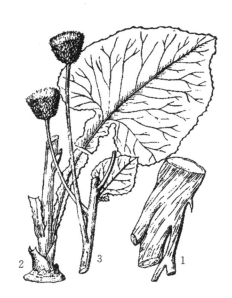

图 11-4-65 木香
1.根 2.基生叶 3.花枝

## (三)单子叶植物纲

### 39. 禾本科 Gramineae

$(\male, \female) * P_{2\sim3} A_{3,1\sim6} \underline{G}_{(2\sim3:1:1)}$

**主要特征:**多为草本,少数为木本。常具根状茎。地上茎特称为秆,具明显的节,节间常中空。单叶互生,成2列,叶鞘抱秆,常一侧开裂;叶片狭长,具纵向平行脉,叶片与叶鞘连接处内侧常具膜质或纤毛状叶舌,叶片基部两侧常具叶耳。花小,通常两性,极其特化。穗状、总状、圆锥花序由多数小穗集合而成,每小穗有小花1至多朵,排列于小穗轴上,基部有2苞片称为颖片,下面的为外颖,上面的为内颖;花被退化,而为2苞片所包,此2苞片称为稃片,分别称外稃和内稃。每朵小花子房基部有很小的透明膜质鳞被称浆片(即退化的花被片)2~3片;雄蕊常3枚,花丝细长,花药2室;子房上位,2~3心皮合生,1室,1胚珠,花柱常2,柱头羽毛状。

颖果。种子富含淀粉质胚乳。

**鉴别特征:**多为草本,地上茎特称为秆,单叶互生,成 2 列,叶鞘抱秆,常一侧开裂;具膜质或纤毛状叶舌,具叶耳。花小,通常两性,基部有 2 苞片称为颖片,下面的为外颖,上面的为内颖;花被退化,而为 2 苞片所包,此 2 苞片称为稃片,分别称外稃和内稃。浆片,雄蕊常 3 枚,花丝细长,子房上位,1 室,花柱常 2,柱头羽毛状。颖果。

**分布:**约 660 多属,10000 多种,广布全球。我国约 228 属,1200 多种,已知药用 84 属,174种。分布全国。

**化学成分:**本科植物具有重要经济价值,是人类粮食主要来源。同时在造纸、制糖、制药的丰富资源。

**药用植物:**

**分两个亚科:**竹亚科 Bambusoideae(木本)、禾亚科 Agrostidoideae(草本)。

**薏苡** *Coix lacryma-jobi* L. 一年或多年生草本。叶片条状披针形。总状花序腋生;小穗单性,在总状花序基部生有骨质总苞,含有 2～3 朵雌花的雌小穗;总状花序上部生有多个雄小穗,覆瓦状排列;雄小穗各含 2 朵雄花。颖果成熟时包于骨质光滑灰白球形的总苞内(图 11 - 4 - 66)。我国南方各省有野生北方有栽培。种仁(薏苡仁)能健脾利湿,清热排脓。

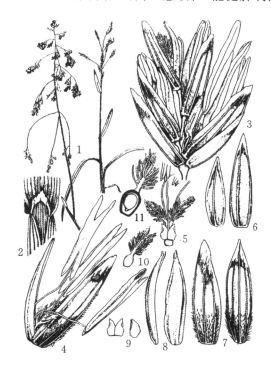

图 11 - 4 - 66 薏苡

**淡竹叶** *Lophatherum gracile* Brongn. 多年生草本。须根中部常膨大成纺锤状的块根。秆多少木质化。叶片披针形,平行脉间有明显小横脉。圆锥花序顶生,小穗疏生花轴上;每小穗有花数朵,第一小花为两性花,其余均退化,只有稃片(图 11 - 4 - 67)。分布于长江以南各地。生于山坡林下阴湿地。全草入药能清热除烦,利尿,生津止渴。

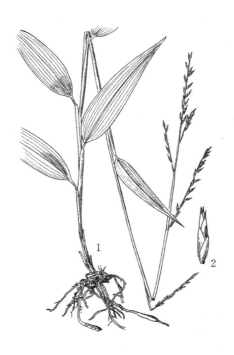

图 11 - 4 - 67　淡竹叶
1.花枝　2.花序　3.雄性小穗　4.雌花及雄小穗　5.雌蕊　6.雌花的外颖
7.雌花的内颖　8.雌花的不孕性小颖　9.雌花的外稃　10.雌花的内稃

**白茅** *Imperata cylindrica* Beauv. 多年生草本,分布全国各地。多生于向阳山坡、荒地。根状茎称白茅根,能清热利尿,凉血止血;花能止血。

**芦苇** *Phragmites australis* (Cav.) Trin. ex Steud. 全国各地多有分布,根状茎称芦根,能清肺胃热,生津止渴,除烦止呕。

**40. 天南星科**　Araceae

$♂ P_0 A_{(1\sim\infty),\infty} ; ♀ P_0 \underline{G}_{(1\sim\infty:1\sim\infty:1\sim\infty)} ; (♂,♀) * P_{4\sim6,0} A_{4\sim6} \underline{G}_{(1\sim\infty:1\sim\infty:1\sim\infty)}$

**主要特征**:多年生草本,常具块茎或根状茎;少数为木质藤本。植物体内多含水汁和针状草酸钙结晶。单叶或复叶,叶柄基部常具膜质鞘;网状脉。肉穗花序,具佛焰苞;花小,两性或单性;单性花雌雄同株或异株;同序者雌花群在下部,雄花群在上部,雌、雄花群间常有中性花(不孕花)相隔;单性花缺花被,雄蕊 1~8,常愈合成雄蕊柱,或分离;两性花常具花被片 4~6,鳞片状,雄蕊与之同数且对生;雌蕊子房上位,由 1 至数心皮组成 1 至数室,每室具 1 至数枚胚珠。浆果密集于花序轴上。

**鉴别特征**:多年生草本,叶柄基部常具膜质鞘;网状脉。肉穗花序,具佛焰苞;子房上位,浆果密集于花序轴上。

**分布**:约 115 属,2000 种以上,主要分布于热带亚热带地区,我国加引种栽培的共 35 属,210 余种,主产于华南、西南各省区。已知药用 22 属,106 种。

**化学成分**:本科植物常含有粘液细胞,生物碱、挥发油、皂甙等成分。

**药用植物:**

**天南星** *Arisaema heterophyllum* Blume 多年生草本,块茎扁球形。叶基生,有长柄,中部以下具叶鞘;叶片辐射状全裂成小叶片状,裂片 7～24 枚,披针形,顶端延伸成丝状。花茎直立,短于叶柄;佛焰苞顶端细丝状,绿白色;肉穗花序附属体棒状;花单性异株;雄花具雄蕊 4～6,花丝愈合;雌花具 1 雌蕊。浆果红色,聚成玉米穗状(图 11-4-68)。全国大部分地区有分布。生于沟边、林下阴湿处。块茎(天南星)有毒能燥湿化痰,祛风定惊,消肿散结。

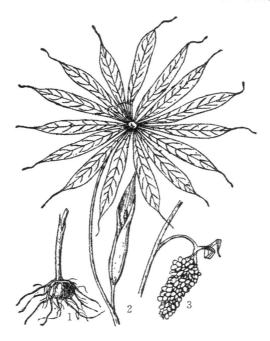

图 11-4-68　天南星
1.块茎　2.带花植株　3.果序

中药天南星原植物还有东北天南星 *Arisaema amurense* Maxim. 与天南星主要区别点是小叶片 5(幼时 3 片)。佛焰苞绿色或带紫色而有白色条纹。分布东北、华北。异叶天南星 *Arisaema heterophyllum* Bl. 叶片鸟足状全裂,裂片 13～21,雌雄同序,雄花在上,雌花在下。分布于辽宁以南的地区。

**半夏** *Pinellia ternate* (Thunb.)Breit. 多年生草本。块茎扁球形。一年生的叶为单生,卵状心形或基部戟形;2～3 年生叶为 3 全裂,裂片椭圆形至披针形,常在叶柄近基部内侧有 1 小珠芽。单性花同株,雄花在花序上部,白色,雌花在下,绿色;花序轴顶端附属体鼠尾状,伸出绿色佛焰苞外(图 11-4-69)。分布于南北各地。生于田野、荒坡、林下。块茎(半夏)有毒,经炮制后入药能燥湿化痰,降逆止呕。

**掌叶半夏(虎掌)** *Pinellia pedatisecta* Schott. 与半夏主要区别点是块茎较半夏大近 1 倍,叶呈鸟足状分裂,分布华北、华中及西南。块茎亦作半夏用。

**石菖蒲** *Acorus tatarinowii* Schott. 多年生草本,全体具浓香气味。根状茎平卧。叶基生,狭条形,无明显中脉。花茎扁三棱形,佛焰苞叶状,不包被花序;花序黄绿色;花两性,花被片

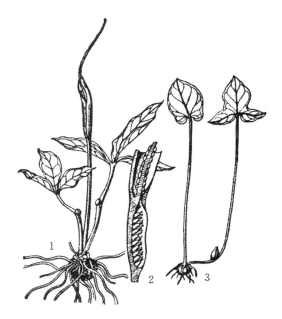

图 11-4-69 半夏
1.植株全形　2.佛焰苞展开,示肉穗花序上的雄花(上)和雌花(下)
3.幼块茎和幼叶

6,雄蕊 6,与花被片对生;浆果倒卵形;子房 2～3 室。分布于长江流域以南各省。生于山谷溪沟及河边石上。根状茎(石菖蒲)能开窍,豁痰,理气,活血,祛风,散湿。

　　本科入药的还有千年健 *Homalomena occulta*(Lour.)Schott. 分布于云南与广西。根茎(千年健)能祛风湿,强筋骨,活血,止痛。独角莲(禹白附)*Typhonium giganteum* Engl. 分布于东北、华北、华中、西北、西南。生于林下或阴湿地。块茎(白附子)因主产河南禹县又得名禹白附,有毒,能祛风痰,定惊,止痛。菖蒲(水菖蒲) *Acorus calamus* L. 全国均有分布。生于沼泽,湿地,也栽培。根茎(菖蒲)能开窍化痰,辟秽杀虫,健脾利湿。

　　**41.百合科**　Liliaceae

　　$(\hat{\male}, \female) * P_{3+3.(3+3)} A_{3+3} \underline{G}_{(3:3:\infty)}$

　　**主要特征:**多年生草本。具鳞茎、块茎或根状茎。单叶,基生或茎生,茎生叶互生,少数对生或轮生,极少数退化成鳞片状,茎扁化成叶状枝(如天门冬属、假叶树属)。花序总状、穗状或伞形等;花常两性,辐射对称;花被片 6,呈花瓣状,通常排成 2 轮,分离或合生;雄蕊 6;子房上位,3 心皮合生成 3 室,中轴胎座,胚珠多数。蒴果或浆果。

　　**鉴别特征:**多年生草本,花常两性,辐射对称;花被片 6,呈花瓣状,通常排成 2 轮,雄蕊 6;子房上位,3 心皮合生成 3 室,蒴果或浆果。

　　**分布:**约 230 属,约 4000 种,广布全球,以温带及亚热带地区为多,我国 60 属,570 种。已知药用 46 属,358 种。各地均产,以西南为盛。

　　**化学成分:**本科植物多含生物碱、皂甙等有效成分。

**药用植物：**

**百合** *Lilium brownii* F. E. Brown var. *viridulum* Baker. 多年生草本，鳞茎球形，白色，见光后变为紫红色，鳞片披针形至阔卵形。叶散生，倒披针形至倒卵形。花单生或数朵排成伞形花序，花大，喇叭形；乳白色，外面稍显紫色，顶端向外张开或稍弯曲，蜜腺沟两侧和花被片基部具乳突状突起；花被 6；雄蕊 6；雌蕊 1 枚；子房圆柱形，3 室，每室有多数胚珠；蒴果（图 11 - 4 - 70）。分布于华北、东南、西北、西南等地区。肉质鳞片（百合）能养阴润肺，清心安神，还可供食用。

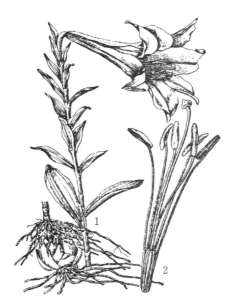

图 11 - 4 - 70　百合
1.植株全形　2.去花被的花，示雄蕊和雌蕊

同属植物作百合药用的还有卷丹 *L. lancifolium* Thunb. 分布全国多数省。

山丹（细叶百合）*L. pumilum* DC. (*L. tenuifolium* Fisch.) 分布于西北、华北、东北。

**川贝母（卷叶贝母）** *Fritillaria cirrhosa* D. Don. 多年生草本，鳞茎白色，直径 8～15mm，圆锥形；上部叶通常对生，兼有互生和轮生，先端稍弯曲；下部叶对生，披针形至线形，先端卷曲或不卷。花单生于茎顶，钟状，紫色具黄绿

色斑纹，或黄绿色具紫色斑纹；下垂，叶状苞片 3 片，先端卷曲。蒴果。分布于四川、青海、云南、西藏等地。鳞茎（川贝母）能清热润肺，止咳化痰。

中药川贝母还有同属植物暗紫贝母 *F. unibracteata* Hsiao et K. C. Hsia、甘肃贝母 *F. przewalskii* Maxim.、梭砂贝母 *F. delavayi* Franch. 的干燥鳞茎前二者按其性状不同分别习称松贝（近球形，直径 0.3～0.9 厘米）、青贝，（扁球形，直径 0.4～1.6 厘米）；后者习称炉贝，（长圆锥形，直径 0.5～2.5 厘米）。功效同川贝母。

**浙贝母（象贝）** *F. thunbergii* Miq. 鳞茎大，直径 15～40mm，叶对生或轮生，条状披针形，上部叶尖呈卷须状。花顶生及上部腋生，淡黄绿色，内具紫色横格斑纹（图 11 - 4 - 71）。分布

于浙江、江苏。鳞茎（浙贝母）能清热化痰，开郁散结。

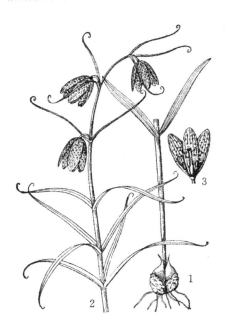

图 11-4-71　浙贝母
1.植株下部,示鳞茎　2.花枝　3.花

**伊犁贝母** *F. pallidiflora* Schrenk. 鳞茎圆锥形，较大，直径 10～20mm，叶互生、对生或轮生；矩圆状披针形。花单生或总状花序；黄色，内具紫色斑点。分布于新疆。鳞茎（伊贝母）能清热润肺，化痰止咳。

中药伊贝母尚有同属植物新疆贝母 *F. walujewii* Regel，鳞茎扁球形，直径 0.5～1.5 厘米。

**平贝母** *F. ussuriensis* Maxim. 鳞茎呈扁球形，直径 0.6～2 厘米，叶条形。先端卷须状；基部叶对生或轮生，上部叶对生或互生。花单朵顶生，外面淡褐色，内面紫色，有黄色方格斑纹。分布于东北。鳞茎（平贝母），功效同川贝母。

**知母** *Anemarrhena asphodeloides* Bge. 多年生草本，全株无毛，根状茎横走，上面被有黄褐色纤维。叶丛生，条形。总状花序从叶丛中抽出；花 2～6 朵簇生；花淡紫红或白色；雄蕊 3，子房卵形。蒴果。分布于华北、东北、陕西、内蒙古等地。根茎（知母）能除烦，清热，滋阴。

**黄精** *Polygonatum sibiricum* Red. 多年生草本，根状茎横走，肥大肉质，黄白色，通常一端较粗，另一端较细，形似鸡头故名鸡头黄精；味甜。茎直立。叶轮生，条状披针形，先端卷曲。花序腋生；具 2～4 朵花；苞片膜质，位于花梗基部；花近白色，雄蕊 6，浆果球形，黑色（图 11-4-72）。主产于北方各省。根状茎（黄精）能补气养阴，健脾，润肺，益肾。

同属作黄精入药的还有滇黄精 *Polygonatum kingianum* Coll. et. Hemsl. 主产广西、四川、云南、贵州。多花黄精 *Polygonatum cyrtonema* Hua. 主产南方各省。以上两种黄精按性状不同，习称大黄精、姜形黄精。

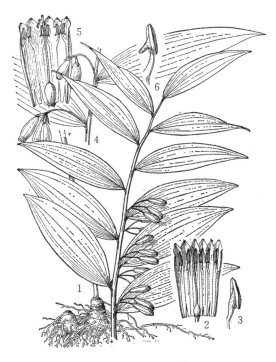

图 11-4-72　黄精

1~3.多花黄精　1.植株　2.花,已剖开　3.雄蕊

4~6.距药黄精　4.植株的一部分　5.花,已剖开　6.雄蕊

**玉竹** *polygonatum odoratum*（Mill.）Druce. 与黄精的区别是:根状茎圆柱状,略扁。叶互生,椭圆形。花序具花 2~8 朵,花长达 2 厘米,白色。分布于全国大部分地区。根状茎(玉竹)能养阴润燥,生津止渴。

**麦冬** *Ophiopogon japonicus*（L. F.）Ker-Gawl. 多年生草本,须根下端带膨大成块根。叶基生,线形。花序短于叶;总状花序;花小,淡紫色,子房半下位,花柱粗短,分布于我国大多数省区。块根称麦冬,能养阴生津,润肺清心(图 11-4-73)。

中药材麦冬是以麦冬属麦冬的块根为正品。山麦冬属的山麦冬 *Liliope spicata*（Thunb.）Lour. 其块根亦作"麦冬"药用。与麦冬的主要区别是:子房上位;叶片狭倒披针形。分布于全国多数地区。

**天门冬** *Asparagus cochinchinensis*

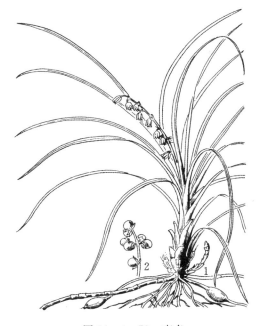

图 11-4-73　麦冬

1.植株　2.果实

(Lour.) Merr. 多年生具刺攀援的草本植物。有纺锤状块根。叶状枝通常 3 枚成簇,扁平。花单性异株,小花 2 朵腋生。浆果。分布于全国大部分地区。块根(天冬)能滋阴润燥,清肺生津。

　　七叶一枝花(蚤休)*Paris polyphylla* Simth. var. *chinensis*(Franch.)Hara 多年生草本,根状茎短而粗壮。叶通常 7 片轮生;有时 5～10 片;叶片倒卵状披针形。花被片 4～7,外轮绿色,内轮黄绿色,狭长条形,长于外轮。子房上位,先端具盘状花柱基,子房 1 室。蒴果(图 11-4-74)。分布于长江流域。根状茎(重楼)有小毒,能清热解毒,散瘀消肿。

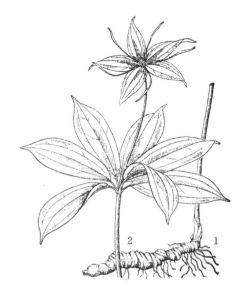

图 11-4-74　七叶一枝花
1.根状茎　2.花枝

　　芦荟 *Aloe vera* L. var. *chinensis*(Haw.)Berger. 多年生草本。叶近莲座状,条状披针形,肉质,具白色斑点状花纹。总状花序;花浅黄色,具红斑。主产于好望角、南美州等地,此外,印度及地中海沿岸热带地区亦有产。我国产于广东、广西、云南、福建、台湾等省。北方亦有栽培(温室)。液汁干燥品(芦荟)能清肝热,通便等。

　　本科常见药用植物还有:小根蒜 *Allium macrostemon* Bge. 全国大部分地区有产。鳞茎(薤白)能通阳散结,行气导滞。韭菜 *Allium tuberosum* Rottl. 分布全国大部分地区。鳞茎能温中通阳,理气宽胸,种子(韭菜子)能温补肝肾,壮阳固精。蒜 *Alium sativum* L. 分布于全国大部分地区。鳞茎能健胃,止痢,止咳,杀菌。光叶菝葜(土茯苓)*Smilax glabra* Roxb. 分布于长江流域以南。根状茎(土茯苓)能除湿,解毒,通利关节。藜芦 *Veratrum nigrum* L. 根有毒,能催吐,祛痰,杀虫。

　　**42.薯蓣科** Dioscoreaceae

　　♂ * P$_{(3+3)}$ A$_{3+3}$　♀ * P$_{(3+3)}$ $\overline{G}_{(3:2:2)}$

　　**主要特征:**草质缠绕藤本,具块茎或根状茎。叶互生,少对生;单叶或掌状复叶,全缘或分裂,基部多呈心形,叶片中脉或侧脉由叶基发出,叶腋有珠芽(零余子)或无。花小,多为单性,辐射对称,雌雄异株或同株,穗状、总状或圆锥花序;花被片 6,两轮,基部常结合,雄花具雄蕊 6,两轮,有时内轮退化,退化雌蕊有或无,子房由 3 心皮合生,下位,3 室,每室有胚珠 2。蒴果有 3 棱形的翅;种子常有翅。

**鉴别特征:**草质缠绕藤本,具块茎或根状茎。且有网脉,雌雄异株或同株,雄蕊 6,子房由 3 心皮合生,下位,3 室,蒴果有 3 棱形的翅。

**分布:**本科有 10 属,650 种,分布全球温带与热带地区。我国只有薯蓣 1 属,约 60 种。已知药用 37 种。

**化学成分:**其植物主要化学成分有甾体皂甙、生物碱等。

**药用植物:**

**薯蓣** *Dioscorea opposita* Thunb. 草质缠绕藤本。根状茎直生,类圆柱形或棒状,肉质,具粘液,生多数须根。茎右旋,带紫色。叶互生,中部以上对生,有时三叶轮生,叶腋常有珠芽(零余子);叶三角形至三角状卵形,基部耳状膨大,宽心形。花单性异株,穗状花序腋生;花小,白绿色;雄花序直立,雌花序下垂;花被片 6,雄蕊 6;雌花柱头 3。蒴果有 3 棱,呈翅状;种子扁圆形,有宽翅(图 11 - 4 - 75)。分布于全国大部分地区,并多栽培。主产河南、山西。根状茎(山药、怀山药)能补脾养胃,生津益肺,补肾涩精。

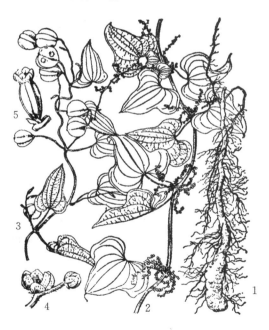

图 11 - 4 - 75　薯蓣
1.根状茎　2.雄枝　3.果枝　4.雄花　5.雌花

**穿龙薯蓣** *Dioscorea nipponica* Makino. 多年生草质缠绕藤本。根状茎横生,坚硬,呈弯曲的圆柱形,外皮黄褐色,常呈片状剥离。茎左旋。叶掌状心形,边缘有不等大的三角状浅裂。雌雄异株;雄花无梗(图 11 - 4 - 76)。分布于东北、华北、华中、西北、四川。生于林缘及灌木丛中。根茎(穿山龙)能祛风湿,舒筋活血。

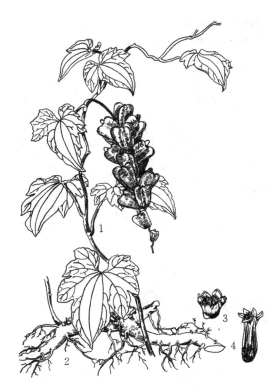

图 11 - 4 - 76　穿龙薯蓣
1.果枝的一部分　2.根　3.雄花　4.雌花

**黄独(黄药子)***Dioscorea bulbifera* L. 块茎扁球形,肉质,外皮棕褐色,表面密生须根。叶腋内多生有卵圆形珠芽(零余子)。叶卵状心形。分布于华东,广东、西南。块茎(黄山药)有小毒,能解毒消肿,化痰散瘀,凉血止血。珠芽(零余子)补虚损,强腰膝。

本科入药的还有粉背薯蓣 *Dioscorea collettii* HK. f. var. *hypoglauca* (Palibin) Pei et C. T. Ting,分布于华中、华东及四川、台湾。绵萆薢 *Dioscorea septemloba* Thunb. 分布于浙江、江西、湖南及华南。上两种及同属多种植物的根茎(粉萆薢和绵萆薢)能祛风,利湿。

**43. 鸢尾科**　Iridaceae

$(\male, \female) * \quad \uparrow P_{(3+3)} A_3 \overline{G}_{(3:3:\infty)}$

**主要特征:**多年生草本,有根状茎、块茎或鳞茎。叶多生于茎基,条形或剑形,基部重叠互相抱茎而成套叠叶鞘,排成 2 列。花序多种;花两性,辐射对称或两侧对称;花瓣常大而艳丽,花被片 6,2 轮排列,呈花瓣状,通常基部合生成管状;雄蕊 3;子房下位,通常 3 室,中轴胎座,每室胚珠多数,花柱上部常 3 裂,有时花瓣状,蒴果。

**鉴别特征:**草本,叶多生于茎基,条形或剑形,基部重叠互相抱茎而成套叠叶鞘,排成 3 列。花被片 6,通常基部合生成管状;雄蕊 3;子房下位,通常 3 室,花柱上部常 3 裂,有时花瓣状,蒴果。

**分布:**约 60 属,800 种,主产东非和热带美洲。我国连同引种共 11 属,约 80 种。已知药用 8 属,39 种。

**化学成分:**本科植物多含有异黄酮、醌类、胡萝卜素等化合物。

**药用植物：**

**射干** *Belamcanda chinensis* (L.) DC. 多年生草本。根状茎横生，断面鲜黄

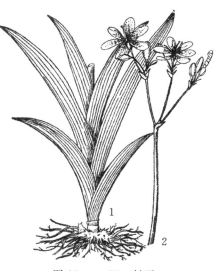

色。叶宽剑形，互生，基部成套叠，二列排列。花序顶生，花被管短，花被片橙黄色，散生暗红色斑点；雄蕊 3 枚；子房下位。蒴果；种子黑色（图 11-4-77）。全国大部地区有分布。野生或栽培。根茎（射干）能清热解毒，祛痰，散瘀消肿，利咽喉。

**番红花（藏红花、西红花）** *Crocus sativus* L. 多年生草本，具球茎，外被褐色膜质鳞叶。叶基生，狭条形，基部不具套叠。花淡紫色；花柱细长，紫红色，顶端 3 分枝。原产西班牙等国，我国引种栽培。花柱及柱头（西红花）能活血化瘀，凉血解毒，解郁安神。

本科药用植物还有马蔺 *Iris lactea* Pall. var. *chinensis* (Fisch.) Koidz. 分布于全国。生于山坡草地、灌丛。花能清热凉血，利尿消肿。种子（马蔺子）能凉血

图 11-4-77　射干
1. 植株　2. 花枝

止血，清热利湿。鸢尾 *Iris tectorum* 我国大部分省区有分布。常成片野生。根茎（川射干）能活血祛瘀，祛风利湿，解毒，消积。

**44. 姜科　Zingiberaceac**

$(\male, \female) \uparrow P_{(3+3)} A_1 \overline{G}_{(3:3\sim\infty)}$

**主要特征**：多年生草本，根状茎块状或伸长，芳香。茎单生。单叶，基生或茎生；常 2 列；具叶鞘，鞘端常有叶舌。花两性，两侧对称，单生或组成穗状、总状、圆锥花序；花被片 6，两轮，外轮萼状，常合生成筒，一侧开裂，顶端有 3 齿裂，内轮花瓣状，上部 3 裂，通常位于后方的 1 片较两侧的大，基部合生；退化的雄蕊 2 或 4，其中外轮 2 枚称侧生退化雄蕊，呈花瓣状、齿状或缺，内轮的 2 枚合生成唇辨，能育雄蕊 1，花丝具沟槽；子房下位，3 心皮合生，中轴胎座，3 室，少为侧膜胎座，1 室，花柱 1，丝状，沿可育雄蕊花丝的沟槽经药室间伸出。通常为蒴果，3 瓣裂，少数肉质不开裂而成浆果状。种子有假种皮。

**鉴别特征**：多年生草本，芳香。具叶鞘，鞘端常有叶舌。花内轮的 2 枚合生成唇瓣，显著而美丽，花丝具沟槽；蒴果。

**分布**：约 50 属，1000 余种，主要分布于热带、亚热带地区，主产亚州热带、亚热带地区。我国 19 属，约 200 种，已知药用 15 属，约 100 种。分布于西南部至东南部。

**化学成分**：本科植物多含挥发油、黄酮类、甾体皂苷等有效成分。

**药用植物：**

**姜** *Zingiber officinale* Rosc. 多年生草本，根状茎肥厚，块状或不规则粗指状分枝，有芳香及辛辣味，断面淡黄色。茎高达 lm 左右。叶披针形。穗状花序从根茎上抽出；花黄绿色，唇瓣 3 裂，有紫色条纹及浅黄色斑点。栽培者很少开花。原产于太平洋群岛，我国广为栽培。根茎鲜品（生姜）能解表散寒，温中止呕，化痰止咳；干品（干姜）能温中散寒，回阳通脉，燥湿消

痰；根茎外皮(姜皮)治疗水肿。

**姜黄** *Curcuma Longa* L. 多年生草本，根茎块状，断面深黄色至黄红色，芳香。由根茎生出的须根中，有的末端膨大成块根。叶基生，两列，叶片椭圆形，两面均无毛。秋季顶部叶鞘内抽出花序，穗状花序圆柱状；苞片大，卵形，绿白色，每苞片内有花数朵；花具小苞片；萼筒 3 齿裂；花冠淡黄色，3 裂，退化雄蕊花瓣状，唇瓣倒卵形，白色，中部黄色；蒴果球形。分布于我国东南至西南，也有栽培。根状茎(姜黄)能行气破瘀，通经止痛；块根(黄丝郁金)能行气解郁，凉血破瘀。

同属植物的块根作中药材郁金使用的还有：温郁金 *Curcuma aromatica* Salisb. cv. 主产浙江，为著名的"浙八味"之一。广西莪术 *C. kwangsiensis* S. G. Lee et C. F. Liang 莪术(蓬莪术) *Curcuma zedoaria* (Christm.) Rosc. 后两种植物的块根按其性状不同习称"桂郁金"或"绿丝郁金"。

**砂仁(阳春砂)** *Amomum villosum* Lour. 多年生草本，根茎横生。叶 2 列，叶片长披针形，先端尖，基部近圆形，无柄；叶舌半圆形，叶鞘上可见凹陷的方格状网纹。穗状花序自根茎上发出，花被片白色，唇瓣圆匙形，白色而有黄、红、紫色斑点。蒴果不开裂，近圆形，棕红色，有刺状突起；种子多数，具芳香气味(图 11-4-78)。分布于广东、广西、云南、福建，野生和栽培。果实(砂仁)能化湿开胃，温脾止泻，理气安胎。

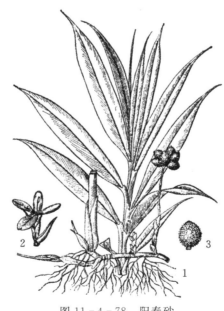

图 11-4-78 阳春砂
1. 果枝 2. 花 3. 果实

同属植物海南砂 *A. longiligulare* T. L. Wu. 分布于海南省，果实与砂仁同等入药。

**白豆蔻** *A. kravanh* Pirre ex Gagnep. 主要为进口(东南亚)，我国海南、云南有少量栽培。果实称豆蔻，能化湿消痞，行气温中，开胃消食。草果 *A. tsaoko* Crevost et Lemarie. 分布于广西、云南、贵州。果实(草果)能燥湿温中，除痰截疟。

本科主要药用植物还有：益智 *Alpinia oxyphylla* Miq. 主产于海南和广东西部。果实(益智)能温脾止泻,摄唾,暖肾固精缩尿。高良姜 *Alpinia officinarum* Hance. 分布于广东、广西、海南。根茎(高良姜)能温胃散寒,消食止痛。

**45. 兰科 Orchidaceae**

$(\male, \female) \uparrow P_{3+3} A_{1\sim2} \overline{G}_{(3:1:\infty)}$

**主要特征:** 多年生草本,通常有根状茎或块茎。茎直立、攀援或葡萄状,常于下部膨大成假鳞茎。单叶常互生,基部常有鞘。花单朵或排成总状、穗状、圆锥花序,顶生或侧生于茎上或假鳞茎上;花两性,两侧对称;花被片6,2轮,外轮3片称萼片,上方的1片称上萼片,下方的2片称侧萼片;内轮侧生的2片称花瓣,中间的1片称唇瓣,常有多种特殊的形态分化和艳丽的色彩,由于子房的扭转而居于下方(由于子房呈180°扭转而使唇瓣位于下方);雄蕊与雌蕊的花柱合生称合蕊柱(蕊柱),雄蕊通常1枚生于蕊柱顶端,稀具2枚生于蕊柱两侧,花药通常2室,药室中的花粉粒结合成花粉块;在雄蕊与柱头之间有一舌状突起称蕊喙,是柱头的不育部分变成,能育柱头通常位于蕊喙下面,常凹陷,充满粘液(图11-4-79)。子房下位,花梗状,3心皮

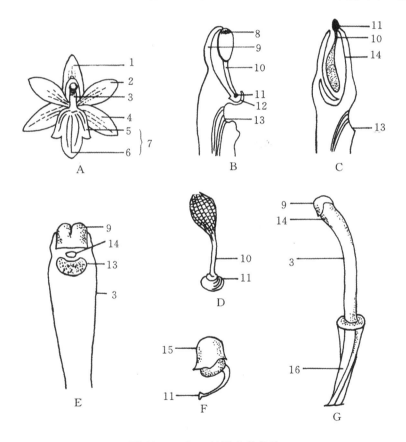

图 11-4-79 兰科花的构造

A.兰花的花被各部分示意图 B.兰花的基部 C.兰花的顶盘部

D.花粉块的构造 E.合蕊柱 F.花药 G.子房和雌蕊住

1.中萼片 2.花瓣 3.合蕊柱 4.侧萼片 5.侧裂片 6.中裂片 7.唇瓣 8.花粉团

9.花药 10.花粉块饼 11.粘盘 12.粘囊 13.柱头 14.蕊喙 15.药帽 16.子房

合生,侧膜胎座,1室,胚珠微小,极多数。蒴果,种子微小,极多数,无胚乳。

**鉴别特征**:草本,花两性,两侧对称;花被片6,2轮,外轮3片称萼片,上方的1片称上萼片,下方的2片称侧萼片;内轮侧生的2片称花瓣,中间的1片称唇瓣,常有多种特殊的形态分化和艳丽的色彩,雄蕊与雌蕊的花柱合生称合蕊柱,蕊喙,子房下位,花梗状,3心皮合生,侧膜胎座,1室,蒴果,种子微小,极多数。

**分布**:约753属,20000种,广布全球,主产南美州与亚州热带地区。我国166属,1069种,已知药用76属,287种。南北均产,以云南、海南、台湾种类最丰富。

**化学成分**:本科植物含有倍半萜类生物碱、酚甙类、吲哚甙、黄酮类、香豆素等有效成分。

**药用植物**:

**天麻** *Gastrodia elata* Bl. 多年生草本,全体不含叶绿色,靠其溶菌酵素消化吸收密环菌而生长。块茎横生,长椭圆形,肥厚,有环节。茎单一,淡黄褐色或带赤色,有节,节上有淡黄褐色的鞘状鳞叶。总状花序顶生;花淡黄色;花被下部合生成壶状,口部歪斜;顶部5裂;子房倒卵形。蒴果。种子极细小,粉尘状(图11-4-80)。分布于全国大部分省区,主产于西南,现多栽培。生于山地气候阴凉、潮湿,地面有较多枯枝落叶、朽木等杂木的林下。块茎(天麻)能平肝熄风止痉。

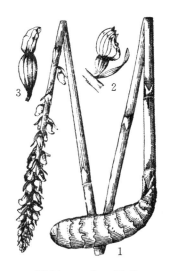

图11-4-80 天麻
1.植株,示块茎和花序 2.花和苞片 3.花

**石斛** *Dendrobium nobile* Lindl. 多年生附生草本。茎丛生,黄绿色,多节,上部较扁平而微弯,具纵沟,下部常收窄成圆柱形,茎干后呈金黄色。叶互生,近革质,长椭圆形,3~5片,无叶柄。总状花序生于茎上部的节上,常有花2~3朵;花大,白色,先端带淡紫红色,唇瓣卵圆形,近基部有1深紫色斑块(图11-4-81)。蒴果分布于湖北、台湾、西南和华南。常附生于树干或岩石上。茎(石斛)能滋阴清热,益胃生津。

药材石斛尚有多种同属植物的茎,如黄草石斛(束花石斛)*D. chrysanthum* Wall. 茎圆柱状。叶披针形,叶鞘抱茎,花期五叶,伞形花序,花黄色,花瓣近顶端边缘常具齿,唇瓣两面密被

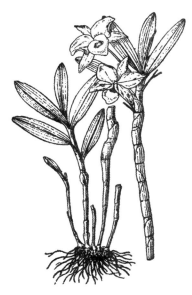

图 11 - 4 - 81　石斛

绒毛,上面具 2 个圆形紫斑,边缘具短流苏;分布西南各省。流苏石斛(马鞭石斛)*D. fimbria-tum* Hook. var. *oculatum* Hook. 其叶椭圆形,总状花序下垂;花金黄色,唇瓣表面密被短柔毛,近基部有一个肾形紫斑,边缘流苏状;分布于云南、广西。黑节草(铁皮石斛)*D. candidum* Wall. ex Lindl. 叶边缘及中脉淡紫色,总状花序常具 3 花;花黄色,唇瓣上面具紫红色斑点;分布广西、云南。环草石斛(耳环石斛)*D. loddigesii* Rolfe. 茎细长圆柱形,节间长 1~2 厘米,表面金黄色有光泽,具细纵纹。以上四种植物的茎均作"石斛"入药。

白及 *Bletilla striata* (Thunb. ex A. Murray)Rchb. f. 多年生草本。块茎为短三叉状,具多个同心环痕,断面富粘性。叶披针形,基部鞘状抱茎。总状花序,花淡紫色,唇瓣 3 裂,中裂片顶端微凹,唇瓣有 5 条纵皱褶,合蕊柱顶端着生 1 雄蕊。蒴果圆柱形,有纵棱 6 条。分布于长江各省区。块茎(白及)能收敛止血,消肿生肌。

本科常见的药用植物还有:杜鹃兰 *Cremastra appendiculata* (D. Don)Makino 主产于云南、贵州。假鳞茎(山慈菇)能清热解毒,化痰散结。手参(佛手参)*Gymnadenia conopsea* (L.)R. Br. 分布于东北、华北、西北。块根(手参)能补益气血,生津止渴。

# 第十二章　药用植物栽培技术

## 第一节　药用植物栽培史

中药是中国人民防治疾病的主要武器,大部分来源于植物和动物,自然资源丰富,常用药材历来多取之于野生资源。但随着人们生活水平的提高和医疗保健事业的发展,中药材的需求量也日益增大,同时品种之间的发展也不平衡。因此,在充分利用野生药材资源的基础上,逐步加强人工栽培,以扩大药源,保障供给,就成为一项不容忽视的任务。

在既往的40年中,中药材已在全国范围内开展栽培生产,规模巨大,成绩斐然。实践证明,栽培药用植物,不仅可以大大增加药材产量,对部分药材还有改善品种,提高质量的作用。

中药栽培学是一个新学科,学术内涵十分丰富。研究和发展中药栽培学,有极为重要的意义。

中国栽培药用植物,从药食同源观点而言,已有相当长久的历史。早在两千多年前,汉代张骞出使西域,开辟了丝绸之路交通后,曾从国外陆续引进红蓝花、胡荽、安石榴、胡麻、胡桃、大蒜、苜蓿等既供食用,又可入药的各种植物到国内栽培。司马迁在《史记·货殖列传》中有"千亩栀茜,千畦姜韭,此其人,皆与千户侯等"的记述。栀、茜在古时常作染料,姜、韭则为日常食物,但四者皆供药用,反映了这些可获厚利的药食兼用的植物,早就进行大规模的生产栽培。此外,《氾胜之书》《四民月令》等古农书,记述各类农作物的栽培技术和经验尤为详备,包括谷物、果蔬、竹木、花卉,以及桑麻棉葛之类,其中药食同用者也很多。北魏贾思勰的《齐民要术》,总结了6世纪以前农业生产经验,内容更为系统全面,显示出当时中国农业生产水平已达到相当高度。到了隋代还出现了中药栽培专著,如《隋书·经籍志》著录有《种植药法》《种神芝》。

唐初,国家曾在京师建立药园一所,用以栽培各种药物,占地三百亩。药园隶属于主管医疗和医学教育的太医署,并设置药园师职务,负责"以时种莳,收采诸药",同时培训种植药材的专业技术人才。唐代医药学家孙思邈,其所著《千金翼方》中则扼要介绍了枸杞、牛膝、合欢、车前子、黄精、牛蒡、商陆、五加、甘菊、地黄等20种常用中药种植方法。

北宋嘉祐年间,本草学家苏颂著有《本草图经》,是一部具有很高学术价值的重要本草著作。书中除详述每一药物的产地、生长环境、药材形态、品种鉴别及其他相关内容外,对部分药物亦同时简介其栽培要点,或提示某药为人家园圃所种,某药在某地多种之。四川自古为中药重要产区,不仅品种众多,名优特产道地药材也不少,附子即是其中之一。元丰年间(公元1078—1085年),彰明知县杨天惠,通过对该县附子生产实际的考察,写出调查报告性质的《彰明附子记》一文,比较系统地叙述了该县种植附子的具体地域、面积、产量,以及有关耕作、播种、管理、收采加工、品质鉴别等成套经验。

元明及清,农书著作较多,如元代的《农桑辑要》《王祯农书》;明代的《农政全书》《群芳谱》;清代的《广群芳谱》《花镜》等,记载着有关药用植物的栽培内容,有的书还将药物栽培列为专卷,如《农桑辑要》列有"药草"门,《群芳谱》则列有"药谱",表明对药用植物栽培的重视。明代医药学家李时珍,在其巨著《本草纲目》中,也记述了约 180 种药用植物的栽培方法,其中部分可能是从老农老圃实地采访得来的。清代赵学敏、赵楷兄弟皆为医药学家,他们在所居养素园中曾"区地一畦为栽药圃"。赵楷著有《百草镜》8 卷,书中收载之药,有的即是他在养素园亲手莳栽的品种。赵学敏撰著《本草纲目拾遗》时,曾选用《百草镜》资料。他说:"草药为类最广,诸家所传亦不一其说,余终未敢深信,《百草镜》中收之最详。兹集间登一二者,以曾种园圃中试验。"说明养素园所栽的多为民间药,其栽种目的乃是实验研究。

1949 年后中国政府十分重视中药材生产的发展,在全国各地先后建立许多新的药材产区和药用植物种植场及专门的科研机构,培养大批科技人才,编辑出版了《中国药用植物栽培学》《中药材生产技术》等数十部专著,并对中药材生产制定一系列的方针、政策,使中药材生产得到了蓬勃的发展。据报道,目前全国中药大面积栽培的约 250 多种,达到 33.3 万公顷(500 万亩)以上,从品种和种植面积上均达到了前所未有的规模。新药材不断出现,进口药材不断减少,出口药材日益增多。这一切都有力地促进了中国医药事业的发展,对增强人民体质、加速中国现代化建设起到了巨大作用。

# 第二节　药用植物栽培与环境的关系

药用植物在环境因子的作用下,经过长期的演化和适应,在地理的水平方向和垂直方向构成了有规律的区域化分布,形成了各自特有的与环境相适应的生理学特性。

## 一、光照

光为植物的光合作用提供能量,是植物赖以生存的必需条件之一。根据药用植物对光强的反应可以分为阳生植物、阴生植物以及耐阴植物。阳生植物的光补偿点高,对强光的利用比阴生植物好,为全日照的 3%～5%,光饱和点为全日照的 100%;而阴生植物与阳生植物相比有较大的基粒且基粒片层数目多,叶绿素含量又较高;叶绿素 b 的相对含量也高,能吸收短波的蓝紫光。阴生植物能在较低的光照强度下充分地吸收光线,光补偿点低,为全日照的 0.5%～1%,光饱和点为全日照的 10%～50%。耐阴植物对光的需要处于阴生和阳生植物之间,它们既可在全光照下生长,同时又可以耐受一定程度的荫蔽。

植物的形态建成即生长和分化的功能,也受到光的控制。红光促进茎的伸长,蓝紫光能使茎粗壮,紫外光对植物的生长具有抑制作用。此外还存在植物对自然界昼夜长短规律性变化的反应即光周期现象。许多植物的休眠、落叶、地下器官的形成及种子萌发等与昼夜长短的变化有关。根据植物开花对日照长度的反应,又可分为长日植物、短日植物、中日植物和中间植物。短日性的南方植物在北方生长,营养期增长,往往要到深秋短日来临时才能开花,因而易受低温的危害;长日性的北方植物生长在南方的短日条件下,常常会早熟或因温度不合适而不能开花。因此,药用植物栽培必须根据药用植物的光周期的特点制定相应的栽培措施。此外,药用植物在不同生长时期对光照的要求也不一样,如黄连的"前期喜阴,后期喜光"的现象,西洋参春季的透光度应比高温的夏季的透光度稍大为宜。

## 二、温度

植物的生长过程存在着生长的最低温度、最适温度和最高温度即三基点温度。温度直接影响植物体内各种酶的活性,从而影响植物的代谢即合成和分解的过程。在最适温度时,使各种酶最能协调地完成植物体的代谢过程,最利于生长,当温度低于或高于最适温度时,酶活性受到部分抑制,当温度低于最低温度或高于最高温度时,酶的活性受到强烈的抑制,同时高温和低温对植物的细胞产生直接的破坏,蛋白质变性,植物致死。温度影响光合作用和呼吸作用,但呼吸作用更易受温度的影响。低温对于一年生冬性植物的开花有促进作用即春化作用。此外,许多药用植物种子的萌发需要低温处理,有的甚至需要两种或两种以上的温度交替作用才能萌发,如西洋参的种子需要经过较高的温度完成形态后熟,再经过低温完成生理后熟才能发芽。因此,在生产上多采用低温沙藏、遮荫、培土覆盖等措施来满足药用植物在不同生长时期对温度的要求。

## 三、水分

水分是植物原生质的主要成分,使植物保持固有的姿态。在光合作用、呼吸作用、有机质的合成与分解过程中都有水分子的参与,水还可以作为植物矿质营养吸收和运输的媒介。植物的供水状态会直接或间影响植物的光合作用,如植物缺水时,植物根系吸收营养下降,叶片出现萎蔫,气孔关闭,影响二氧化碳进入,从而光合作用下降。水分过多,植物根系环境缺氧,抑制根系呼吸作用的进行,甚至厌氧细菌会产生有毒物质,不利于根系的生长,也影响光合作用的正常进行,如藏红花生长在水分过多的土壤中会引起藏红花球茎腐烂。植物水分的供应状况也影响到药用植物的代谢,如金鸡纳树在雨季并不形成奎宁,羽扇豆种子和植株其他器官中生物碱的含量,在湿润年份较干旱年份少。

## 四、地势

海拔、坡度、坡向、地形外貌等都影响到当地气温、太阳辐射、湿度等因子的变化。如海拔升高,引起太阳辐射增强、气温下降和雨量分布增加。药用植物的分布,也就随着海拔的升高,而出现明显的成层现象,一般喜温的植物达到一定高度逐渐被耐寒植物所代替,从而形成垂直分布带。海拔高度不仅影响植物的形态和分布,而且可以影响到植物有效成分含量的变化。

坡度和坡向对药用植物的种植也有很大关系,如黄连喜冷凉气候,但是山高谷深,有寒风吹袭,易造成冻害,要选东北向和西北向坡度平缓又避风的地段。如选阳坡种植,早春气温回升,嫩叶也发得早,由于早春气温不稳定,若遇寒流突然降温,嫩叶常受冻害。又如广东省培植砂仁的地区,在坡度30°以下三面环山,一面空旷,坡向东南的斜地,首先修成梯田,保持水土,这种条件下砂仁花多,果多,授粉昆虫多,结实率高。由此可见大地形中选择有利于药物生长的小地形十分重要。

## 五、土壤

土壤是植物赖以生存的物质基础，土壤的结构、PH 值、肥力、水分等与植物生长密切相关。一般药用植物适宜在有机质含量高，团粒结构，保水、保肥性能好，中性或微酸性的土壤上生长。如以根部、茎叶、花、果实入药的，可以种在地势平坦干燥，土层深厚，土质疏松肥沃，含有机质较多，理化性质好，保水保肥、排灌方便的土壤为宜。而砂质土壤一般质地过分疏松、缺乏有机质，蒸发量大，保水性能差，只宜种植北沙参、莨苕、王不留行等适于砂质土壤的中药。对于瘠薄粘重，缺乏有机质、通透性很差的土壤，可以种植杜仲、黄柏等木本药材。对于偏碱的土壤可以种植枸杞、麻黄、甘草、薏苡仁等。

# 第三节　常见药用植物栽培

## 甘草的栽培技术

## 一、选地与整地

通常选择土壤肥沃、土层深厚、土质疏松、排水良好、地下水位深、盐碱度低的砂质土。育苗最好选较平坦和有水源的地方。移栽地除选条件较好的耕地外，荒坡、荒滩都可选用。

整地前先施基肥，以有机肥为主。每 667 平方米施腐熟厩肥 1000～3000 千克，然后深耕约 20 厘米，耕翻后整平耕细，做成 60～70 厘米宽的平畦，以便灌水。

## 二、繁殖技术

甘草的繁殖方法分种子繁殖和根茎繁殖。甘草种子种皮厚难萌发。所以，播种前必须进行种子处理。种子处理可采用粗沙或碾米机磨种皮，使种皮粗糙，增加透水性。也可在播前将种子在 45℃ 温水中浸泡 10 小时。用种量少时，也可每千克种子加 80％的硫酸 20～30 毫升浸润，搅拌均匀，经 4～7 小时后用清水冲洗干净，晾干后播种。

作为多年生草本植物，种植甘草在春、夏秋季均可播种，但以春播的产量和质量为好。在 4 月中旬日平均气温稳定在 5℃ 以上时播种。按沟心距 20～25 厘米开沟条播。播种深度 2～3 厘米每 667 平方米用种量 1.5～2 千克；育苗移栽一般每 667 米用种量 1.2 千克左右。播后覆土，及时浇水，适当镇压。出苗前保持表土湿润，出苗后随着幼苗的生长，逐渐减少浇水次数。播后 7 天左右出苗。移栽一般在翌年春季土地解冻后到出苗前进行。先将根苗挖起，挖 10～15 厘米深的沟，按株距 15～20 厘米错开摆放于沟内。种根摆放的斜度和深度，依土质、气候和种根粗细而定。在砂性强的干旱地区，可斜栽 10°～20°，盖土 8～10 厘米（根茎芽苞离地面距离）；沙性不大强或有灌溉条件的地方可平栽或 5°～10°斜栽，盖土 6～8 厘米；根粗的栽深点，根细的栽浅点。每 667 平方米育苗地可移栽 0.67 公顷以上。育苗移栽可节约用种量，且植株生长健壮，根茎生长整齐，便于收获，而且商品质量好，产量高。所以，种植甘草以育苗移栽方法较好。

## 三、田间管理

**1. 定苗**

直播的苗高 5～6 厘米时间苗,苗高 10～15 厘米时按 15～20 厘米株距定苗。穴播的每穴留壮苗 2～3 株。移栽的甘草每 667 平方米苗数一般在 12000～15000 株。若行距为 30 厘米,则定苗时株距保持 18.5～20 厘米即可。

**2. 灌水**

甘草在出苗前后要经常保持土壤湿润,以利出苗和幼苗生长。天旱土干要及时浇水。栽培甘草的关键是保苗,一般植株长成后不再浇水。

**3. 中耕除草**

一般在出苗的当年进行中耕除草,尤其是幼苗期要及时除草。从第二年起甘草根开始分蘖,杂草很难与其竞争,不再需要中耕除草。

**4. 追肥**

播种前要施足底肥,生长期注意追肥。根据植株生长情况,每年追施 1～2 次。播种当年在 4～5 月份追施 1 次磷肥,在冬季封冻前每 667 平方米可追施有机肥 2000～2500 千克。以后年度第一次追肥在 4～5 月份,第二次在 6～7 月份生长旺盛期。每次追施磷酸二铵 1～2 千克。追施时在根旁开沟深施,施后盖土并浇水。甘草根具有根瘤菌,有固氮作用,一般不必施氮肥。

## 四、病虫害防治

**1. 病害**

(1)锈病　危害茎、叶。被害部位形成黄褐色夏孢子堆,后期为黑褐色冬孢子堆,使叶发黄,严重时脱落,影响产量。防治方法:发病初期用 25% 粉锈宁可湿性性粉剂 1000 倍液喷雾防治,7～10 天 1 次,共喷 2～3 次。

(5)白粉病　病叶正面如覆白粉,后期叶色变黄。影响生长和产量。防治方法:用 50% 甲基托布津可湿性粉剂 1000 倍液或 0.2～0.3 波美度的石硫合剂喷雾。视病情喷 1～3 次。

(3)褐斑病　危害叶。受害叶片产生圆形或不规则形病斑,中央灰褐色,边缘褐色,在病斑的正反面均有灰黑色霉状物。7～8 月份发生。防治方法:喷无毒高脂膜 200 倍液保护。发病初期喷 1:(100～160)的波尔多液或 70% 甲基托布津可湿性粉剂 1500～2000 倍液防治。

**2. 虫害**

甘草虫害较多,且在各种植区发生很普遍,主要有甘草种子小蜂、蚜虫、宁夏胭珠蚧、黄斑叶甲、锯角叶甲,出苗阶段主要有蝼蛄、金龟子、蛴螬、金针虫等。

(1)甘草种子小蜂　成虫产卵于青果期的种皮上。幼虫孵化后蛀食种子,并在种子内化蛹。成虫羽化后,咬破种皮逃出,被害籽被蛀空。对种子产量影响很大。防治方法:发生虫害时,尤其是青果期,用 40% 乐果乳油 1000 倍液喷雾防治。

(2)蚜虫　为害嫩枝、叶、花、果。植株受害严重时叶片发黄脱落。防治方法:用 40% 乐果乳油 1000～2000 倍液喷雾,10～15 天 1 次,连喷 2～3 次。

# 黄芪的栽培技术

## 一、选地整地

可选地势高燥、排水良好、疏松肥沃的平原砂壤土或向阳的山坡。整地要深翻,每亩施土杂肥 2000～2500 千克,过磷酸钙 60～80 千克,理好四周排水沟,整细土块,作 1.2～1.3 米宽的畦,畦面整成龟背形,以利排水。

## 二、繁殖方法

选种及种子处理:8～9 月选 2～3 年生的健壮植株,在果荚变黄、种子变褐色时,分批采摘,晒干脱粒,精选优良种子。黄芪种子皮厚坚实,摘后不易发芽。为提高出苗率,播前应进行催芽处理,将种子用 40℃的温水浸泡 10～24 小时,捞出装入布袋内催芽后播种。也可用 70%～80%的硫酸浸泡种子 3～5 分钟后,迅速置流水中冲洗半小时,或用清水多次洗净种子残余硫酸,稍干即可播种。发芽率可达 90%以上。

播种:春、夏、秋三季均可播种。春播 3 月中、下旬;秋播 9 月,南方当年出苗;夏季 6～7 月播种。穴播或条播均可,穴播按行距 33 厘米,穴距 27 厘米挖浅穴;条播按行距 35～40 厘米开浅沟,种子拌适量细砂,均匀撒于沟内,覆土约 1 厘米。每亩播种量 1～1.5 千克。

## 三、田间管理

### (一)中耕除草与定苗

苗高 4～5 厘米时,应及时中耕除草,同时进行间苗。苗高 7～8 厘米时进行第二次中耕除草。苗高 10～12 厘米时,条播的按株距 9～10 厘米定苗;穴播的每次留苗 2～3 株。如有缺苗,应带土补植,但补植之苗根多分枝,故缺苗过多时,可采取种子补播为宜。

### (二)施肥

头一、二年生长旺盛,根部生长也较快,每年可结合中耕除草施肥 1～2 次,每亩沟施厩肥 500～1000 千克。施用化肥应以磷钾肥为主。

排灌一般不灌厩,但播种后若遇干旱,应及时灌水,以促进种子萌发出苗。雨季湿度过大,会导致根部腐烂,芪苗死亡,故应特别注意排水,充分降低土壤湿度,以利根部正常生长。

## 四、病虫害防治

### (一)根腐病

多发生在高温多雨季节,病株叶逐渐发黄脱落,最后地上部枯萎,根部完全腐烂。防治方法:注意排水,可用 50%多菌灵可湿性粉剂或 70%甲基托布津可湿性粉剂 800～1000 倍液浇穴防治。

紫纹羽病主要危害根部,病斑初呈褐色,最后呈紫褐色,并逐渐由外向内腐烂,烂根表面有紫色菌索交织成膜和菌核,地上植株自上而下黄萎,最后整株死亡。防治方法:发病后拔除病株烧毁,并于病穴中用石灰粉消毒。

（二）白粉病

危害叶片及荚果。发病后叶片两面及荚果表面初生白色粉状斑,随后蔓延至覆白粉,后期在病斑上出现很多小黑点,造成早期落叶或整枝枯萎。防治方法:发病初期用波美 0.3 度石灰硫磺合剂或 70％甲基托布津可湿性粉剂 800～1000 倍液喷洒,每两周一次,共喷 2～3 次。

（三）蚜虫

6～8 月发生,危害上部嫩梢,影响黄芪生长发育。防治方法:可用 40％乐果乳油 800～1500 倍液防治。

（四）豆荚螟

6 月下旬至 9 月下旬发生。幼虫蛀入豆荚危害种子。防治方法:于花期用 90％晶体敌百虫 1000 倍液或 40％乐果乳油 800～1500 倍液防治。

## 五、采收加工

黄芪于主产区播种后 2～3 年采收,但南方引种区多作 1 年或 2 年生栽培。收获于秋季（11 月）茎叶枯萎后进行,要深挖,避免挖断主根或伤外皮。根挖出后,除去泥土,趁鲜将芦头（根茎）、须根剪（切）掉,置烈日下曝晒或烘炕,至半小时,将根理直,捆成把,再晒或炕至全干。一般亩产干品 250～350 千克,高产者可达 500 千克以上。亩产值 2800～5000 元。

# 黄连的栽培技术

## 一、选地和整地

若选用荒地栽培,应在 8～10 月份砍去地面的灌木、竹丛、杂草。栽培黄连需要遮荫,可搭棚遮荫,保持 60％～70％的荫蔽度。若在林地栽培,砍净林中竹、茅草后,留下所有乔灌木,然后根据林内密度适当砍去过密的树枝,在树稀的地方可搭棚遮荫,棚架搭好后,选晴天将地表的残枝落叶、杂木树根等清除出棚,点火熏土后,才能翻地整地,做宽 1.5 米的畦,沟宽 20 厘米,畦面均匀施入基肥,浅翻后再盖土,两边开排水沟,畦长根据地形而定。

## 二、繁殖方法

黄连主要用种子繁殖,实行育苗移栽,也可用带根茎的秧苗进行无性繁殖。

（一）种子繁殖

**1. 种子处理**

黄连的种子属低温型胚后熟种子,种子脱粒后立即加 3～5 倍细沙或腐殖土拌合均匀,进行层积处理,一般有坑藏法和棚藏法,以棚藏法较为方便。

**2. 育苗**

栽培黄连多采用简易棚育苗,播种期选在 10～11 月份。由于种子细小,需用种子体积 20%～30%细腐殖土与种子拌和均匀,撒播于畦面,播种量每亩 1.5～2.5 千克,播后盖一层畜粪,搭 80 厘米高的荫棚,保持荫蔽度 80%以上,第二年 3 月出苗后除草,当黄连长出 3 片真叶时开始追肥,苗期追肥以氮肥为主,少量多次,每 667 平方米(1 亩)施硫酸铵 5～7.5 千克或尿素 2.5～3.5 千克,第三年春,苗可出圃。

**3. 移栽**

移栽期分春秋两季,一般春栽成活率高,苗生长健壮。选阴天或雨后随起随栽,移栽的苗应具有 4 片以上的真叶,株高在 6 厘米以上,行株距 10 厘米×10 厘米,栽深 3～5 厘米。每 667 平方米(1 亩)栽埋 5.5 万～6 万株。

**(二)无性繁殖**

黄连的无性繁殖省去育苗阶段,缩短成药期,收益快,种子和根茎产量高,是扩大黄连生产的有效措施之一。

**1. 无性苗的选留**

收获黄连时选留根茎长 0.5～1 厘米的秧苗作移栽苗,因带有根,移栽后易成活,一般每 667 平方米(1 亩)黄连选留的苗秧可供栽种 1334～2001 平方米地(2～3 亩地)。无性繁殖的整地、搭棚和种子繁殖移栽定植一样。

**2. 栽种方法有两种**

一是秧苗移栽法,以穴栽为宜,株行距 12 厘米×12 厘米或 15 厘米×15 厘米,深度以覆盖根茎和芽为好,太浅不易成活,栽后在苗的生长点部位用肥土或腐殖土覆盖可促进发根,易成活。二是根茎分枝繁殖法,采收黄连时每株黄连的根茎常可达 10～20 个分枝,将这些根茎分开栽植,行株距和秧苗移栽法相同。

## 三、田间管理

**(一)中耕除草**

栽后前两年,及时中耕除草可使黄连增产,一般每年除草 4～5 次,后几年叶封垄,除草次数可减少。

**(二)追肥培土**

每年冬春追肥,前期应多施氮肥,后期以磷、钾肥为主。根据根茎向上生长的特性,追冬肥后应培土,先薄后厚,逐年增加。

**(三)荫棚管理**

搭棚栽培,随着苗龄增长,要逐年减少荫蔽度,增加光照,栽后当年需要 80%～85%的荫蔽度,第二年减少 10%,到第四年荫蔽度减少到 40%～50%。人工林间栽培,从第三年开始,应修剪过密的树枝。

**(四)摘除花薹**

除留种田外,第二年春天起,如发现黄连抽薹应及时摘除,减少养分消耗。

### (五)采种留种

黄连因生长年份不同,所结的种子质量也不一致,生产上以移栽第四年所结的种子,称为红山种子,质量好,产量高,作种最佳。五月上旬当果实变黄并出现裂痕时,及时采收,不可过早或过迟。因成熟期不一致,应熟一批采收一批。

贮藏种子时将种子和2倍潮湿的细腐殖土拌匀,拌土湿度在20%左右,进行层积处理,种子可贮藏到第二年春。贮藏期间要经常检查,防止霉变,避免浸水。

## 四、病虫害防治

### (一)白粉病防治

白粉病5月下旬发病,7~8月间危害严重,病初叶片上出现灰白斑,上有粉状物,逐渐变成水渍样褐色斑点。白粉扩散布满全株叶片,使叶片逐渐枯死,重者全株枯死。发病前用65%代森锌可湿性粉剂500倍液喷洒预防,发病初用70%甲基托布津1500倍液,每7~10天喷雾1次,连喷2~3次。

### (二)炭疽病防治

炭疽病5月发生,发病后叶片上出现油渍样的小点,逐渐扩大成病斑,边缘紫褐色,中间灰白色,后期病斑中央穿孔,叶柄上也产生紫褐病斑,严重时全株枯死。发病初期用1∶1∶(100~150)的波尔多液或代森锌65%~80%可湿粉剂500~600倍液,或50%托布津可湿粉剂1000倍液,每7~10天喷1次,连喷3~4次。

### (三)白绢病防治

白绢病发病于6~7月份,高温多雨时发病严重。病叶的叶脉紫褐色逐渐扩大到全叶,最后全株叶片受害。根茎处出现白色绢丝状菌丝和似油菜籽状的菌核,初为乳白色,后为赤褐色。防治方法:发现病株立即拔除,并用石灰粉处理病穴。病初可用50%退菌特500~1000倍液喷洒,每7~10天喷1次,连续3~4次,或用多菌灵800倍液浇灌。

### (四)虫害防治

虫害有蛞蝓,咬食黄连嫩叶,可用菜叶拌药诱杀,也可在棚桩附近或畦四周撒石灰粉防治。另外蛴螬蝼蛄可用50%辛硫磷乳油0.5千克拌50千克3~4厘米长鲜草,于傍晚撒在畦周诱杀。

## 五、采收与加工

黄连以根茎入药。通常在移栽后第五年收获,也有第四年收获的,但产量较低。黄连收获一般于10~11月份进行。选择晴天拆除荫棚,挖出全株,敲落根部泥土,将须根和地上部叶一起剪掉,分别晒干供兽药用。根茎单独炕干,注意不能用水洗。

炕黄连时先按大小分批上炕,注意火力均匀,由小到大,再随着干燥程度而减少,当外皮呈黄褐色,内部呈淡红黄色时出炕,趁热放进竹制槽笼里,来回推撞,撞去残存的须根、粗皮、鳞芽以及叶柄即成商品。黄连以身干肥大、个体完整、鸡爪形、质坚实、内面红黄色无杂质为佳。每

667 平方米（1 亩）产干货 75～200 千克，高产时可达 300 千克。

# 贝母的栽培技术

## 一、选地与整地

选择土层深厚、疏松、富含腐殖质的沙壤土，并要求排水良好、光照充足，前茬作物可选芋头、玉米、黄豆、山芋等。前作物收获后即进行翻地，并重施基肥，每 667 平方米（1 亩）施腐熟的农家肥 2500～5000 千克，深翻 25 厘米，使土肥均匀，耙细耙平，作龟背形畦，宽 1～2.3 米，高 15 厘米，两边开好排水沟，宽 30 厘米，忌连作。

## 二、繁殖方法

目前生产上主要用鳞茎繁殖，此外，种子、鳞片、心芽也能繁殖。因为种子、鳞片、心芽繁殖的方法不能应用于生产，以下主要介绍的是鳞茎的繁殖方法。

### （一）鳞茎的分级

主产区为了保证种茎的质量，将栽培浙贝母的田块分为种子田和商品田。商品田的浙贝母枯苗后即收获并加工成商品出售。种子田枯苗后不马上收获，而是在田间越夏或挖起窖藏到 9 月中旬至 10 月下旬将鳞茎挖起，进行分级，一部分作为下一年种子田的种茎，一部分作为商品田的种茎。初次引种浙贝母，头一年只能以种繁种，第二年才能分为种子田和商品田。

种鳞茎分级时，要求保留大小均匀一致，鳞片抱合紧密坚实，无破损、无病虫害，具有两个心芽，剔除只有 1 个和 3 个心芽的鳞茎。然后，按鳞茎的大小分为五个等级。1 号鳞茎直径在 5 厘米以上，2 号鳞茎直径 4～5 厘米，3 号鳞茎直径 3～4 厘米，4 号鳞茎直径 2～3 厘米，5 号为更小的鳞茎。2 号鳞茎作为种子田的种茎，当 2 号鳞茎不足也可用三号鳞茎补充，其余各号鳞茎均作为商品田的种茎。

### （二）播种

主产区在 9 月中旬至 10 月下旬播种，早播种早生根，播种晚的根系发育差，植株矮小，产量低。初次引种浙贝母可根据个别种茎的根在湿润条件下已伸出鳞片与否来决定。如已伸出，表示已到播种时间，或当地气温已降到 22～27℃时可以栽种。

种子田播种时，在畦面按行距 20～22 厘米开沟，沟深 9～10 厘米，将种茎放入沟内按株距 16 厘米左右，摆放整齐，芽头向上，然后盖焦泥灰，覆土掩盖，或者种完一行再开另一行，把第二行的土盖在第一行上，覆土后决不能在畦上践踏。每 667 平方米（1 亩）用种量 400～500 千克。

种完种子田，再种商品田，只是商品田的种植密度和深度要根据种茎大小来确定。1 号种茎行株距 23 厘米×20 厘米，3 号种茎行株距 20 厘米×（15～17）厘米，4 号种茎行株距（18～20）厘米×（14～15）厘米，5 号种茎多开沟条播，播种后用手调整株距，使疏密均匀。商品田的种植深度：1、2 号种茎深度为 7～8 厘米，3、4 号种茎深度为 5～7 厘米，5 号更浅，1 号种茎每

667 平方米(1 亩)用 450～600 千克,3 号用 350～400 千克,4 号用 250～300 千克。种子田的种植深度要比商品田大。

## 三、田间管理

### (一)中耕除草

未出苗前和生长前期结合追肥,进行中耕除草,松土不宜过深,以免伤害地下鳞茎,封行后有草拔除即可。

### (二)施肥

浙贝母生长期虽短,但喜肥、耐肥,合理施肥是提高产量的重要环节,施肥通常分为 4 个部分:基肥、冬肥、苗肥、花肥,基肥除施足土杂肥外,每 667 平方米(1 亩)还可施 100 千克饼肥、30 千克磷肥,12 月下旬重施冬肥,每 667 平方米(1 亩)用浓人畜粪 2000～2500 千克,开沟施下,覆土覆肥,再将圈肥或垃圾撒在畦面,每 667 平方米(1 亩)用 1800～2500 千克。立春后齐苗时施苗肥,即浇泼人畜粪 1000～1500 千克,加尿素 2.5～5 千克,3 月下旬摘除花蕾后追施花肥,肥种、数量和苗肥相同。5 月上旬当植株泛黄时可结合施用农药,每 667 平方米(1 亩)施0.5 千克尿素,50 克磷酸二氯钾,100 克多菌灵掺水 50 千克喷雾,隔 5～6 天再喷 1 次,可推迟浙贝母枯萎。

### (三)灌溉排水

浙贝母从出苗到枯萎需水量很大,土壤要保持湿润,但又不能积水,雨后及时排除积水,遇干旱应灌溉,将水放到畦面渗透后立即放水。

### (四)打顶摘花

为减少养分消耗,促进鳞茎肥大,必须适时摘花打顶,在植株顶部有 2～3 朵花开时选晴天将花和花蕾连同顶梢一起摘除,长度在 8～10 厘米。

### (五)套种

浙贝母从播种到出苗要经过 3～4 个月的时间,因而在浙贝母播种后可套种 1 季蔬菜,如青菜、萝卜、雪里红等。在苗枯前可在植株行间套种瓜类、豆类、玉米等,5 月下旬浙贝母枯苗后,套种作物可以给浙贝母遮荫,使鳞茎在土里安全越夏。套种一般只在种子田中,商品田因根浅不宜套种。

## 四、病虫防治

### (一)灰霉病防治

灰霉病是由真菌引起的病害。一般在 3 月下旬至 4 月初发生,4 月中旬盛发。发病后叶片出现淡褐色的小点,不断扩大为灰色大斑;花被害后,干缩不能开花;果实被害后干枯。

防治方法:一是浙贝母收获后,清除被害植株和病叶,最好将其烧毁,减少越冬病源。二是发病重的土地不宜重茬。三是加强田间管理,合理施肥,增强浙贝母的抗病力。四是病期用1∶1∶100 波尔多液或 50%托布津 1000 倍液喷雾,每 10 天 1 次,连续 2～3 次,也可用 50%多菌灵 1000 倍液喷治。

### (二)黑斑病防治

黑斑病是由真菌引起的病害。一般在 3 月下旬开始发生,直至地上部分枯死。主要危害叶片,发病后叶色变浅,病斑褐色水渍样,从叶尖向基部蔓延。防治方法同灰霉病。

### (三)干腐病和软腐病防治

两病均危害鳞茎,在越夏期发生。干腐病使鳞茎受害后呈蜂窝状,鳞片成空洞,严重时整个鳞茎烂掉。软腐病危害鳞茎初呈褐色水渍样,蔓延很快,最后整个鳞茎呈"豆腐渣"样,或"浆糊"状,软腐发臭。

防治方法:选健壮鳞茎作种,加强越夏管理,与禾本科作物轮作,栽种前用 50% 多菌灵 1000 倍液浸种 30 分钟,晾干后栽种。

虫害有蛴螬、金针虫、螨等,一般在鳞茎休眠期危害严重,可用敌百虫 90% 原药 1500～2000 倍液浇灌,还有豆芫菁(又名红豆娘)咬食叶片,除捕杀外,可用 50% 敌百虫 0.5 千克加水 500 千克喷杀。

## 五、采收加工

浙贝母以鳞茎入药。商品田在 5 月下旬地上部分开始枯萎,还未完全枯萎时采挖。选晴天,从畦的一端按顺序采挖,尽量减少鳞茎的损伤,收获后洗净泥沙,把水沥干待加工。加工前,先将鳞茎按大小分级,大的鳞茎挖去贝心芽,加工成元宝贝,心芽加工成贝芯,小的鳞茎直接加工成珠贝。三档商品中一般珠贝占 10%～15%,贝芯占 5%～10%,其他为元宝贝。

将分好的鳞茎倒入特制的木桶中(长×宽×向为 1 米×0.5 米×0.3 米),悬挂在三角架中来回推动,撞去外皮,待表皮渗出浆液时,每 50 千克加 2 千克石灰,继续推撞,待外皮全部涂满石灰为止,取出摊在太阳下晒 3～4 天后,装上麻袋放室内回潮 1～3 天,再晒干即可。如遇阴雨天要放在通风处摊晾阴干或在 60℃ 左右用炕烘干。烘时不断翻动。干燥的标准是将浙贝母折断时松脆,断面白粉色,颜色一致,否则应再晒,一般每 667 平方米(1 亩)产干品 200～300 千克,高产可达 500 千克。

## 地黄的栽培技术

## 一、选地与整地

宜选向阳、地势干燥、排水良好、土层深厚、中性或微碱性疏松肥沃的沙质壤土地。前作物以禾本科、豆科等一类作物为好。每 667 平方米(1 亩)施厩肥 5000 千克、豆饼 100 千克,过磷酸钙 15 千克,深耕 25～30 厘米,耙细整平,做宽 1.2～1.5 米的畦。

## 二、繁殖方法

主要有块根繁殖和种子繁殖两种,目前生产上都用块根繁殖,种子繁殖多用于育种,现有的良种就是通过种子繁殖选育出来的。

(一)块根繁殖

**1.栽种时期**

地黄多春栽,北方于 4 月上中旬,晚地黄 5 月下旬至 6 月上旬。南方 1 年可种两季,第一季在 3 月上旬,第二季在 7 月上中旬。

**2.选种栽**

作为繁殖用的块根称"种栽"。下种前对"种栽"进行选择,"老母根"(上季的种根)、"串皮根"(靠近地表行走的、细而木质化的块根)都不能作种用,应选新鲜无病、粗 0.8～1.2 厘米、有螺纹的块根,去掉细而木质化、"肉质"(药农称为节或螺纹)不明显的上段和 3.3～6.6 厘米长的尾部,将中段截成 5～6 厘米的小段,每段留有 3 个以上的芽眼。

**3.适当密植**

开沟栽种,沟距 30 厘米,块根距 15～20 厘米,覆土 3～4 厘米,浇水。依土壤肥沃或瘠薄,每 667 平方米(1 亩)栽 7000～10000 株,适当密植能增产。每 667 平方米(1 亩)用种 40 千克左右。

**4.下种方法**

有穴种和横小垄两种。穴种是:开穴深约 6.6 厘米,每穴放块根一小段,上面覆土 3.3 厘米左右。横小垄栽种方法是:做好畦后,先在畦面按横向行距施上基肥,用锄头在施有基肥的行间开一横小沟,将土覆在有基肥的地方使其成为一个高起的横小垄,种子就种在横小垄上。用这种方法种植,种栽高出畦面,有利于排水,畦面不积水可避免种栽腐烂,对出苗有一定的好处。

(二)种子繁殖

在 3 月下旬至 4 月上旬,播种前在畦内灌透水,待水渗后将种子均匀撒在畦面上,随后撒一层细土,盖严种子。为保持畦面湿润,盖上塑料薄膜或草帘,在温度 22～30℃时,播后 3～5 天出苗。幼苗长到 5～6 真叶时,移栽到大田。每 667 平方米(1 亩)用种量 1 千克。

# 三、田间管理

(一)中耕除草

地黄的植株较矮,根部扎的浅,所以松土除草一定要浅锄,以免伤根。一般以封行前进行三次。最后一次稍深些。作到田间无杂草。

(二)追肥

结合中耕除草,尽早进行,促进叶片的生长。第一次每亩追施人粪尿 2000 千克,饼肥 50 千克,第二次每亩追施人粪尿 2500 千克,饼肥 50 千克,过磷酸钙 50kg。促进根茎的膨大增长。如果肥料充足,封行前还可以按第二次的追肥量稍增些磷肥,进行第三次追肥。

(三)灌排水

苗期如遇春旱,可以适量浇水,以后应少浇水,施肥后可以浇水,久旱不雨应适量浇水、不可大水漫灌。少浇勤浇。如雨季要及时排除田间积水,防止烂根。

（四）摘花苔

除留种外,抽苔时要及时摘除,但不能拔动植株,否则影响地黄的生长,甚至死亡。除苔后可提高地黄的产量和质量。

（五）清除串皮根

地黄能在根茎处沿地表长出细长的地下茎,称串皮根,应全部除掉,以免养分的无谓消耗。

## 四、病虫害防治

（一）地黄枯萎病防治

病原是是半知菌真菌。初期叶柄出现水渍状的褐色病斑,之后叶柄腐烂,茎叶萎蔫下垂,根部腐烂。防治方法:①及时开沟排除田间积水;②实行5年制轮作;③栽种前,种栽用50%的退菌特500倍液浸种栽3分钟;④发病初期用50%多菌灵1000倍液灌根。

（二）轮纹病防治

病原是真菌中一种半知菌,危害叶片。叶面病斑为圆形或不规则形褐色病斑,有明显的同心轮纹,上生小黑点。防治方法:①选育抗病品种;②清洁田园,集中烧毁病残株;③发病前喷1∶1∶100倍液的波尔多液,发病初期喷50%多菌灵1000倍液。

（三）斑枯病防治

病原是真菌中一种半知菌。为害叶片。5月中、下旬发病。7～8月雨季严重。叶上有黄褐色圆形或不规则形病斑;无同心轮纹。上生小黑点。防治方法:①清洁田园,集中烧毁病残株;②发病前喷1∶1∶120波尔多液,每10天1次,连续2～3次。

（四）主要虫害

有地黄蝴蝶,咬食叶片,在幼龄期可喷90%敌百虫800倍液灭杀。

## 五、采收与加工

地黄于栽种当年10月下旬采收,挖出根状茎,除净泥土即为鲜地黄。将鲜地黄放在箆子上置火炕上慢慢烘烤,至全身柔软,外皮变硬,内部逐渐干燥而颜色变黑取出,堆放1～2天,使其发汗回潮,再焙干即为生地黄。温度控制在60℃左右,过高或过低均会影响质量。生地黄加黄酒50%,于罐内封严,加热炖干黄酒,取出晒干即成熟地黄。产量为亩产干货400～600千克。折干率20%～25%。质量以肥大、体重、断面乌黑油润者为佳。

天麻的栽培技术

## 一、萌发菌、蜜环菌及其菌种的生产

萌发菌——紫萁小菇是天麻种子萌发进行有性繁殖的共生菌。气温10～30℃时菌丝能够生长,20～25℃为最适生长温度。菌丝生长基质的最适pH值为4.5～5.5,最适含水量为

65％～70％。紫萁小菇为好氧性真菌,生长环境要保持充足的氧气。培养基为基础培养基(磷酸二氢钾 1.5 克、硫酸镁 3 克、葡萄糖 20 克、麸皮 50 克、VB₁10 毫克、胡罗卜素 1～3 克、蒸馏水 1000 ml)加花生饼粉及麸皮。按常用菌种生产方法进行制种。

与天麻共生的蜜环菌,是天麻生长的营养来源。蜜环菌菌丝在气温 6℃～

28℃时均可生长繁殖,20℃～25℃生长速度最快。适宜蜜环菌生长的培养基或培养料的 pH 值为 5～5.5,其湿度以含水量 50％～60％为宜,空气相对湿度为 80％左右。蜜环菌为好气性真菌,要求培养基质保持疏松通气。蜜环菌菌种的培育工艺流程:斜面菌种(母种)经 15 至 20 天,25～27℃培养形成二级菌种(原种);再经 40 至 50 天,25～27℃培养形成三级菌种(栽培种)。目前生产上所用的培养基一般为马铃薯葡萄糖培养基。按常用菌种培育方法进行生产。

## 二、天麻有性繁殖栽培技术

天麻有性繁殖栽培技术,是先用天麻种子繁殖提供生产商品天麻所需种源的一套栽培技术。这种方法生产出的种麻生活力强,生长快、产量高,并可避免种性退化。

### (一)种子生产

#### 1.种麻选择与贮藏

一般在 11 月份天麻收获时,选择个体重 100～150 克,发育完好、健壮、无损伤、无病虫伤害、花茎芽红润饱满的箭麻做种麻。种麻要贮藏在室内湿沙堆里,沙堆含水量保持在 60％左右,室内气温保持在 0～3℃,且空气流通。保存期一般 70 天左右。

#### 2.箭麻栽培

栽培场地一般选在避风、土质疏松、不积水、远离蔬菜地和畜牧场等病虫害较多的场所。场地选好后要清除杂草、枯枝烂叶,并搭遮阴棚,栽种前应进行灭菌和防虫。栽种期一般在春季解冻之后,栽种时首先在栽培场内修建 60 厘米宽的床畦,床畦之间留 45～50 厘米人行道。畦中按行距 15 厘米,株距 10 厘米摆放箭麻。箭麻顶芽向上,栽后覆土 5～8 厘米。春季气温回升到 12℃以上时,箭麻花茎芽开始萌动,气温达 15℃时,顶芽陆续长出。

#### 3.栽后管理

种麻栽后,为了促进提早抽茎,可在栽培畦上搭塑料薄膜拱棚,以提高地温,防止冻害。种麻抽茎后,为防止倒伏,要在花茎芽旁插防倒杆,并分几次将花茎捆在杆上。箭麻生长期间要注意遮阳防雨,使遮阳率达到 60％～70％,并适时适量灌水,保持土壤湿润。天麻长出花穗,现蕾初期,要将顶部的 3～5 朵花蕾打掉,以减少养分消耗,保障其余果实饱满,提高产量。天麻异花授粉平均坐果率高于自花授粉,异株授粉的果重、种子及种胚大小,都高于自花授粉者。为了提高天麻产量,必须进行工人授粉。人工授粉必须在开花后 2 天内完成,一般在早晨 10 时至下午 4 时为好,雨天及露水未干时不宜授粉。授粉时,用于轻轻捏住花朵茎部,另一只手用镊子慢慢取掉唇瓣或压下,露出雌蕊柱头,同时,将一株花朵内取出的花粉块粘放在雌蕊柱头上即可。用同样方法分别为每一朵花进行授粉。

#### 4.采收种子

天麻授粉后 15～20 天,果实即可采收。果实采收后,种子即已成熟。天麻种子最好随采随播，这样有利于提高种子的发芽率。

（二）栽培技术

**1. 备材**

培养萌发菌及蜜环菌菌枝和菌棒。首先将共生萌发菌紫萁小菇菌种配一定比例的水溶液，将收集的壳斗科树种的树叶，在菌液中浸泡，浸泡后用于培育萌发菌。另外，选择直径 6～8 厘米粗的杂木树杆或树枝，截成 60 厘米长的段木，并在段木 2 面～3 面每隔 3～4 厘米砍 1 道鱼鳞口，选择 1～2 厘米粗的树枝砍成 6～8 厘米的小段。在栽培场内修挖深 20 厘米左右的窖，用原生长有蜜环菌的菌枝或菌棒与备好的段木及树枝分二层交叉排放在窖内，上覆薄土，培养蜜环菌，准备蜜环菌菌床。

**2. 播种期与播种量**

天麻有性繁殖的播种期即是种子的成熟采收期，一般在 6～7 月底。天麻每个果实虽含有 3 万多粒种子，但发芽率仅为 7% 左右。种子萌发后，大量原生球茎因不能及时与蜜环菌结合，得不到营养而死亡。所以，真正能形成幼麻的只有极少数。为了提高产量，必须扩大播种量，一般每平方米播种 30～50 个果实的种子。

**3. 播种方法**

首先将蜜环菌床表面的覆盖物及覆土除去，再揭去上一层菌材，小心除去底层菌材上的填土，撒一层经萌发菌处理的树叶，用干净散开的新毛笔，蘸上天麻种子，轻轻吹播，使种子散落到树叶及菌材上，其上撒盖少量精细的壤土，再将原先取出的菌材按一定的间隙摆放在播种层上，用土填平缝隙。在菌材表面再加一薄层萌发菌处理的树叶，铺平。用同样方法播种第二层，将原取出的土填盖在窖内。

（三）栽培管理

天麻种子播种初期，注意预防雨淋，防止种子流失或孳生杂菌引起腐烂。若遇大雨，要用塑料薄膜覆盖。遇到天旱，要适时适量喷水，始终保持菌床内水分含量在 65% 左右。天麻种子萌发最适温度为 25～28℃，为了提高种子发芽率，要用温度计经常检测菌床内温度，温度过高时，要增加表层覆盖物并洒水，以降温。温度过低时，要适当减少遮阳物，增加光照，提高地温。同时，要注意定期翻动和更换菌床上的覆盖物，以增加透气。定期向覆盖物上喷洒杀虫剂，防止害虫侵噬。并注意防止人畜践踏。

## 三、天麻无性繁殖栽培技术

（一）选择栽培场地

天麻喜凉爽潮湿的环境，传统的天麻栽培都选择在夏季凉爽的平原或山区。由于人工栽培技术的发展，栽培地域已不受自然条件的限制。但在选择场地时要注意选择土层深厚，透气良好的微酸性砂土或砂壤土；选择林木资源丰富，靠近水源，排灌方便的地方；忌用旧的蘑菇场、畜牧场、堆肥场等杂菌害虫较多的场所；由于天麻连窝栽种杂菌害虫较多、影响产量，不要选用已栽过天麻的场地。

### (二)种麻选择

种麻必须生长完好,芽头饱满,表皮黄白色,新鲜,有光泽,无机械损伤,无失水或冻害现象。种麻要大小适中,呈粗壮的锥形个体,无害虫伤害痕迹。种麻来源最好是有性繁殖的1~2代白头麻。

### (三)培养蜜环菌菌棒

无性繁殖栽培时,种麻需要大量的营养物质,栽种后种麻与蜜环菌应及时建立密切地营养关系,因此,在栽培前培养好优质蜜环菌菌材(棒)是提高天麻产量的前提。培养菌棒需要大量的蜜环菌菌种,最好的方法是先用液体菌种培养枝条形成菌枝,再用菌枝培养菌棒。菌枝是带有蜜环菌菌索的用于培养菌棒的树枝小段,由于枝条细小、幼嫩,蜜环菌生长旺盛,质量最佳。菌枝培养,一年四季均可进行,一般3~9月份气温高,雨水多,湿度大,为最佳培养期。菌棒是生长有蜜环菌的直径6~8厘米,长60厘米的段木。菌棒将伴随天麻生长,并供给充足的营养。

### (四)栽培技术

**1. 栽培时间**

天麻无性繁殖栽培分冬栽与春栽两种。冬季不寒冷的地区可以冬栽,即在11月份天麻采收时选种,立即栽培。种麻在菌床内越冬打破休眠期,这种栽培方式蜜环菌与种麻接触早,能提早供给天麻营养,天麻生长期长、产量高。冬季寒冷地区,可进行春栽。采用冷库保藏种麻,一年四季都可栽培。

**2. 栽培方法**

天麻无性繁殖方法有多种,最基本的方法是菌棒伴栽。首先选择优质菌棒,备好深30厘米,宽60厘米的栽培窖。窖底部整平,撒一层树叶,在树叶上平放5根菌棒,间距3~4厘米,用土填实菌棒间隙,当填至菌棒一半时,将种麻放于菌棒两侧的空隙中,每个种麻相距15厘米,菌棒两端也各放一个,然后将土填至高出菌棒2厘米处。按上述方法再栽第二层,最后覆土6~10厘米。窖上再盖一层树叶、青草或农作物秸秆保湿。此法栽种天麻接菌率高,产量稳定。在此基础上改进,发展成菌棒加新棒伴栽、菌棒加新棒加菌枝伴栽、老棒加新棒伴栽等。天麻的栽培方法很多,如床栽、箱栽、袋栽等。

**3. 栽后管理**

水分管理:天麻栽培前期,地温较低,天麻与蜜环菌代谢不旺盛,需水少,不宜灌水,保持土壤湿润即可。6~8月天麻生长旺盛,需大量水分,要适时适量浇水。9月以后,气温渐低,天麻生长减缓,处于营养积累阶级,不需大量水分,保持土壤含水量70%左右即可。温度管理:早春,要覆盖薄膜或搭修塑料薄膜小拱棚,增加光照,提高地温,促进天麻与蜜环菌的生长。7~8月应加厚覆盖物,防止地温急剧变化。晚秋,要搭修塑料拱棚,延长天麻生长期。在天麻整个生长期内,要采取各种措施,尽量保持菌床温度在20~28℃范围内。早春和晚秋应防止突然降温,做好防冻准备工作。定期喷杀虫剂,防止菌床及覆盖物孳生害虫。栽培场地四周应设置围栏,防止人畜践踏。

## 四、病虫害防治

### （一）病害

天麻病害主要是块茎腐烂病和杂菌感染。栽培时严格挑选菌材和菌床；严格挑选种麻；严格控制、调节栽培窖内的温度和湿度；严格保持周围环境整洁、卫生，满足蜜环菌生长所需的条件，使其在生态中占据优势种地位，抑制杂菌生长；并及时注意消灭杂菌。

### （二）虫害

天麻的虫害主要为害天麻块茎和花茎。主要害虫有：

（1）蝼蛄　嚼食天麻幼嫩块茎。在收获和栽培时进行人工捕杀。

（2）蛴螬　嚼食天麻块茎或破坏正在生长的天麻顶芽。在播种或栽种前，用50%辛硫磷乳油300倍液喷洒窖内底部和四周，再将此液喷洒于填充土中。栽后发现害虫，可用辛硫磷乳油7000～10000倍稀释液灌注窖中。也可设置电灯、黑光灯诱杀成虫。

（3）蚜虫　为害天麻的花茎和花。用40%氧化乐果1000倍液喷洒防治。

（4）伪叶甲　以成虫为害天麻果实。采用早晚人工捕捉防治。

## 五、采收加工

采收时间的确定应因地制宜，北方气温下降早，天麻在10月下旬就开始休眠，故应在11月上旬收获。南方冬季降温较迟，天麻进入休眠时间晚，可在11月下旬或12月收获，也可以翌年3月下旬收获。采收时，先去掉表层盖土和覆盖物，在接近天麻生长层时，要细心慢挖，发现天麻后，应顺着天麻着生处翻挖，将窖内的米麻、白头麻和箭麻一起取出，收获时要防止天麻块茎碰伤。然后移出菌材继续采收天麻。不能用盛装过肥料、盐、碱、酸等用具装运，尤其不能装运做种用的天麻。采后，首先应选出留种用的箭麻、白头麻和米麻，其余全部加工成商品。

收获的箭麻和大白头麻应及时加工，以保证质量。加工前，首先分级，为了加工方便，以天麻体重大小分为四级；个体重150克以上的一级，70～150克为二级，70克以下的三级，一些被挖破的箭麻，受病虫为害而切去受害部位的统归为四级。加工方法：首先用清水洗净泥土，经蒸煮后，烘干。少量天麻可用工人刨去外皮，经蒸煮烘干后呈雪白透明状，即为明天麻，去皮与否不影响天麻药效。由于天麻有效成分溶于水，故以蒸制的方法为好，经蒸制加工的天麻，可以提高商品中天麻素的含量。蒸制天麻时，将不同等级的天麻分别放入蒸汽锅中，通入蒸汽。天麻受热后，颜色由白逐渐变为浅黄色，加工时间以天麻无白心为度。通常一等天麻需15～30分钟，二等需10～15分钟，三等需5～10分钟，等外品5分钟。蒸后的天麻，通常用烘房干燥。方法是先将烘房预热到60～70℃，再装入天麻，并将烘房温度保持在55～60℃，待天麻7～8成干时，取出整形压扁，堆积"发汗"10～24小时，然后再移入烘房烘烤，待天麻完全干透后取出，密封保存。在整个烘烤过程中，每隔20～40分钟打开排气孔，通风排气5～10分钟，前期通风时间要长，后期要缩短。每隔0.5～1小时翻动一次，保证块茎受热均匀，加工质量好。

# 川芎的栽培技术

## 一、生长习性

最适生长地区四川都江堰等地多为丘陵和坝区,气候温和,雨量充沛,日照充足,海拔500~1000米,土层深厚,疏松肥沃,排水良好,有机质含量丰富,中性或微酸性砂质壤土,年均气温 15.2℃,平均相对湿度 80%,年降水量 700~1400 毫米,无霜期 256~304 天。川芎大田生长期一般为 280~290 天,栽后半个月齐苗,11 月上旬为地上部分生长旺盛期,12 月上旬为根茎物质积累迅速膨大期。

## 二、繁植技术

(一)苓钟的培育

川芎生产上包括两个阶段:高山培育苓种阶段和坝区栽培收获产品阶段。

川芎采用地上茎节繁殖,称苓子,就近选择 900~1500 米的高山区培育苓种。

(1)选地、整地 宜阴凉气候,粘壤土。可选生荒地或休闲地,忌连作。除草翻挖整地后施草木灰肥料,做成 1.8 米的宽畦。

(2)种植 12 月下旬至翌年 1 月上中旬,将川芎挖起,除去须根、泥土及病株,选出种用"扶芎(亦称奶芎),运至育苓山区。2 月上旬前栽种,行株距 24 厘米×27 厘米,穴深 6~7 厘米,每穴栽种抚芎 1~2 个,每 667 平方米用种量 150~250 千克。然后每 667 平方米用堆肥、草木灰 500 千克及油籽饼 75 千克混匀腐熟后穴施。

(3)田间管理 3 月上旬出苗。3 月下旬至 4 月上旬第一次除草疏苗,选留均匀的健壮茎秆 8~12 根,其余拔除。4 月中下旬浅中耕,每 667 平方米施猪粪约 2000 千克,油籽饼 100 千克,混匀腐熟后施用。

(4)苓种收获 7 月中下旬,当茎的节盘显著突出、略带紫褐色、茎秆呈红色时,选阴天或晴天早晚收获。选健壮植株,去叶,割下根茎,加工供药用,称"山川芎",每 667 平方米可收 45~75 千克,但品质较差。所收茎秆捆成小捆,运至阴凉山洞或室内,地面铺 1 层茅草,将茎秆交错堆放,再盖上茅草。1 周后翻运 1 次,8 月上旬前陆续取出,按节切成 3~4 厘米长的短节,每短节具有 1 个节盘,即成繁殖苓种。每枝茎秆可切割 6~9 个苓子,每 100 千克抚芎可产苓种 200~250 千克。根据苓秆着生部位及粗细可作不同的分级,其中以大小适中的苓种最佳,出苗整齐,长势最好。各级苓种应选优分别栽种。

(二)坝区川芎商品生产技术

川芎高产高效栽培技术的技术要点如下:

**1. 选用良种**

选用高产抗病良种川芎 2 号。该良种从抗病性能好的高产植株中选育而成,可增产 25%。

**2. 整地**

川芎前作早、中稻,当水稻进入乳熟末期时,排干稻田,待收割水稻后,立即整地,栽种川芎。整地分两种方法:一种方法是翻犁稻田,开沟做畦,畦宽约 1.6 米,沟宽 30 厘米,深 25 厘米,畦面要挖松整平,将谷桩锄碎入土,使呈龟背形,以利于排水。另一种方法是近年改进的免耕法,即水稻收获后,不翻犁直接开沟做畦,可节省用工,对川芎产量不影响。

**3. 栽种**

(1)常规栽种 8 月上中旬栽种,最迟不超过 8 月下旬。选好苓子,清除带病虫害、无芽或已发芽的苓种,在畦面横开行距 33 厘米、深 3—5 厘米的浅沟。株距 20 厘米,每行排栽 8 个苓子,行间两端各栽苓子 2 个,每隔 6～10 行的行间密植苓子 1 行,备作补苗材料。栽植应浅栽平放,芽向上。栽后用细堆肥或土杂肥盖种,在畦面铺稻桩或稻草 1 层。

(2)宽窄行高产高效栽培 采用宽行 45 厘米、窄行 20 厘米、株距 23 厘米的宽窄行栽培技术,每 667 平方米栽种 8560 株,较常规种植增加密度 20。1%,川芎增产 27%。宽行中套种大蒜,每 667 平方米还可产大蒜 202 千克。宽窄行栽培可实现双收高产,经济效益显著。

**4. 田间管理**

(1)补苗 川芎栽植后常发生缺苗。前 2 次中耕时,选阴天挖取预留的补苗材料带土移栽补苗,并浇水。

(2)中耕追肥 栽后约半个月揭开盖草浅中耕,20 天后再松土。中耕时注意不要伤根。翌年 1 月中下旬,地上部分枯黄时,先除去枯黄茎叶,再中耕除草培土。前 3 次中耕时各追肥 1 次:第一次每 667 平方米用清猪粪水约 1000 千克加腐熟油籽饼 30 千克混匀淋穴;第二次每 667 平方米先施粪水 1500 千克加油籽饼 40 千克,施法相同;第三次每 667 平方米先施粪水 2000 千克,2～3 天后,再用油籽饼 60 千克,草木灰 100 千克,堆肥 300 千克,拌匀后施于植株基部再盖土。追肥在 10 月下旬前完成。翌年早春 2～3 月份,再视苗情增施春肥 1 次,每 667 平方米施粪水 1500 千克。按照川芎的需肥特性,用以饼肥和农家肥为主、分期及时追肥的方法。实践证明,这是产地的传统成功施肥经验。

# 三、病虫害防治

## (一)病害

**1. 根茎腐烂病**

川芎根茎腐烂病俗称水冬瓜病,全生育期均可发生,苗期最为严重。出苗前表现为烂种,出苗期发病初期心叶发黄,地下茎苓种变褐色,根成溃状。随着病害的发展,植株生长缓慢,叶尖、叶缘开始焦枯,后期停止生长,根茎腐烂,全株枯死。严重度可达 40% 以上。该病系由尖孢镰刀菌及茄病镰孢菌所致。

防治方法:除采用农业综合防治外,用 50% 多菌灵可湿性粉剂 800 倍液作苓种浸泡处理,浸泡 20 分钟,可有效防止该病的发生。

**2. 白粉病**

该病 7～10 月份发生。病叶背面及叶柄布满白粉,叶变黄枯死。

防治方法:可用波美度石硫合剂防治。

**3. 叶枯病**

该病 5～7 月份发生。病叶上有褐色斑点,叶片枯焦。

防治方法:可用 1:1:100 的波尔多液防治。

**(二)虫害**

**1. 川芎茎节蛾**

该虫为产区主要害虫。幼虫自心叶或叶鞘处蛀入茎秆,咬食节盘。培育苓种阶段为害严重,损失率在 20% 以上;栽种后为害则造成缺苗。

防治方法:育苓种阶段可用 90% 晶体敌百虫 1000 倍液喷雾;后阶段苓子栽种时,可用烤烟枝茎和麻柳叶汁液浸苓种 12～24 小时加以防治。

**2. 蛴螬**

蛴螬为金龟子幼虫,俗名老母虫。该虫 9～10 月份咬食幼苗。

防治方法:可诱杀成虫,捕杀幼虫;追肥时每挑粪水 4 千克石蒜浸出液淋穴。

# 四、收获加工

**1. 收获**

栽种后,翌年 5 月下旬至 6 月上旬收获。选晴天挖起根茎,抖掉泥沙,除去茎叶,将根茎置田间晒干水汽后运回加工。

**2. 加工**

将根茎及时用微火烘炕烘烤,每天翻动 1 次,2～3 天根茎干燥散发出香味时,即放入竹编撞笆内抖撞,除尽泥沙及须根等杂物,即为成品。

## 冬虫夏草的栽培技术

# 一、菌种的培养

**(一)虫草的准备**

**1. 分离用虫草材料的选择**

选择生长正常、健壮无病虫害的、尚未成熟且颜色正常的子座;若是以虫草的菌核为分离材料的,则应选择无破损的幼虫角皮包被着的菌核。选好虫草后,进行虫草体表的消毒处理,是分离乃至栽培的关键所在。

**2. 用升汞溶液消毒**

常用 0.1%～0.2% 升汞溶液(即氯化高汞液)消毒。一般的方法是先配成浓原液,用前再稀释到所用的浓度。原液成分:升汞 20 克、盐酸(浓)100 毫升。配消毒液时,可取原液 5 毫升,加蒸馏水 995 毫升稀释。

用棉花蘸上述溶液迅速涂擦虫草的表面,一般需擦 3～5 次,每次不超过 1 分钟,还可用 75% 的酒精消毒。一般涂洗 2～3 次,每次 30～40 秒,后用无菌水清洗几次。

（二）组织分离法

在无菌条件下切去外皮，取内部组织，压碎后将碎粒涂于培养基表面，置于 20℃左右的温箱中培养，一般 4 个月后，便可以得到母种。用该方法分离的冬虫夏草，约 6 个月后即可获得人工培养的子座。再用硫酸纸或不易透水的其他纸制成小纸袋，套于尚未成熟的子座上，成熟后，子囊孢子弹射出来，附于袋壁上。后将袋放在无菌水或培养液中，制成孢子悬浮液备用。

（三）虫草蝙蝠蛾幼虫尺蠖的准备

一般是在疏松的土壤下过冬，对土壤要求是富含砂，少含泥，通气良好、富含腐殖质的砂质壤土。若在室内培养，则可设立多层木架，每层用木板框或竹培养箱框做成，并铺上 7 厘米左右厚的砂土，土壤湿度保持在 40%左右，土壤上方用树叶等杂物盖好。在座北朝南的房屋做虫草的培养室最适宜。从自然界取卵后，用 10%的甲醛、2%的次氯酸钠、0.1%的氯化氮混合液浸泡 5 分钟后用无菌水反覆冲洗，将其放于饲料表面的消毒纸上，饲料也要严格消毒。

化蛹时要求相对湿度 70%以上，羽化时相对湿度 90%以上为好。植食性的蛾类要在黑暗或微弱光照条件下羽化。

人工饲养料也可用：菜豆 1200 克，啤酒酵母 120 克，琼脂 30 克，抗坏血酸 12 克，对一羟基苯甲酸甲酯 9 克，山梨酸 3 克，金霉素 0.3～0.9 克，水 2200 毫升。

先将菜豆在 22～24℃水中浸泡 24 小时，取出后一半水磨碎，再与其他材料及防腐剂搅拌，琼脂浸于另一半水中，当其冷到 70℃时，再与上述豆浆混合，并搅拌均匀。

此培养料可使夜蛾科的种类完成各自的生活史。

（四）接种

**1. 野外或室内栽培**

培养冬虫夏草时必须待幼虫发育到二龄阶段时才能进行。（最后一龄幼虫→预蛹 →蛹→成虫→卵→一龄幼虫→二龄幼虫→三龄幼虫，幼虫期较长，至少经 2 年时间才能化蛹）一年四季均可在 10 厘米深的土壤中找到幼虫其以茉芽蓼的地下茎为主要食料，还食灌木、半灌木的地下部分。

**2. 接种方法**

用喷雾器将孢子悬浮液稀释到 5%～10%的浓度，然后均匀地喷撒到幼虫体上。喷洒时应当在阴天或傍晚太阳落山时进行，也可以选择在晚上子时左右时进行喷洒，因为这时幼虫活动较盛。喷洒孢子悬浮液后，最初的 7 天内要每天检查，看幼虫是否入土，若没有入土，必须补喷孢子悬浮液（感病虫体明显褪色，即由深黄褐色转变成淡黄色，动作迟缓，钻入土中以至最终全部披上灰白色菌丝而死亡僵化）。第 2 年 6～7 月，翻开树叶等遮荫物，即可看到露出土面的子座，此时即可采收。

## 二、瓶栽

瓶栽是一种易于管理和长途转移的好方法。可用广口瓶、窄口瓶、瓦缸、木盆等。

（1）培养基　菜园土加 15%的泥土，或黄泥松土加 10%的泥砂，pH6～7。

（2）接种　把土拌匀后装瓶，装至 2/3 处即可，再将容器集中到一起，放到荫蔽处，并用阔叶树的叶片遮盖每个容器口。然后将二龄幼虫集中起来,喷洒孢子悬浮液,(为了提高成功率,可喷 2 次)然后将幼虫按照容器大小,直接放入容器内,最初的 7 天内要每天检查,看幼虫是否入土,并防止幼虫爬出容器口,夜间还要避免鼠类等的咬食。

## 三、采收加工

夏季,扒开泥土采集子实体;用清水洗净后烘干或晒干。

## 茯苓的栽培技术

## 一、菌种的培养

### (一)母种培养基制备

**1. 材料**

①马铃薯(去皮)200 克、葡萄糖 30 克、琼脂 25 克、磷酸二氢钾 1.0 克、硫酸镁 0.5 克、水 1000 毫升。②葡萄糖 30 克、琼脂 25 克、蛋白胨 15 克、磷酸二氢钾 1.0 克、硫酸镁 0.5 克、水 1000 毫升。

**2. 制备及灭菌**

将以上培养基制好,将 pH 值调至 6 后装入试管或三角瓶中,分装时的容量不超过三角瓶的一半,而试管的容量不超过五分之一为宜。分装后,塞上棉塞放入高压灭菌器中灭菌 30 分钟后取出放入无菌箱或无菌室中。试管装的培养基要趁热摆成斜面,三角瓶装的培养基可趁热在接种室或接种箱内分别装入灭过菌的培养皿内,制成平面培养基。

**3. 分离和培养**

选择无病、无霉烂、近球形、深紫红色的嫩苓一个,用清水冲洗后,再用 0.1% 升汞水进行表面消毒,放于灭过菌的接种室或接种箱中,用无菌刀切开,挖取黄豆粒大小的一块苓肉接种在斜面培养基中央或平面培养基中央。在 25～30℃ 下进行培养,经二至三天后即从苓肉周围生长出白色绒毛状菌丝。当菌丝布满培养基表面时,母种即培养成功。

### (二)原种培养基制备

**1. 材料**

松木屑 38 千克、麦麸或米糠 11 千克、石膏粉 0.5 千克、蔗糖 0.5 千克、水适量。

**2. 制备及灭菌**

将以上培养基混合以后,再倒入水,边和边用手试培养基中的含水量(即抓起一把培养基,用手攥紧,有水渗出指缝而不下滴为度),直到培养基中含水量适度为止。培养基混合均匀后将 pH 值调至 6 立即装入已准备好的广口瓶内,压实至瓶肩处,以一端渐细的木棒从上向下打一个直近瓶底的洞,再用干净毛巾把瓶口内外揩擦干净后放入高压灭菌器中灭菌 1 小时,后放入接种室或接种箱中备用。

**3. 接种**

次日,培养基冷却后,挑取一小块母种接在培养基肩部。接种后,将其置于 25～30℃ 的室温下进行培养。在培养期间要保持室内清洁,另外还要每天检查生长情况,发现杂菌(红、黄、绿、黑等颜色的菌落)及时淘汰。白色、生长健壮的菌丝一般 15～30 天就可以布满瓶内的整个培养基,原种即告成功。

### (三)栽培种

#### 1. 材料

松木屑 13 千克、松木片 33 千克、麦麸或米糠 3.0 千克、蔗糖 0.5 千克、水适量。

#### 2. 制备及灭菌

先把蔗糖溶解于水中,将松木片浸泡在糖水中 12 小时左右,再将其他原料加入,混均匀,检验含水量后即装入广口瓶中,压实至瓶肩处,擦净、捣洞、封口,放入高压灭菌器中灭菌 1 小时,取出放入接种室或接种箱中,备用。

#### 3. 接种

培养基冷却后,挑取黄豆大的一小块原种接在培养基肩部,接种后,将其置于 25～30℃的室温下进行培养。其余管理如原种管理方法。待白色菌丝长满全瓶时,栽培种即告成功。

## 二、栽培方法

栽培程序如下:段木的准备→削料和截筒→堆垛→苓穴下料→接种→覆土平穴→苓场的管理。

#### 1. 段木的准备

挑选 7～10 年,或 10 年生以上、胸径在 10～45 厘米或更粗的松树,于第 1 年 11 月、12 月或第 2 年 1 月、2 月砍伐。苓农有句谚语:"茯苓备料十冬腊,正月只能扫尾巴。"冬季备料的好处是:①冬季松树内部积累的营养丰富;②气候干燥,木料内的水分和油脂容易挥发、干燥。

#### 2. 削料和截筒(削皮、留皮和锯段)

依松木的粗细,将树皮相间地纵削 3～10 条,削面宽 3 厘米,深入木质部 0.5～1.0 厘米。这一操作的目的是使松木段干燥并流出松脂,以便使接种后的菌丝易于成活。削料可以在松树砍伐后立即进行,或放置几天后再进行。削料后的松木干至适宜后(锯面出现裂纹者),应立即截成 60～80 厘米长的木段——段木。

#### 3. 堆垛

截好的段木在干燥、通风、向阳的苓场附近按"井"字形堆码,段木彼此间隔 3.5 厘米,堆高 1 米,上面盖以松树枝或塑料薄膜,既可避雨又能通风。堆码的目的是加速段木的干燥。这样一直堆至下穴接种。

#### 4. 苓穴下料(段木入穴)

接种前将段木放入穴内,1 穴 3 木或 1 穴 5 木、7 木或更多。下料时 1 粗 2 细或 2 粗 1 细,粗细搭配放置最好。

#### 5. 接种

接种时期是砍树后次年 5 月底～7 月初,在晴朗无云的天气里进行。先将其中 1 根或另外找 1 根细的段木削尖,以能插入栽培种瓶中的长满菌丝的培养基内为度。接种即是将段木尖端向上(即苓穴斜面最高的位置),将栽培种连同广口瓶倒套在段木尖端,两旁或一侧紧靠粗段木。这样，菌丝长进细段木内部以后，就可以蔓延到相邻段木上了。

**6. 覆土平穴**

为了保温、保湿和保护苓种，接种后立即覆土平穴。覆土厚度是 3～5 厘米，要松紧适度，最后在苓场外周围挖好排水沟。

**7. 苓场的管理**

随时注意保持苓场卫生和消灭害虫，防止人、畜践踏。接种过十几天以后，可在晨露未干前，检查成活率。表土干燥的即表示已经成活，表土潮湿的即表示未成活。也可挖开表土进行检查，凡未成活的再行补种。在第 2 年 4 月～7 月份进入结苓期，地面出现裂纹，这时应适时补土填缝。

# 三、采收加工

## (一)采收

当茯苓变为黄褐色，即是采收最适宜的时候，应及时挖掘，白色的过嫩，黑色的过老。当表土不再出现裂纹时，就表示全穴茯苓均已长成，应立即挖出，以免霉烂。

## (二)加工

茯苓是传统的出口商品，规格较多，不同品种的加工方法也有所不同，但概括起来不外两大类：片、块苓；个苓。

**1. 片、块苓的加工**

片、块苓包括苓片、苓块、茯神块等。加工时要挑选个大的鲜茯苓，先用刀削去外皮，然后把它放入沸水锅中煮熟透心。一般煮 3～4 锅后换水，要掌握的一个原则是：水变黑就换水，否则，茯苓内会变成黑色，影响质量。经煮后的茯苓，质地变韧，用薄刀将其切成片或块，晒干或烘干。

**2. 个苓的加工**

茯苓采收后，先堆放于室内，底层垫些稻草，然后逐层堆放，最上面再加盖一层稻草，每隔 3 天翻动 1 次，使苓内水分充分蒸发（俗称发汗）。经 10 天～15 天发汗，取出晒干或用文火烘干。

# 参考文献

［1］吴征镒.中国植物志(1996－2004)［M］.北京:科学出版社,2010.

［2］国家中医药管理局《中华本草》编委会.中华本草［M］.上海:上海科学技术出版社,1999.

［3］赵中振,肖培根.当代药用植物典［M］.北京:世界图书出版公司,2008.

［4］赵素云.药用植物生态图鉴［M］.重庆:重庆大学出版社,2009.

［5］陈康,李敏.中药材种植技术［M］.北京:中国医药科技出版社,2006.

［6］黄燮才.实用中草药原色图谱［M］.广西:广西科学技术出版社,1998.

［7］吴国芳,冯志坚,马炜梁.植物学下册(第2版)［M］.北京:高等教育出版社,1992.

［8］蔡岳文.药用植物识别技术［M］.北京:化学工业出版社,2008.

［9］李钦.药用植物学［M］.北京:中国医药科技出版社(第2版),2008.